U0266664

常用中药毒性成分分析与结构鉴定

贺震旦　张荣平　徐宏喜　江林海　主编

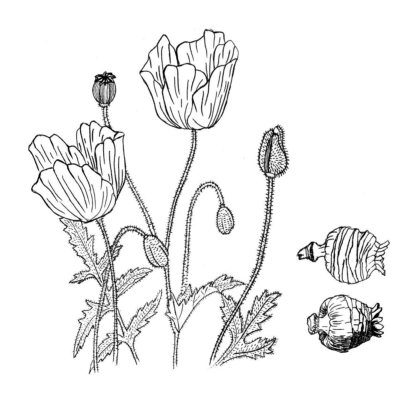

科学出版社

北 京

内 容 简 介

有毒中药是中药的重要组成部分，本书选定了 40 种常用有毒中药材，共包含 47 个单体化合物。本书简要介绍了这些有毒中药材的基原、产地、功效与主治，对这些有毒中药材的毒性成分进行了薄层色谱和高效液相色谱分析，并采用波谱分析法对这些毒性成分进行了结构鉴定，展示了毒性成分的色谱、紫外光谱、红外光谱、核磁共振谱和质谱图。

本书图文并茂，可供中药基础研究人员、临床医务人员、药品检验人员、公安法医人员、药政管理人员等参考。

图书在版编目（CIP）数据

常用中药毒性成分分析与结构鉴定 / 贺震旦等主编 . —北京：科学出版社，2022.2

ISBN 978-7-03-071478-7

Ⅰ . ①常… Ⅱ . ①贺… Ⅲ . ①中药学 - 毒理学 - 研究 Ⅳ . ① R285.1

中国版本图书馆 CIP 数据核字（2022）第 024348 号

责任编辑：沈红芬 刘天然 / 责任校对：张小霞
责任印制：肖 兴 / 封面设计：黄华斌

科学出版社 出版
北京东黄城根北街 16 号
邮政编码：100717
http://www.sciencep.com
北京汇瑞嘉合文化发展有限公司 印刷
科学出版社发行 各地新华书店经销
*
2022 年 2 月第 一 版 开本：787×1092 1/16
2022 年 2 月第一次印刷 印张：13
字数：300 000
定价：128.00 元
（如有印装质量问题，我社负责调换）

编 写 人 员

主　　编　　贺震旦　　张荣平　　徐宏喜　　江林海

副 主 编　　赵韵诗　　宋　勋　　李晨阳　　胡小鹏

　　　　　　彭璇琴　　于浩飞　　胡炜彦

编　　者　　（按姓氏汉语拼音排序）

　　　　　　蔡汇明　　陈　钢　　杜世云　　贺震旦

　　　　　　胡炜彦　　胡小鹏　　胡紫薇　　江林海

　　　　　　李晨阳　　李婉琳　　梁翰白　　刘　莹

　　　　　　刘淑蓉　　彭璇琴　　宋　勋　　谢文剑

　　　　　　徐宏喜　　易　鹏　　于浩飞　　余睿睿

　　　　　　张荣平　　赵韵诗

主编单位　　深圳技术大学药学院

　　　　　　深圳大学医学部药学院

　　　　　　云南中医药大学南药研究院

　　　　　　上海中医药大学药学院

　　　　　　昆明医科大学

插　　图　　王宏明　　莫冠群

主 编 简 介

贺震旦　博士研究生导师，教授，深圳技术
大学药学院院长。深圳市海外高层次人才"孔雀
计划"B类人才；广东省药理学会理事；广东省
专业标准化技术委员会委员；国家自然科学基金
和广东省自然科学基金项目评审专家；深圳市科
技创新委员会国家高新技术企业评审专家；深圳
市发展和改革委员会科技专家。

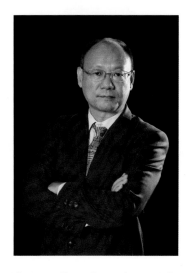

1991年留学日本，1994年获得京都大学药学
博士学位，在日本京都大学化学研究所和岐阜药
科大学完成生物合成的博士后研究工作。曾在中
国科学院昆明植物研究所国家重点实验室从事药用植物化学研究，在香港中
文大学从事天然产物及中药研究工作。2001年在美国伊利诺伊州立大学药
学院开展天然活性物质结构的研究；2003年8月在香港赛马会中药研究院
从事中药研究工作；2009年3月，受聘于深圳大学医学部，2013年组建药
学系、创建药学院，并任院长；2020年调至深圳技术大学，创建药学院。

长期从事中药活性物质基础研究和作用机制研究，开创天然小分子
调控内源抗病细胞因子增强机体抗感染临床新药研究。主持省市级及国
家级科研项目23项。在 *Journal of General Virology*、*Critical Reviews in
Microbiology*、*Autophagy*、*Theranostics*、*Journal of Controlled Release*、
Kidney International 及 *Journal of Agricultural and Food Chemistry* 等国际核心
学术期刊发表论文200余篇；主编学术著作3部。获12项研究专利；先后
获教育部高等学校科学技术进步奖一等奖、深圳市自然科学奖二等奖。

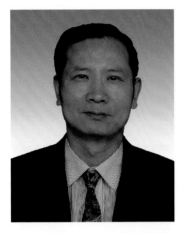

张荣平 博士研究生导师，二级教授、执业药师，云南中医药大学南药研究院院长，云南省南药可持续利用重点实验室主任。主要从事中药、民族药资源开发利用研究，为云南省"云岭学者"、云南省创新团队带头人、云南省有突出贡献优秀专业技术人才、云南省中青年学术和技术带头人、云南省高等学校教学科研带头人。

长期从事天然药物化学和药物资源学的教学、研究和人才培养工作，承担本科生"天然药物化学"、硕士研究生"药物结构与分析"和博士研究生"化学生物学选论"的教学工作。研发获得新药2种；获云南省科技成果奖一等奖2项、二等奖2项、三等奖7项，其他地厅级及市级成果奖8项。主持和参加各类基金项目41项。主编专著、教材12部，发表学术论文260余篇，获13项专利授权。

徐宏喜 上海中医药大学首席教授、博士研究生导师，上海中医药大学中药学院院长。中共中央组织部特聘教授，上海市首批特聘专家，国务院学位委员会中药学学科评议组秘书长、教育部高等学校中药学类专业教学指导委员会委员、国家药典委员会委员、中华中医药学会中药实验药理分会主任委员。

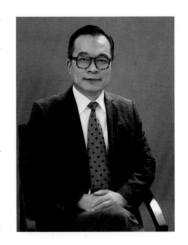

1994 年获日本富山医科药科大学药学博士学位，并于新加坡国立大学及加拿大达尔豪斯大学进行博士后研究工作。曾先后受聘出任香港中文大学中药研究中心科学主任、香港和记黄埔（中国）有限公司副总经理兼高级医药顾问、上海和黄药业有限公司董事兼研究开发总监、香港赛马会中药研究院副总裁。

主要研究领域包括中药活性成分及药效评价研究，中药新药开发及中药质量控制分析方法研究等。重点进行病毒性疾病、肿瘤、耐药菌感染等重大疾病的中药防治与药效评价研究，阐明中药药效物质基础及药理作用机制，研发具有自主知识产权的创新药物。

已发表 SCI 期刊收录论文 320 余篇，H 指数为 58；9 项专利获美国发明专利授权，1 项获 PCT 专利授权，30 项获中国发明专利授权；主编专著 4 部及教材 1 部；2014 年起连续入选"中国高被引学者"榜。

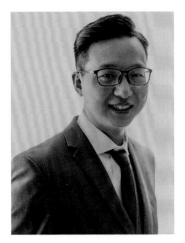

江林海 核磁应用高级工程师。2013年获吉林大学凝聚态物理学博士学位。长期从事核磁共振波谱仪仪器性能开发及应用方面的研究，同时，开展了药物化学等一系列课题的研究，并发表相关论文数篇。2013～2017年就职于西南科技大学分析测试中心，主要从事碳硼烷功能分子合成方法学研究；2017年至今受聘于深圳大学实验室与国有资产管理部，筹建深圳大学测试中心核磁平台。

序 一

　　中药的发现和应用已有五千多年的历史，是中华文明的伟大结晶，对保障我国人民的生命健康做出了巨大贡献。我国古代将中药分为上品、中品和下品三类，所谓下品中药就是我们现在所指的有毒中药。有毒中药也是中药的重要组成部分，在临床治疗上具有不可替代性。《中华人民共和国药典》所收载的药材中，有 15% 左右的中药品种含有毒性成分。在中医药理论指导下，含有毒成分的中药材在临床治疗中具有独特的疗效，许多有毒中药品种已被列为常用中药。

　　目前我国鲜有针对常用中药毒性成分分析方法和结构鉴定的专业工具书。《常用中药毒性成分分析与结构鉴定》以药用部位分类，共收集 40 种有毒常用中药和 47 个单体化合物，并配有基原药材的原植物图和生药材图；建立薄层色谱（TLC）和高效液相色谱（HPLC）分析法进行成分分析，并提供原始图谱；应用波谱分析法对所涉及的毒性成分进行结构鉴定，提供原始的紫外光谱（UV）、红外光谱（IR）、核磁共振谱（^{1}H NMR、^{13}C NMR、DEPT）和质谱（MS）图等。

　　《常用中药毒性成分分析与结构鉴定》是一部学术专著，对有毒中药材的鉴别、中药毒性的分析及临床安全使用有毒中药具有重要参考价值。

叶文才

暨南大学副校长、教授

序 二

中医药文化为治疗种种疾患病痛所积累的医学知识，是中华文明的重要组成部分。中医药文化凝聚着中华传统的哲学智慧及中华民族几千年的健康养生观念和实践经验，是我国传统文化中不可或缺之瑰宝。然中医之灵魂在于辨证论治，其核心在于辨证用药，今人闻"毒"则色变，殊不知方法得当，也可化毒为药。

唐苏拯诗云："古人医在心，心正药自真"，讲究医者仁心，方能对症下药。今观《常用中药毒性成分分析与结构鉴定》，可谓"今人医在法，法正毒自真"，有毒的药材若是用法得宜，也能发挥治病救人之功效。

当今国家倡导文化自信，适逢全国中医药大会传达出习近平总书记的重要指示，"传承精华，守正创新"，立足国家对中药使用需"安全、可靠、有效"之要求，此书的出版正逢其时。传承创新发展中医药是新时代中国特色社会主义事业的重要内容，更与中华民族伟大复兴息息相关，余深以为然。细细绎读此书，叹其研究方法之科学，分类之明晰，资料之丰富，一改以往研究成果零散、不成系统之失。凡此种种，使得此书极具实用价值。

欣然应邀作序而荐此书，另有三点缘故：其一，此书作为常用中药材毒性成分分析与结构鉴定的一部专著，在中药临床安全治疗领域举足轻重，可发挥巨大效用。其二，对于从事中医药科研和临床工作专业人员来说，此书是重要工具书，常置案头，必能使研究收左右逢源之效；同时，此书也应作为药科大学教师和学生必备的专业参考书、各级图书馆中具有藏馆价值的自然科学书籍。其三，书中绝大多数内容为作者科研的第一手实验资料，尚未公开发表，非常珍贵。

余观此书，深感中医药文化博大精深，如能发挥其学术价值，实为传统文化之幸事，更为新时代习医者"格物致知"的科学精神和"为国履职，为民尽责，善济岐黄"的崇高理想所打动。

李永华

深圳大学副校长、教授

前　言

　　有毒中药是中药的重要组成部分，在我国的应用已有上千年的历史，它在中医药理论指导下应用于临床有其独特的疗效，所以至今仍被《中华人民共和国药典》收载。《中华人民共和国药典》中有毒中药品种占全部中药品种的 15% 左右，许多被列为临床常用中药。

　　合理使用有毒中药治病完全可以达到用药安全、有效的目的。例如，用马钱子治疗风湿性关节炎、用细辛治疗哮喘、用雷公藤治疗红斑狼疮等自身免疫性疾病等，其疗效远远超出一般中药。但是，如果使用方法和使用量不当，有毒中药所含的毒性成分常常会引起不同程度的毒副作用，甚至危及生命，中药不良反应事件时有发生。例如，乌头类药材中含有的乌头碱类成分在临床上具有很好的镇痛抗炎作用，但其毒性很大，人的致死量为 3～4 mg，中毒情况时有报道。再如，服用含马兜铃酸类成分的中药可能引起急性肾衰竭，这使得欧美等地的人们在很长一段时间内对中药产生排斥和恐慌心理，因误解而造成了不良影响。麻黄作为解热、平喘的常用中药，在我国千百年来为人们广泛应用，其因所含的生物碱类成分有中枢兴奋作用而可能被用作毒品，美国有关部门将其列为禁用中药。这些例子都说明合理地评价和应用有毒中药具有非常重要的意义，结合临床应用情况，对有毒中药的毒性成分进行严格分析和科学评价，是一项非常必要和有意义的工作。

　　对有毒中药材的质量分析和毒性成分的结构鉴定，国内外学者曾做了大量的工作，在相关学术期刊上常可以看到这方面的研究报道，但是相关的专著比较少。常用有毒中药材及其毒性成分的质量分析研究的相关资料较为零散，缺乏系统性。目前，在有毒中药的科研和临床使用过程中，迫切需要较为完整的、具有实际参考价值的毒性成分分析资料，而现有的文献和专著都不能很好地满足这个需要。故此，我们萌生了编写《常用中药毒性成分分析与结构鉴定》一书的想法。

　　我们初步选定了在中国乃至其他国家常用的 40 种有毒中药材，在查阅文献的基础上明确了其所含的 47 种毒性成分，对这些有毒中药材的毒性成分进行薄层色谱（TLC）和高效液相色谱（HPLC）分析，建立分析方法，并提供原始图谱，还应用波谱分析方法对这些毒性成分进行结构鉴定，提供原始的紫外光谱（UV）、红外光谱（IR）、核磁共振谱（^{1}H NMR、^{13}C NMR、DEPT）和质谱（MS）图。此外，本书还简要介绍了这些有毒中药材的基原、产地、功效与主治，并展现了原植物、药材的彩图及毒性成分的结构式等。

　　本专著中的相关毒性成分色谱分析（TLC、HPLC）和波谱分析（UV、IR、^{1}H NMR、^{13}C NMR、DEPT、MS）是我们的第一手研究资料。这些内容对中药基础研究人员、临床医务人员、药品检验人员、公安法医人员、药政管理人员等都具有很高的参考价值。

编　者

目　　录

第1章

根 类 药 材

1.1 青木香

Aristolochiae Radix

【基原】 本品为马兜铃科马兜铃属植物马兜铃 *Aristolochia debilis* Sieb. et Zucc. 和北马兜铃 *Aristolochia contorta* Bge. 的根。青木香原植物及药材见图 1.1.1、图 1.1.2。

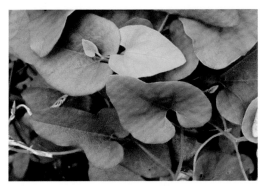

图 1.1.1 **青木香原植物**

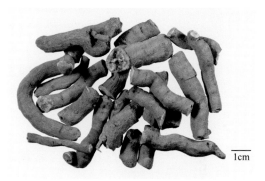

图 1.1.2 **青木香药材**

【产地】 主产于安徽、江苏、浙江、山东、江西、河南、湖北、湖南、广东、广西等地。

【功效主治】 平肝止痛、解毒消肿。用于眩晕头痛、胸腹胀痛、痈肿疔疮、蛇虫咬伤。

【主要毒性成分】 马兜铃酸 A（aritolochic acid A）。

马兜铃酸 A（$C_{17}H_{11}NO_7$，341）

【色谱分析】

（1）薄层色谱分析

样品制备：取干燥原药材粉碎至粉末，过三号筛，取粉末约 3 g，加无水乙醇约 50 mL，加热回流 1 h，过滤，将提取液减压浓缩得提取物，将 5 mL 乙醇加入提取物中，使其溶解，制得所需供试品溶液[1]。另取对照品马兜铃酸 A 适量，加乙醇制成浓度为 0.5 mg/mL 的对照品溶液。

薄层层析板：硅胶 G 板。

展开系统：苯 - 丙酮 - 甲酸（8 ∶ 2 ∶ 0.1）[2]。

显色方法：日光下观察。

检测方法：将配制的展开剂放入展开缸后，密闭预饱和 30 min 稳定，展开，取出，晾干，在日光下观察，供试品色谱中，在与对照品对应的位置上，显相同颜色的斑点，见图 1.1.3。

（2）高效液相色谱分析

样品制备：①供试品溶液的制备。取干燥原药材粉碎至粉末，过三号筛，取药材粉末约 1 g，加入体积分数为 70% 的甲醇 25 mL，直接加热回流 2 h，放冷，摇匀，取适量上清液经 0.45 μm 微孔滤膜过滤，所得滤液即为供试品溶液。②对照品溶液的制备。取对照品马兜铃酸 A 适量，加体积分数为 70% 的甲醇溶解配制成浓度为 0.1 mg/mL 的对照品溶液。

色谱条件：

色谱柱：BDS HYPERSIL C_{18}，250 mm×4.6 mm，5 μm。

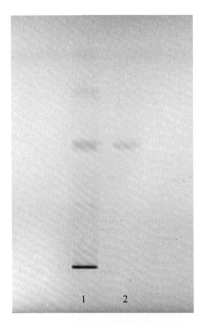

图 1.1.3 **青木香提取物 TLC 分析**

1. 青木香药材提取物；2. 马兜铃酸 A

流动相：以甲醇为流动相 A，以体积分数为 1% 的冰醋酸溶液为流动相 B，按照表 1.1.1 的时间程序进行梯度洗脱[3]。

表 1.1.1 **青木香流动相时间程序**

时间 /min	流动相 A/%	流动相 B/%
0	60	40
30	70	30

流速：1.0 mL/min。

检测波长：319 nm。

进样体积：10 μL。

柱温：25℃。

分析结果见图 1.1.4。

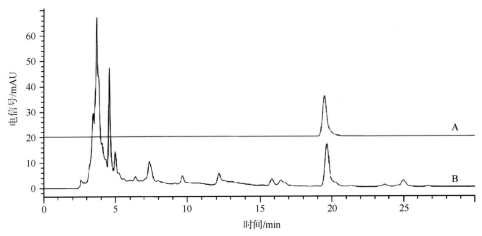

图 1.1.4　青木香高效液相分析谱

A. 马兜铃酸 A，RT（保留时间）=19.460 min；B. 青木香

【波谱分析】

（1）马兜铃酸 A 紫外光谱：见图 1.1.5。

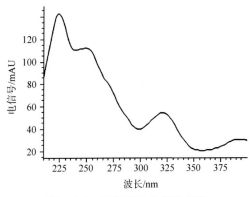

图 1.1.5　马兜铃酸 A 紫外光谱

（2）马兜铃酸 A 红外光谱：见图 1.1.6。

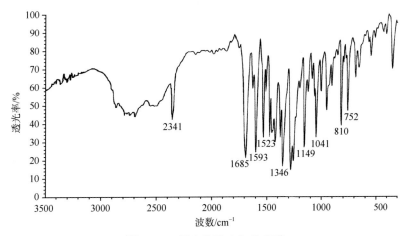

图 1.1.6　马兜铃酸 A 红外光谱

（3）马兜铃酸 A 核磁共振谱

1）^{1}H NMR 谱（600 MHz，DMSO）：见图 1.1.7。

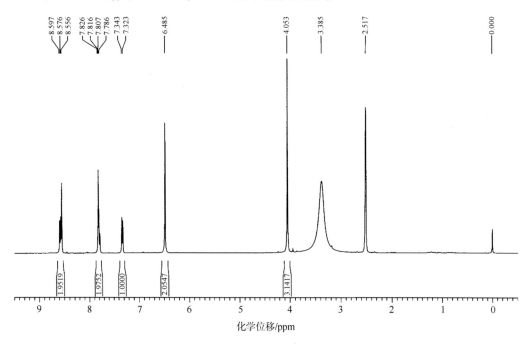

图 1.1.7　马兜铃酸 A ^{1}H NMR 谱

2）^{13}C NMR 及 DEPT 谱（600 MHz，DMSO）：见图 1.1.8。

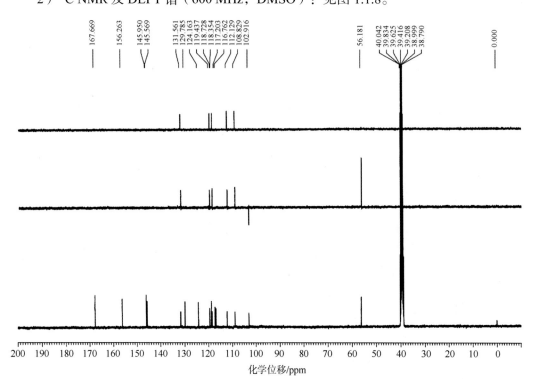

图 1.1.8　马兜铃酸 A ^{13}C NMR 及 DEPT 谱

（4）马兜铃酸 A 质谱：见图 1.1.9。

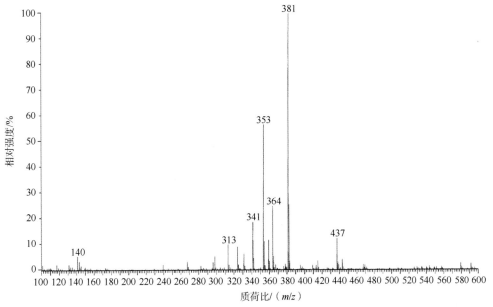

图 1.1.9 **马兜铃酸 A 质谱**

注：本书中质谱图原始数据均只保留到个位，小数点后数值已舍去

参 考 文 献

[1] 常朝霞，聂桂华，陈汇强，等．薄层扫描法测定青木香中马兜铃酸的含量．中成药，2000, (3): 229, 230.
[2] 苏瑛，熊英．广防己及其混伪品的薄层色谱鉴别．时珍国医国药，2002, 13(9): 533, 534.
[3] 韩娜，路金才，毕开顺，等．RP-HPLC 法测定 14 种中药材中马兜铃酸 A 的含量．沈阳药科大学学报，2008, (2): 115-118.

1.2 广防己

Aristolochiae Fangchi Radix

【基原】 本品为马兜铃科马兜铃属植物广防己 *Aristolochia fangchi* Y. C. Wu ex L. D. Chou et S. M. Hwang 的根。广防己原植物及药材见图 1.2.1、图 1.2.2。

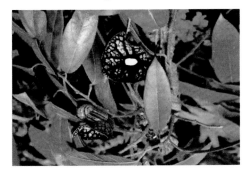

图 1.2.1 **广防己原植物**

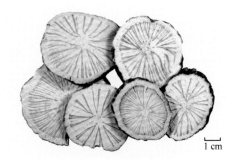

图 1.2.2 **广防己生药材**

【产地】 主产于广东、广西。

【功效主治】 祛风止痛、清热利水。用于湿热身痛、风湿痹痛、下肢水肿、小便不利。

【主要毒性成分】 马兜铃酸A。

【色谱分析】

（1）薄层色谱分析

样品制备：取干燥原药材粉碎至粉末，过三号筛，取粉末约3 g，加无水乙醇约50 mL，加热回流1 h，过滤，弃去滤渣，所得滤液即为所需供试品溶液[1]。另取适量马兜铃酸A，加乙醇制成浓度为0.5 mg/mL的对照品溶液。

薄层层析板：硅胶G板。

展开系统：甲苯-乙酸乙酯-甲醇-甲酸（20：10：1：1）[1]。

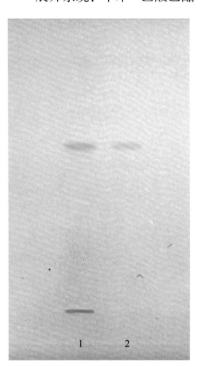

图1.2.3 广防己提取物TLC分析

1.广防己药材提取物；2.马兜铃酸A

显色方法：日光下观察。

检测方法：将配制的展开剂加入展开缸后，密闭预饱和30 min稳定，展开，取出，晾干，在日光下观察，供试品色谱中，在与对照品相同R_f值的位置上，显相同颜色的斑点，见图1.2.3。

（2）高效液相色谱分析

样品制备：①供试品溶液的制备。取干燥原药材粉碎至粉末，过三号筛，取药材粉末约1 g，加入体积分数为70%的甲醇25 mL，直接加热回流2 h，放冷、摇匀，用0.45 μm微孔滤膜过滤，取续滤液，即得所需供试品溶液。②对照品溶液的制备。取对照品马兜铃酸A适量，加体积分数为70%的甲醇配制成浓度为0.1 mg/mL的对照品溶液。

色谱条件：

色谱柱：BDS HYPERSIL C$_{18}$，250 mm×4.6 mm，5 μm。

流动相：以甲醇为流动相A，以体积分数为1%的冰醋酸溶液为流动相B，按照表1.2.1的时间程序进行梯度洗脱[2]。

表1.2.1 广防己流动相时间程序

时间/min	流动相A/%	流动相B/%
0	60	40
30	70	30

流速：1.0 mL/min。

检测波长：319 nm。

进样体积：10 μL。

柱温：25℃。

分析结果见图 1.2.4。

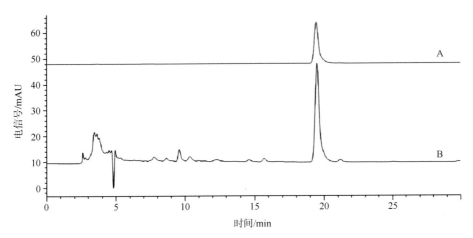

图 1.2.4　广防己提取物及标准品高效液相分析谱

A. 马兜铃酸 A，RT=19.354 min；B. 广防己

【波谱分析】

（1）马兜铃酸 A 紫外光谱：见图 1.1.5。

（2）马兜铃酸 A 红外光谱：见图 1.1.6。

（3）马兜铃酸 A 核磁共振谱：见图 1.1.7、图 1.1.8。

（4）马兜铃酸 A 质谱：见图 1.1.9。

参 考 文 献

[1] 苏瑛，熊英. 广防己及其混伪品的薄层色谱鉴别. 时珍国医国药，2002, 13(9): 533, 534.

[2] 韩娜，路金才，毕开顺，等. RP-HPLC 法测定 14 种中药材中马兜铃酸 A 的含量. 沈阳药科大学学报，2008, (2): 115-118.

1.3　川乌

Aconiti Radix

【基原】　本品为毛茛科乌头属植物乌头 *Aconitum carmichaeli* Debx. 的母根。川乌原植物及药材见图 1.3.1、图 1.3.2。

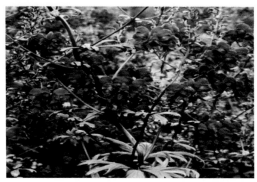

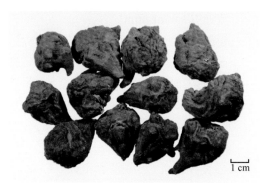

图 1.3.1　乌头原植物　　　　　　　　　　图 1.3.2　川乌药材

【产地】　主要栽培于四川；湖北、湖南、陕西、云南等地亦有栽培。

【功效主治】　祛风除湿、温经止痛。用于风寒湿痹、关节疼痛、心腹冷痛、寒疝作痛、麻醉止痛。

【主要毒性成分】　乌头碱（aconitine）、新乌头碱（mesaconitine）、次乌头碱（hypaconitine）。

乌头碱（$C_{34}H_{47}NO_{11}$，646）　　　　新乌头碱（$C_{33}H_{45}NO_{11}$，632）

次乌头碱（$C_{33}H_{45}NO_{10}$，616）

【色谱分析】

（1）薄层色谱分析

样品制备：取干燥原药材粉碎至粉末，过三号筛，取药材粉末约 2 g，加氨试液 4 mL，加乙醚 20 mL，超声处理 30 min，过滤，将提取液减压浓缩得提取物，将 1 mL 二氯甲烷加入提取物中，使其溶解，制得所需供试品溶液。另取对照品乌头碱、次乌头碱、新乌头碱适量，加二氯甲烷配制成 1 mg/mL 对照品混合溶液[1]。

薄层层析板：硅胶 G 板。

展开系统：正己烷 - 乙酸乙酯 - 甲醇（6.4 : 3.6 : 1）[2]。

显色方法：喷洒碘化铋钾显色，日光下观察。

检测方法：将配制的展开剂加入展开缸后，加氨水密闭预饱和 20 min 稳定，展开，取出，晾干，喷以碘化铋钾试液，在日光下观察。供试品色谱中，在与对照品相同 R_f 值的位置上，显相同颜色的斑点，见图 1.3.3。

（2）高效液相色谱分析

样品制备：①供试品溶液的制备。取干燥原药材粉碎至粉末，过三号筛，取药材粉末约 1 g，置于具塞锥形瓶中，加入氨试液 1 mL，搅拌均匀，润湿 30 min，加入 35 mL 乙醚，冷浸 16 h，过滤，滤渣用 5 mL 乙醚洗涤 3 次，过滤，合并滤液，将滤液减压干燥，用 0.05% 盐酸 - 甲醇溶液溶解，转移至 10 mL 容量瓶中，稀释至刻度，摇匀，用 0.45 μm 微孔滤膜过滤，取续滤液，即得供试品溶液。②对照品溶液的制备。取对照品乌头碱、新乌头碱、次乌头碱适量，以 0.05% 盐酸 - 甲醇溶液配制成浓度分别为 0.5 mg/mL、0.4 mg/mL、0.3 mg/mL 的对照品溶液。

色谱条件：

色谱柱：BDS HYPERSIL C_{18}，250 mm×4.6 mm，5 μm。

流动相：以 0.2% 乙酸溶液（浓氨水调 pH 至 10.00）为流动相 A，以乙腈为流动相 B，按照表 1.3.1 的时间程序进行梯度洗脱。

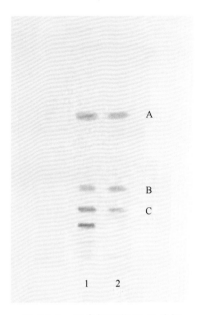

图 1.3.3　川乌提取物 TLC 分析

1. 川乌药材提取物；2. 次乌头碱（A）、乌头碱（B）、新乌头碱（C）混合对照品

表 1.3.1　川乌流动相时间程序表

时间 /min	流动相 A/%	流动相 B/%
0	24	76
15	31	69
50	50	50
75	78	22

流速：0.8 mL/min。

检测波长：235 nm。

进样体积：10 μL。

柱温：25℃。

分析结果见图 1.3.4。

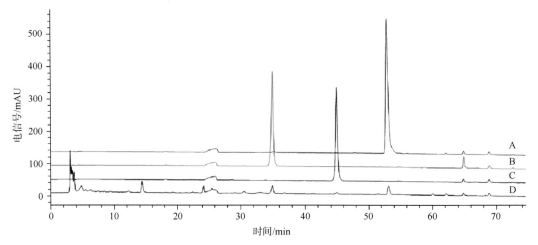

图 1.3.4　川乌提取物及标准品高效液相分析谱

A. 次乌头碱，RT=52.842 min；B. 新乌头碱，RT=34.966 min；C. 乌头碱，RT=44.968 min；D. 川乌提取物

【波谱分析】

（1）紫外光谱

1）乌头碱紫外光谱：见图 1.3.5。

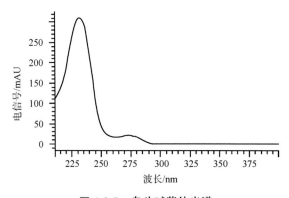

图 1.3.5　乌头碱紫外光谱

2）新乌头碱紫外光谱：见图 1.3.6。

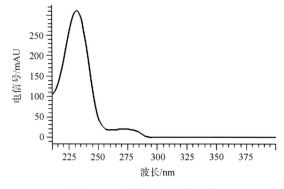

图 1.3.6　新乌头碱紫外光谱

3）次乌头碱紫外光谱：见图 1.3.7。

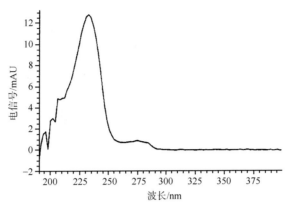

图 1.3.7　次乌头碱紫外光谱

（2）红外光谱

1）乌头碱红外光谱：见图 1.3.8。

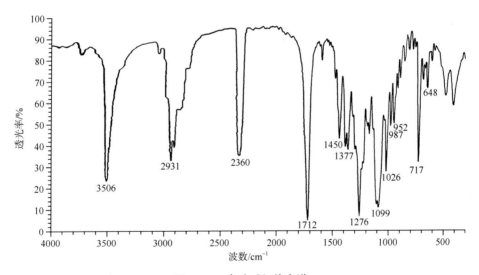

图 1.3.8　乌头碱红外光谱

2）新乌头碱红外光谱：见图 1.3.9。

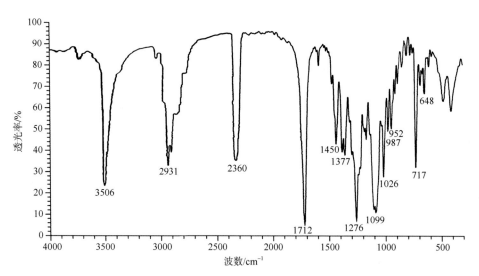

图 1.3.9　新乌头碱红外光谱

3）次乌头碱红外光谱：见图 1.3.10。

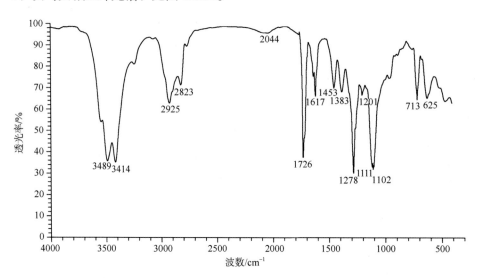

图 1.3.10　次乌头碱红外光谱

（3）核磁共振谱

1）乌头碱核磁共振谱

A. ^{1}H NMR 谱（600 MHz，CDCl$_3$）：见图 1.3.11。

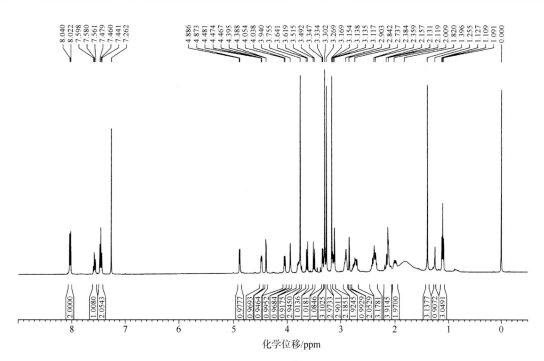

图 1.3.11　乌头碱 ¹H NMR 谱

B. ¹³C NMR 及 DEPT 谱（600 MHz，CDCl₃）：见图 1.3.12。

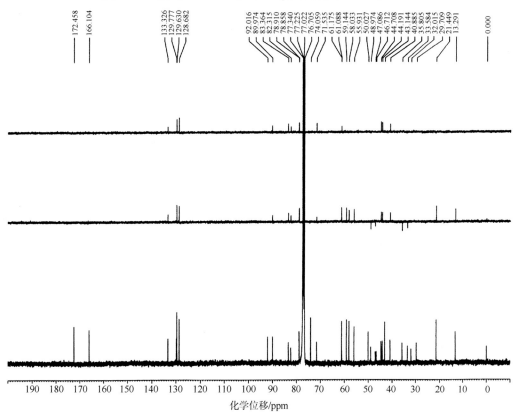

图 1.3.12　乌头碱 ¹³C NMR 及 DEPT 谱

2）新乌头碱核磁共振谱

A. ^{1}H NMR 谱（600 MHz，CDCl$_3$）：见图 1.3.13。

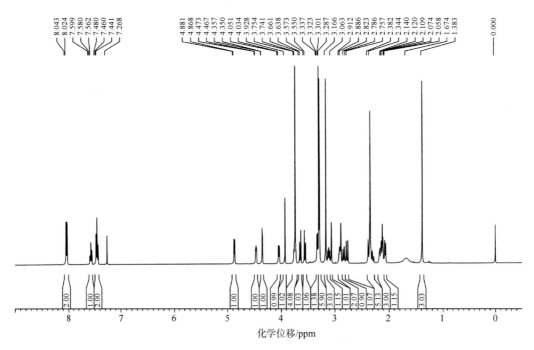

图 1.3.13　新乌头碱 ^{1}H NMR 谱

B. ^{13}C NMR 及 DEPT 谱（600 MHz，CDCl$_3$）：见图 1.3.14。

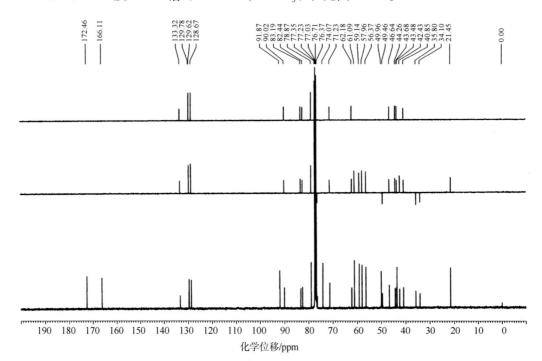

图 1.3.14　新乌头碱 ^{13}C NMR 及 DEPT 谱

3）次乌头碱核磁共振谱

A. ^{1}H NMR 谱（600 MHz，CDCl$_3$）：见图 1.3.15。

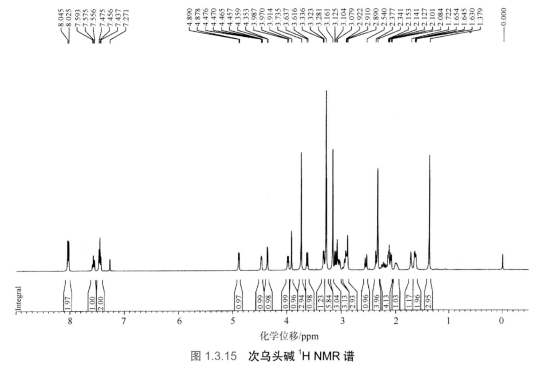

图 1.3.15　次乌头碱 ^{1}H NMR 谱

B. ^{13}C NMR 及 DEPT 谱（600 MHz，CDCl$_3$）：见图 1.3.16。

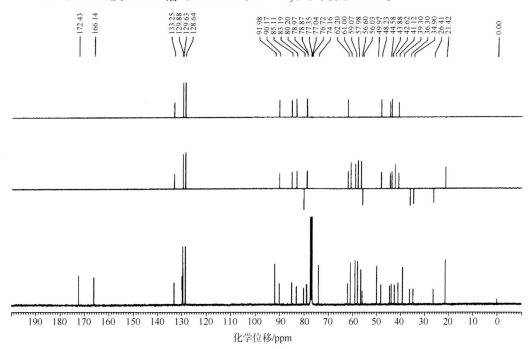

图 1.3.16　次乌头碱 ^{13}C NMR 及 DEPT 谱

（4）质谱

1）乌头碱质谱：见图 1.3.17。

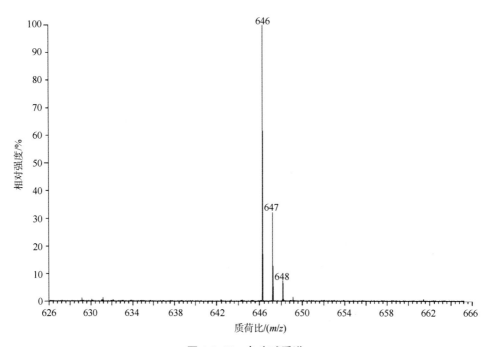

图 1.3.17　乌头碱质谱

2）新乌头碱质谱：见图 1.3.18。

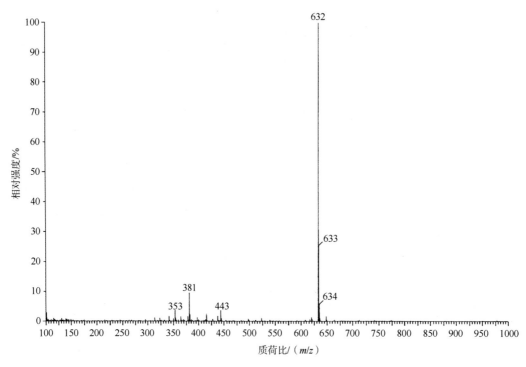

图 1.3.18　新乌头碱质谱

3）次乌头碱质谱：见图 1.3.19。

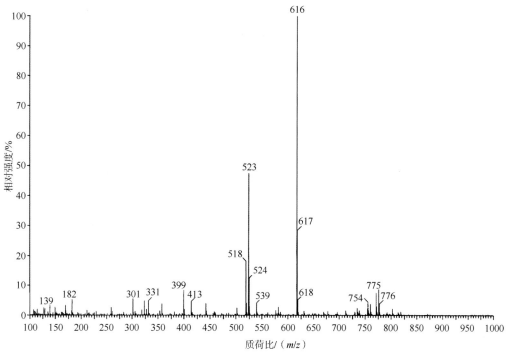

图 1.3.19　**次乌头碱质谱**

参 考 文 献

[1] 国家药典委员会 . 中华人民共和国药典 (2015 年版). 北京 : 中国医药科技出版社 , 2015: 39.
[2] 林华 , 邓广海 . 川乌 HPLC 指纹图谱的研究 . 中国实验方剂学杂志 , 2011, 17(3): 73-76.

1.4　草乌

Aconiti Kusnezoffii Radix

【基原】　本品为毛茛科乌头属植物北乌头 *Aconitum kusnezoffii* Reichb. 的块根。草乌原植物及药材见图 1.4.1、图 1.4.2。

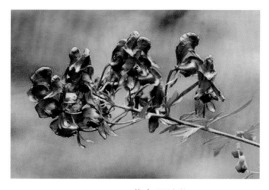

图 1.4.1　**草乌原植物**

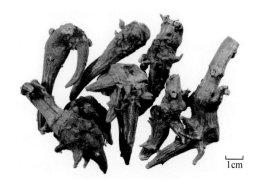

1cm

图 1.4.2　**草乌药材**

【产地】 主产于黑龙江、吉林、辽宁、北京、天津、河北、山西、内蒙古。朝鲜、俄罗斯亦产。

【功效主治】 祛风除湿、温经止痛。用于风寒湿痹、关节疼痛、心腹冷痛、寒疝作痛、麻醉止痛。

【主要毒性成分】 乌头碱、新乌头碱、次乌头碱。

【色谱分析】

（1）薄层色谱分析

样品制备：取干燥原药材粉碎至粉末，过三号筛，取药材粉末约 2 g，加氨试液 3 mL，加乙醚 20 mL，超声处理 30 min，过滤，将提取液减压浓缩得提取物，将 1 mL 二氯甲烷加入提取物中，使其溶解，制得所需供试品溶液。另取对照品乌头碱、次乌头碱、新乌头碱适量，分别加二氯甲烷配制成 1 mg/mL 对照品溶液，再取乌头碱、次乌头碱对照品溶液等体积混合配制成乌头碱 - 次乌头碱混合对照品溶液[1]。

薄层层析板：硅胶 G 板。

展开系统：①乌头碱、次乌头碱展开系统，正己烷 - 乙酸乙酯 - 甲醇（6.4∶3.6∶1）。②新乌头碱展开系统，正己烷 - 乙酸乙酯 - 甲醇（5∶5∶1.5）。

显色方法：喷洒碘化铋钾显色，在日光下观察[1]。

检测方法：将配制的展开剂加入展开缸后，密闭预饱和 20 min 稳定，展开，取出，晾干，喷以碘化铋钾试液，在日光下观察。供试品色谱中，在与对照品相同 R_f 值的位置上，显相同颜色的斑点，见图 1.4.3、图 1.4.4。

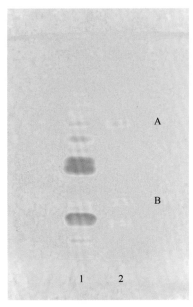

图 1.4.3 草乌提取物 TLC 分析
（展开系统①）

1. 草乌提取物；2. 乌头碱（B）- 次乌头碱（A）混合对照溶液

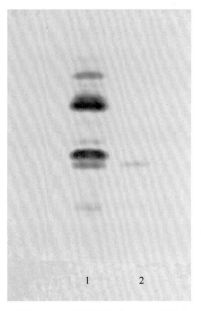

图 1.4.4 草乌提取物 TLC 分析
（展开系统②）

1. 草乌提取物；2. 新乌头碱对照品

（2）高效液相色谱分析

样品制备：①供试品溶液的制备。取干燥原药材粉碎至粉末，过三号筛，取药材粉末约 1 g，置于具塞锥形瓶中，加入氨试液 1 mL，搅拌均匀，润湿 30 min，加入 35 mL 乙醚，冷浸 16 h，过滤，滤渣用 5 mL 乙醚洗涤 3 次，过滤，合并滤液，将滤液减压干燥，用 0.05% 盐酸 - 甲醇溶液溶解，转移至 10 mL 容量瓶中，稀释至刻度，摇匀，用 0.45 μm 微孔滤膜过滤，取续滤液，即得供试品溶液。②对照品溶液的制备。取对照品乌头碱、新乌头碱、次乌头碱适量，以 0.05% 盐酸 - 甲醇溶液配制成浓度分别为 0.5 mg/mL、0.4 mg/mL、0.3 mg/mL 的对照品溶液[2]。

色谱条件：

色谱柱：BDS HYPERSIL C$_{18}$，250 mm×4.6 mm，5 μm。

流动相：以 0.2% 乙酸溶液（用浓氨水调 pH 至 10.00）为流动相 A，以乙腈为流动相 B，按照表 1.4.1 的时间程序进行梯度洗脱[2]。

表 1.4.1　草乌流动相时间程序表

时间 /min	流动相 A/%	流动相 B/%
0	24	76
15	31	69
50	50	50
90	78	22

流速：0.8 mL/min。

检测波长：235 nm。

体积：10 μL。

柱温：25℃。

分析结果见图 1.4.5。

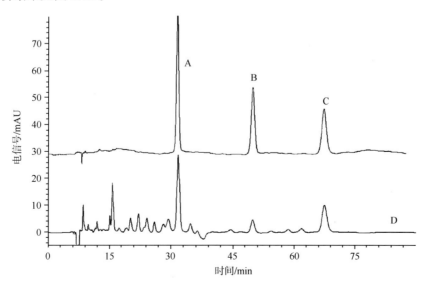

图 1.4.5　草乌提取物及标准品高效液相分析谱

A. 新乌头碱，RT=32.567 min；B. 乌头碱，RT=48.968 min；C. 次乌头碱，RT=67.842 min；D. 草乌提取物

【波谱分析】

（1）乌头碱紫外光谱：见图1.3.5。

（2）新乌头碱紫外光谱：见图1.3.6。

（3）次乌头碱紫外光谱：见图1.3.7。

（4）乌头碱红外光谱：见图1.3.8。

（5）新乌头碱红外光谱：见图1.3.9。

（6）次乌头碱红外光谱：见图1.3.10。

（7）乌头碱核磁共振谱：见图1.3.11、图1.3.12。

（8）新乌头碱核磁共振谱：见图1.3.13、图1.3.14。

（9）次乌头碱核磁共振谱：见图1.3.15、图1.3.16。

（10）乌头碱质谱：见图1.3.17。

（11）新乌头碱质谱：见图1.3.18。

（12）次乌头碱质谱：见图1.3.19。

参 考 文 献

[1] 国家药典委员会.中华人民共和国药典(2015年版).北京：中国医药科技出版社，2015: 236, 237.

[2] 林华，邓广海.川乌HPLC指纹图谱的研究.中国实验方剂学杂志，2011, 17(3): 73-76.

1.5　附子

Aconiti Lateralis Radix Praeparata

【基原】　本品为毛茛科乌头属植物乌头 *Aconitum carmichaelii* Debx. 的子根。附子原植物及药材见图1.5.1、图1.5.2。

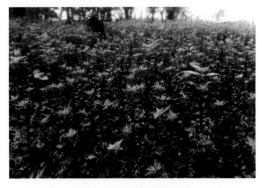

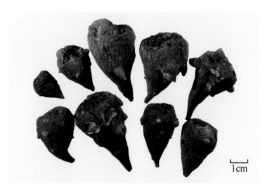

图1.5.1　附子原植物　　　　　　图1.5.2　附子药材

【产地】　主要栽培于四川；湖北、湖南、陕西、云南等地亦有栽培。

【功效主治】　回阳救逆、补火助阳、逐风寒湿邪。用于亡阳虚脱、肢冷脉微、阳痿、宫冷、心腹冷痛、虚寒吐泻、阴寒水肿、阳虚外感、寒湿痹痛。

【主要毒性成分】　乌头碱、新乌头碱、次乌头碱。

【色谱分析】

薄层色谱分析：

样品制备：取干燥原药材粉碎至粉末，过三号筛，取药材粉末约 2 g，加氨试液 3 mL，加乙醚 25 mL，超声处理 30 min，过滤，将提取液减压浓缩得提取物，将 0.5 mL 二氯甲烷加入提取物中，使其溶解，制得所需供试品溶液。另取对照品乌头碱、次乌头碱、新乌头碱适量，加二氯甲烷配制成浓度为 1 mg/mL 的对照品混合溶液[1]。

薄层层析板：硅胶 G 板。

展开系统：正己烷 - 乙酸乙酯 - 甲醇（6.4∶3.6∶1）。

显色方法：喷洒碘化铋钾显色，在日光下观察[2]。

检测方法：将配制的展开剂加入展开缸后，密闭预饱和 20 min 稳定，展开，取出，晾干，喷以碘化铋钾试液，在日光下观察。供试品色谱中，在与对照品相同 R_f 值的位置上，显相同颜色的斑点，见图 1.5.3。

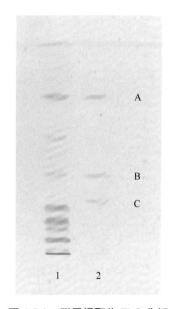

图 1.5.3　附子提取物 TLC 分析

1. 附子提取物；2. 乌头碱（B）、次乌头碱（A）、新乌头碱（C）混合标准品

【波谱分析】

（1）乌头碱紫外光谱：见图 1.3.5。

（2）新乌头碱紫外光谱：见图 1.3.6。

（3）次乌头碱紫外光谱：见图 1.3.7。

（4）乌头碱红外光谱：见图 1.3.8。

（5）新乌头碱红外光谱：见图 1.3.9。

（6）次乌头碱红外光谱：见图 1.3.10。

（7）乌头碱核磁共振谱：见图 1.3.11、图 1.3.12。

（8）新乌头碱核磁共振谱：见图 1.3.13、图 1.3.14。

（9）次乌头碱核磁共振谱：见图 1.3.15、图 1.3.16。

（10）乌头碱质谱：见图 1.3.17。

（11）新乌头碱质谱：见图 1.3.18。

（12）次乌头碱质谱：见图 1.3.19。

参 考 文 献

[1] 国家药典委员会 . 中华人民共和国药典 (2015 年版). 北京 : 中国医药科技出版社 , 2015: 191, 192.

[2] 林华 , 邓广海 . 川乌 HPLC 指纹图谱的研究 [J]. 中国实验方剂学杂志 , 2011, 17(3): 73-76.

1.6　雪上一枝蒿

Radix Aconiti Brachypodi，Radix Aconiti Szechenyiani

【基原】　本品为毛茛科乌头属植物短柄乌头 *Aconitum brachypodum* Diels. 或铁棒

锤 *Aconitum pendulum* Busch 或宣威乌头 *Aconitum* nagarum var. 的块根。雪上一枝蒿原植物与药材见图 1.6.1、图 1.6.2。

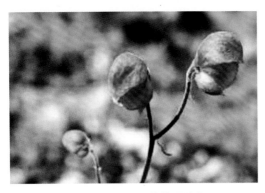

图 1.6.1　雪上一枝蒿原植物

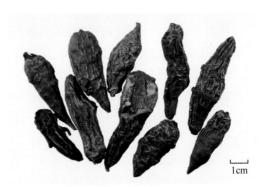

1cm

图 1.6.2　雪上一枝蒿药材

【产地】　短柄乌头主产于云南昆明市东川区、寻甸县，以及曲靖市会泽县等地；铁棒锤主产于云南西北部及四川西部；宣威乌头主产于云南曲靖市的宣威市、陆良县、会泽县、富源县等地。

【功效主治】　活血、祛风湿、败毒、止痛。主要用于创伤、术后疼痛，也可泡酒外擦用于跌打损伤、风湿性关节疼痛。

【主要毒性成分】　乌头碱。

【色谱分析】

（1）薄层色谱分析

样品制备：取干燥原药材粉碎至粉末，过三号筛，取药材粉末约 1 g，置于具塞锥形瓶中，加稀氨溶液适量使药材粉末均匀润湿后，加入 10 mL 氯仿，振摇后，超声处理 10 min 使之混合均匀，静置过夜，过滤，得提取液，将提取液减压浓缩得提取物，将 1 mL 无水乙醇加入提取物中，使其溶解，制得所需供试品溶液。另取对照品乌头碱适量，加二氯甲烷制得浓度为 1 mg/mL 的对照品溶液[1]。

薄层层析板：硅胶 G 板。

展开系统：正己烷 - 乙酸乙酯 - 甲醇（25：25：1）。

显色方法：喷洒碘化铋钾显色，在日光下观察。

检测方法：将配制的展开剂加入展开缸后，密闭预饱和 20 min 稳定，展开，取出，晾干，喷以碘化铋钾试液，在日光下观察。供试品色谱中，在与对照品相同 R_f 值的位置上，显相同颜色的斑点，见图 1.6.3。

（2）高效液相色谱分析

样品制备：①供试品溶液的制备。取干燥原药材粉碎至粉末，过三号筛，取药材粉末约 1 g，置于具塞锥形瓶中，加入氨试液 1 mL，搅拌均匀，润湿 30 min，加

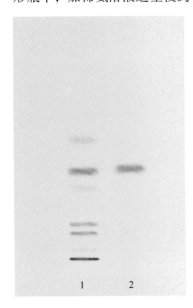

图 1.6.3　雪上一枝蒿 TLC 分析

1. 雪上一枝蒿提取物；2. 乌头碱

入 35 mL 乙醚，冷浸 16 h，过滤，滤渣用 5 mL 乙醚洗涤 3 次，过滤，合并滤液，将滤液减压干燥，用 0.05% 盐酸 - 甲醇溶液溶解，转移至 10 mL 容量瓶中，稀释至刻度，摇匀，用 0.45 μm 微孔滤膜过滤，取续滤液，即得供试品溶液。②对照品溶液的制备。取对照品乌头碱适量，以 0.05% 盐酸 - 甲醇溶液配制成浓度分别为 0.5 mg/mL 的对照品溶液[2]。

色谱条件：

色谱柱：BDS HYPERSIL C_{18}，250 mm×4.6 mm，5 μm。

流动相：以 0.2% 乙酸溶液（用浓氨水调 pH 至 10.00）为流动相 A，以乙腈为流动相 B，按照表 1.6.1 的时间程序进行梯度洗脱[3]。

表 1.6.1　雪上一枝蒿流动相时间程序表

时间 /min	流动相 A/%	流动相 B/%
0	24	76
15	31	69
50	50	50
75	78	22

流速：0.8 mL/min。

检测波长：235 nm。

进样体积：10 μL。

柱温：25℃。

分析结果见图 1.6.4。

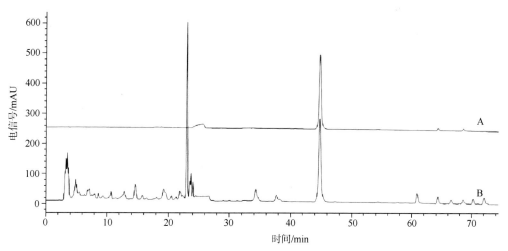

图 1.6.4　雪上一枝蒿提取物及标准品高效液相分析谱

A. 乌头碱，RT=44.844 min；B. 雪上一枝蒿

【波谱分析】

（1）乌头碱紫外光谱：见图 1.3.5。

（2）乌头碱红外光谱：见图 1.3.8。

（3）乌头碱核磁共振谱：见图 1.3.11、图 1.3.12。

（4）乌头碱质谱：见图 1.3.17。

参 考 文 献

[1] 国家药典委员会 . 中华人民共和国药典 (2015 年版). 北京 : 中国医药科技出版社 , 2015: 236, 237.

[2] 丁少纯 , 范秀玉 . 三七伤药片中草乌与雪上一枝蒿的薄层层析鉴别及其乌头碱的薄层限量检测 . 中成药 , 1990, (6): 43.

[3] 林华 , 邓广海 . 川乌 HPLC 指纹图谱的研究 . 中国实验方剂学杂志 , 2011, 17(3): 73-76.

1.7　防己

Stephaniae Tetrandrae Radix

【基原】　本品为防己科千金藤属植物粉防己 *Stephania tetrandra* S. Moore 的根。粉防己原植物与药材见图 1.7.1、图 1.7.2。

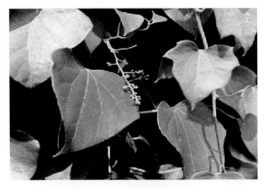

图 1.7.1　**粉防己原植物**

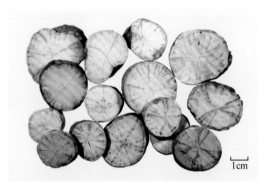

图 1.7.2　**防己药材**

【产地】　主产于浙江、安徽、江西、湖北等地。

【功效主治】　利水消肿、祛风止痛。用于水肿脚气、小便不利、湿疹疮毒、风湿痹痛、高血压。

【主要毒性成分】　粉防己碱（tetrandrine）。

粉防己碱（$C_{38}H_{42}N_2O_6$，623）

【色谱分析】

（1）薄层色谱分析

样品制备：取干燥原药材粉碎至粉末，过三号筛，取药材粉末约 1 g，加乙醇 15 mL，加热回流 1 h，放冷，过滤，将提取液减压浓缩得提取物，将 2 mL 甲醇加入提取物中，使其溶解，制得所需供试品溶液。另取对照品粉防己碱适量，加甲醇制得浓度为 1 mg/mL 的对照品溶液[1]。

薄层层析板：硅胶 G 板。

展开系统：氯仿 - 丙酮 - 甲醇 - 稀氨试液（6：1：1：0.1）。

显色方法：喷洒稀碘化铋钾试液显色，在日光下观察。

检测方法：将配制的展开剂加入展开缸后，密闭预饱和 30 min 稳定，展开，取出，晾干，喷以稀碘化铋钾试液，在日光下观察。供试品色谱中，在与对照品相同 R_f 值的位置上，显相同颜色的斑点，见图 1.7.3。

（2）高效液相色谱分析

样品制备：①供试品溶液的制备。取干燥原药材粉碎至粉末，过三号筛，取药材粉末约 0.5 g，加入 2% 盐酸 - 甲醇溶液 25 mL，加热回流 30 min，放冷，过滤，取 5 mL 滤液，稀释至 10 mL，用 0.45 μm 微孔滤膜过滤，取续滤液，即得供试品溶液。②对照品溶液的制备。取对照品粉防己碱适量，以甲醇为溶剂配制成浓度为 0.1 mg/mL 的对照品溶液[1]。

色谱条件：

色谱柱：BDS HYPERSIL C_{18}，250 mm×4.6 mm，5 μm。

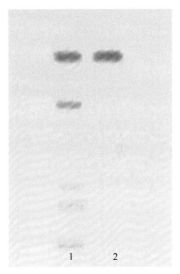

图 1.7.3　粉防己提取物 TLC 分析
1. 粉防己提取物；2. 粉防己碱

流动相：以乙腈 - 甲醇 - 水 - 冰醋酸（40：30：30：1，每 100 mL 含十二烷基磺酸钠 0.41 g）为液相色谱分析流动相[1]。

流速：1.0 mL/min。

检测波长：280 nm。

进样体积：10 μL。

柱温：25℃。

分析结果见图 1.7.4。

【波谱分析】

（1）粉防己碱紫外光谱：见图 1.7.5。

（2）粉防己碱红外光谱：见图 1.7.6。

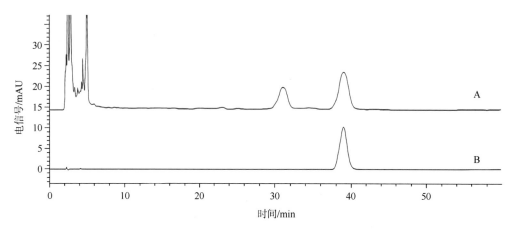

图 1.7.4 粉防己提取物及标准品高效液相分析谱

A. 防己；B. 粉防己碱，RT=39.0 min

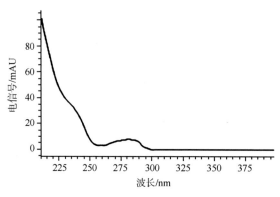

图 1.7.5 粉防己碱紫外光谱

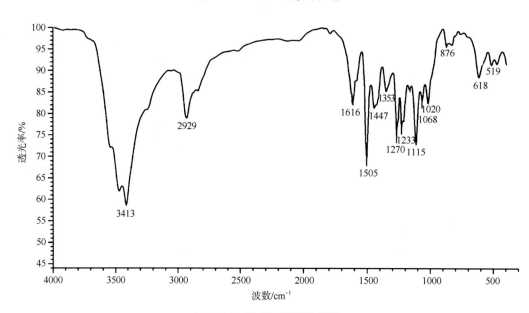

图 1.7.6 粉防己碱红外光谱

（3）粉防己碱核磁共振谱

A. ^{1}H NMR 谱（600 MHz，CDCl$_3$）：见图 1.7.7。

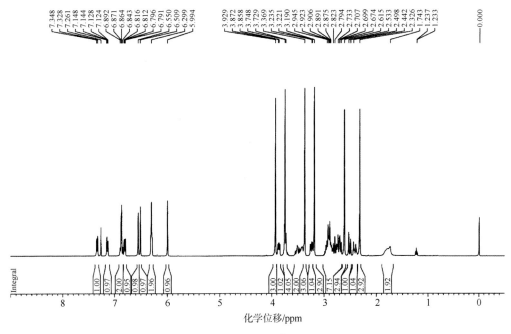

图 1.7.7 粉防己碱 ^{1}H NMR 谱

B. ^{13}C NMR 及 DEPT 谱（600 MHz，CDCl$_3$）：见图 1.7.8。

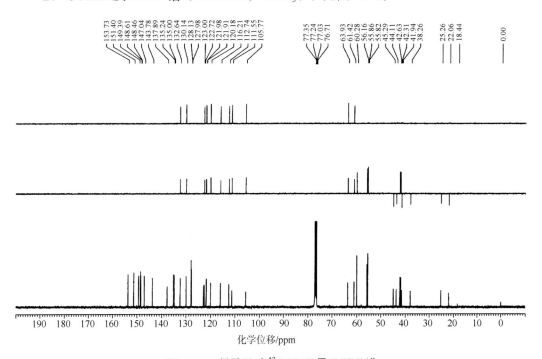

图 1.7.8 粉防己碱 ^{13}C NMR 及 DEPT 谱

（4）粉防己碱质谱：见图 1.7.9。

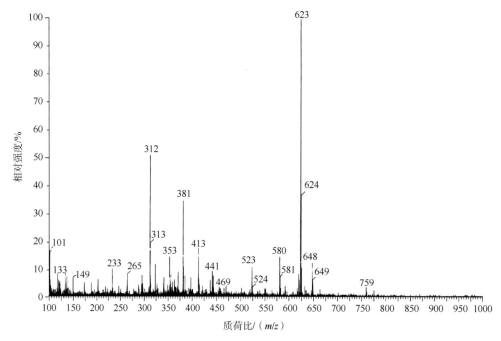

图 1.7.9　粉防己碱质谱

参 考 文 献

[1] 国家药典委员会. 中华人民共和国药典(2015 年版). 北京：中国医药科技出版社, 2015: 148, 149.

1.8　苦参

Sophorae Flavescentis Radix

【基原】　本品为豆科槐属植物苦参 *Sophora flavescens* Ait. 的根。苦参原植物及药材见图 1.8.1、图 1.8.2。

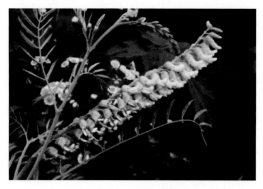

图 1.8.1　苦参原植物

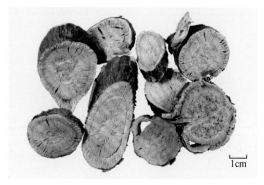

图 1.8.2　苦参药材

【产地】　产于北京、山西、内蒙古、江苏、黑龙江、河北、河南、湖北、湖南、广西、四川、甘肃等地。

【功效主治】　清热燥湿、杀虫、利尿。用于热痢、便血、黄疸尿闭、赤白带下、阴肿阴痒、湿疹、湿疮、皮肤瘙痒、疥癣麻风；外治滴虫性阴道炎。

【主要毒性成分】　苦参碱（matrine）、氧化苦参碱（oxymatrine）。

苦参碱（$C_{15}H_{24}N_2O$，248）　　氧化苦参碱（$C_{15}H_{24}N_2O_2$，264）

【色谱分析】

薄层色谱分析：

样品制备：取干燥原药材粉碎至粉末，过三号筛，取药材粉末约 0.5 g，加浓氨试液 0.3 mL，三氯甲烷 25 mL，放置过夜，过滤，将提取液减压浓缩得提取物，将 0.5 mL 三氯甲烷加入提取液中，使其溶解，制得所需供试品溶液。另取对照品苦参碱、氧化苦参碱适量，加甲醇配制成浓度分别为 1.4 mg/mL 和 1.5 mg/mL 的对照品混合溶液[1]。

薄层层析板：硅胶 G 板。

展开系统：氯仿 - 甲醇 - 氨水（10：1：0.1）。

显色方法：喷洒碘化铋钾显色，在日光下观察。

检测方法：将配制的展开剂加入展开缸后，密闭预饱和 20 min 稳定，展开，取出，晾干，喷以碘化铋钾试液，在日光下观察。供试品色谱中，在与对照品相同 R_f 值的位置上，显相同颜色的斑点[1]，见图 1.8.3。

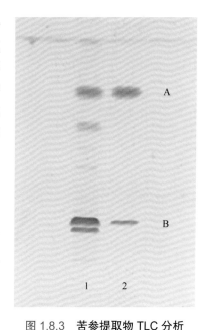

图 1.8.3　苦参提取物 TLC 分析

1. 苦参提取物；2. 氧化苦参碱（A）、苦参碱（B）混合对照品

【波谱分析】

（1）红外光谱

1）苦参碱红外光谱：见图 1.8.4。

2）氧化苦参碱红外光谱：见图 1.8.5。

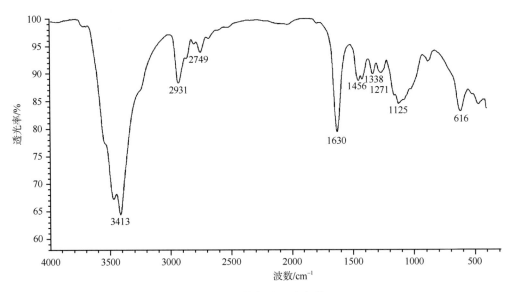

图 1.8.4 苦参碱红外光谱

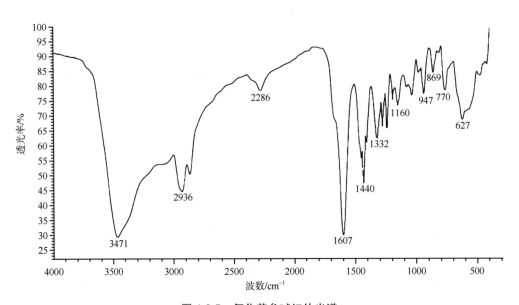

图 1.8.5 氧化苦参碱红外光谱

（2）核磁共振谱

1）苦参碱核磁共振谱

A. ^{1}H NMR 谱（600 MHz，CDCl$_3$）：见图 1.8.6。

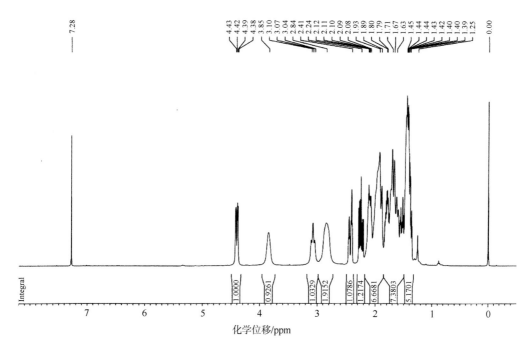

图 1.8.6 苦参碱 ^{1}H NMR 谱

B. ^{13}C NMR 及 DEPT 谱（600 MHz，CDCl$_3$）：见图 1.8.7。

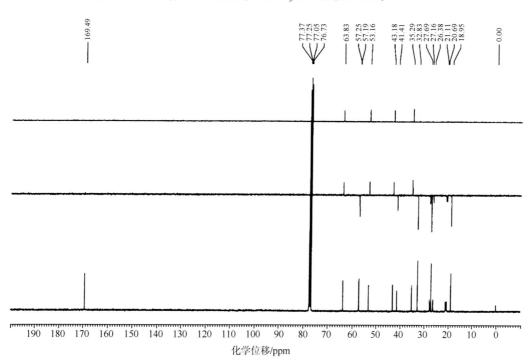

图 1.8.7 苦参碱 ^{13}C NMR 及 DEPT 谱

2）氧化苦参碱核磁共振谱

A. ^{1}H NMR 谱（600 MHz，CDCl$_3$）：见图 1.8.8。

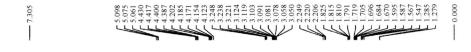

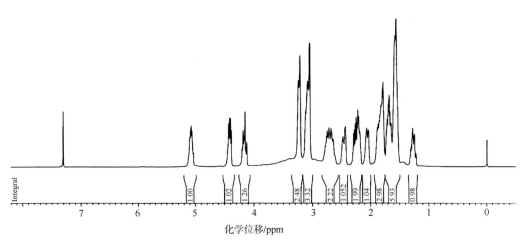

图 1.8.8　氧化苦参碱 ^{1}H NMR 谱

B. ^{13}C NMR 谱（600 MHz，CDCl$_3$）：见图 1.8.9。

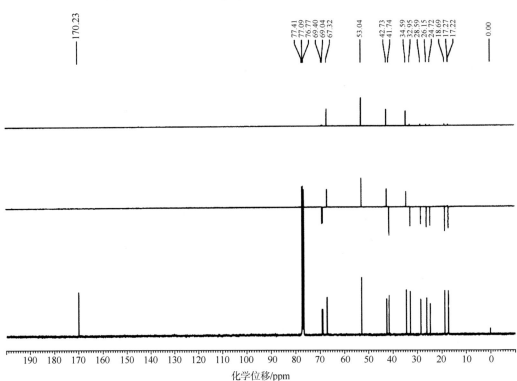

图 1.8.9　氧化苦参碱 ^{13}C NMR 及 DEPT 谱

（3）质谱

1）苦参碱质谱：见图 1.8.10。

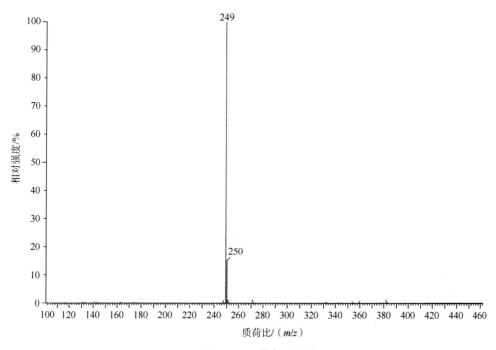

图 1.8.10　苦参碱质谱

2）氧化苦参碱质谱：见图 1.8.11。

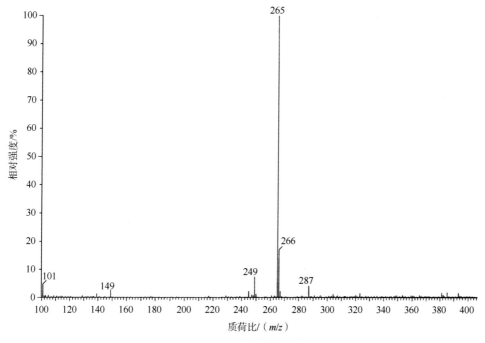

图 1.8.11　氧化苦参碱质谱

参 考 文 献

[1] 国家药典委员会. 中华人民共和国药典 (2015 年版). 北京: 中国医药科技出版社, 2015: 202, 203.

1.9 山豆根

Sophorae Tonkinensis Radix et Rhizoma

【基原】　本品为豆科槐属植物越南槐 *Sophora tonkinensis* Gapnep. 的根和根茎部。山豆根原植物及药材见图 1.9.1、图 1.9.2。

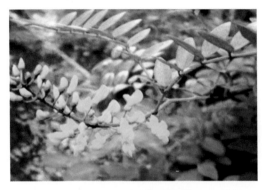

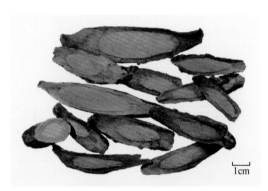

图 1.9.1　山豆根原植物　　　　　　图 1.9.2　山豆根药材

【产地】　主产于广西；贵州亦产。

【功效主治】　清热解毒、消肿利咽。用于火毒蕴结、咽喉肿痛、齿龈肿痛。

【主要毒性成分】　苦参碱、氧化苦参碱、金雀花碱 [（−）-cytisine]。

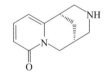

金雀花碱（$C_{11}H_{14}N_2O$，190）

【色谱分析】

薄层色谱分析：

样品制备：取干燥原药材粉碎至粉末，过三号筛，取药材粉末约 0.5 g，加三氯甲烷 10 mL，浓氨试液 0.2 mL，超声提取 30 min，过滤，将提取液减压浓缩得提取物，将 1 mL 三氯甲烷加入提取物中，使其溶解，制得所需供试品溶液。另取苦参碱、氧化苦参碱对照品适量，加入甲醇制得浓度分别为 1.4 mg/mL、1.5 mg/mL 的对照品 1 混合溶液；再取金雀花碱对照品适量，加入甲醇制得浓度为 1 mg/mL 的对照品 2 溶液[1]。

薄层层析板：硅胶 G 板。

检测方法：

（1）取适量供试品溶液和对照品 1 溶液点于同一块硅胶板上，吹干，以氯仿 - 甲醇 - 氨水（10：1：0.1）为展开剂，饱和 20 min 后，展开，取出，晾干，喷以碘化铋钾试液显色，在日光下观察。供试品色谱中，在与对照品相同 R_f 值的位置上，显相同颜色的斑点，见图 1.9.3。

（2）取适量供试品溶液和对照品 2 溶液点于同一块硅胶板上，吹干，以乙酸乙酯 - 石油醚 - 甲醇（20：5：5）为展开剂，置于浓氨试液预饱和 30 min 的展开缸内展开[2]，取出，晾干，喷以碘化铋钾试液，在日光下观察。供试品色谱中，在与对照品相同 R_f 值的位置上，显相同颜色的斑点，见图 1.9.4。

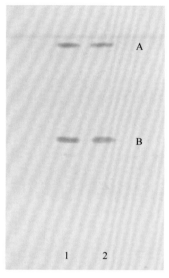 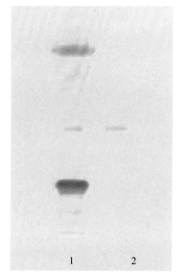

图 1.9.3　山豆根提取物 TLC 分析（1）

1. 山豆根提取物；2. 氧化苦参碱（A）、苦参碱（B）混合对照品

图 1.9.4　山豆根提取物 TLC 分析（2）

1. 山豆根提取物；2. 金雀花碱对照品

【波谱分析】

（1）红外光谱

1）苦参碱红外光谱：见图 1.8.4。

2）氧化苦参碱红外光谱：见图 1.8.5。

3）金雀花碱红外光谱：见图 1.9.5。

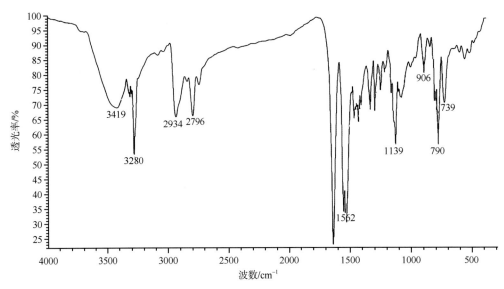

图 1.9.5　金雀花碱红外光谱

（2）核磁共振谱

1）苦参碱核磁共振谱：见图 1.8.6、图 1.8.7。

2）氧化苦参碱核磁共振谱：见图 1.8.8、图 1.8.9。

3）金雀花碱核磁共振谱

A. ^{1}H NMR 谱（600 MHz，CDCl$_3$）：见图 1.9.6。

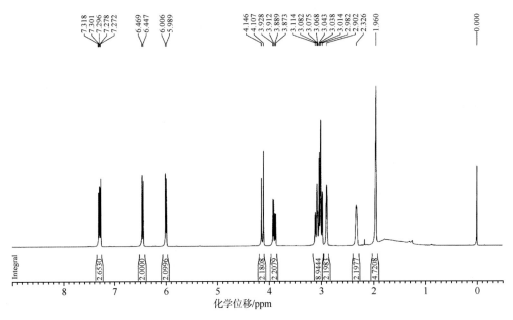

图 1.9.6　金雀花碱 ^{1}H NMR 谱

B. ^{13}C NMR 及 DEPT 谱（600 MHz，CDCl$_3$）：见图 1.9.7。

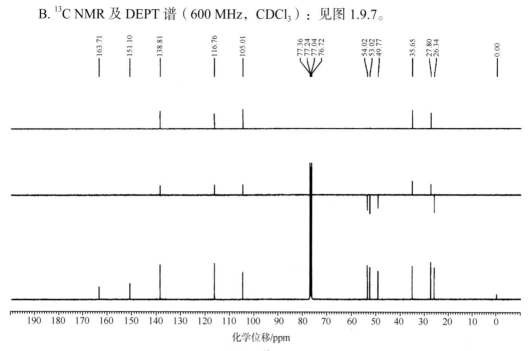

图 1.9.7　金雀花碱 ^{13}C NMR 及 DEPT 谱

（3）质谱

1）苦参碱质谱：见图 1.8.10。

2）氧化苦参碱质谱：见图 1.8.11。

3）金雀花碱质谱：见图 1.9.8。

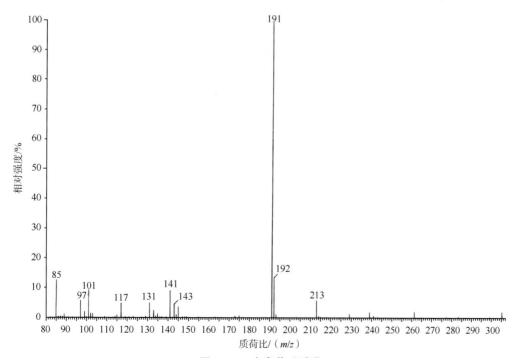

图 1.9.8　金雀花碱质谱

参 考 文 献

[1] 国家药典委员会. 中华人民共和国药典 (2015 年版). 北京 : 中国医药科技出版社, 2015: 36, 37.

[2] 肖雯, 贾恢先. 沙冬青种子中金雀花碱成分分析. 兰州大学学报 (自然科学版), 2007, 43(2): 43-46.

1.10 两面针

Zanthoxyli Radix

【基原】 本品为芸香科花椒属植物两面针 *Zanthoxylum nitidum*（Roxb.）DC. 的根。两面针原植物及药材见图 1.10.1、图 1.10.2。

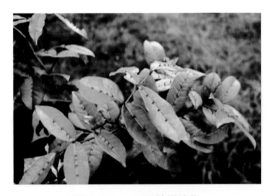

图 1.10.1 两面针原植物

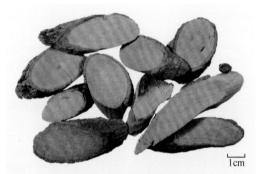

图 1.10.2 两面针药材

【产地】 主产于广东、广西、福建、云南等地。

【功效主治】 行气止痛、活血化瘀、祛风通络。用于气滞血瘀引起的跌扑损伤、风湿痹痛、胃痛、牙痛、毒蛇咬伤；外治汤火烫伤。

【主要毒性成分】 两面针碱（nitidine）。

两面针碱（$C_{21}H_{18}NO_4^+$, 348）

【色谱分析】

（1）薄层色谱分析

样品制备：取干燥原药材粉碎至粉末，过三号筛，取粉末约 1 g，置于具塞锥形瓶中，加入无水乙醇 40 mL，超声处理 40 min，过滤，滤液减压浓缩干燥得提取物，以 2 mL 甲醇加入提取物中，使其溶解，制得所需供试品溶液。另取对照品两面针碱适量，加入甲醇制得浓度为 1 mg/mL 的对照品溶液[1]。

薄层层析板：硅胶 G 板。

展开系统：甲苯 - 乙酸乙酯 - 甲醇（25：20：0.1）[2]。

显色方法：10% 硫酸乙醇溶液，在 110℃加热至斑点显色清晰，置于 365 nm 的紫外光下观察。

检测方法：将配制的展开剂加入展开缸后，加入浓氨水，密闭预饱和 15 min 稳定，展开，取出，晾干，喷以 10% 硫酸乙醇溶液，在 110℃加热至斑点显色清晰，置于 365 nm 紫外灯下观察。供试品色谱中，在与对照品相同 R_f 值的位置上，显相同颜色的斑点，见图 1.10.3。

（2）高效液相色谱分析

样品制备：①供试品溶液的制备。取干燥原药材粉碎至粉末，过三号筛，取药材粉末约 1 g，置于具塞锥形瓶中，加入 70% 甲醇 20 mL，超声处理 30 min，冷却，过滤，将滤液置于 50 mL 容量瓶中，滤渣连同滤纸再加 70% 甲醇 20 mL，同法超声处理 30 min，冷却，过滤，用适量 70% 甲醇洗涤滤渣两次，合并所有滤液于同一容量瓶中，定容，摇匀，用 0.45 μm 微孔滤膜过滤，取续滤液，即得供试品溶液。②对照品溶液的制备。取对照品氯化两面针碱适量，加 70% 甲醇配制成浓度为 50 μg/mL 的对照品溶液。

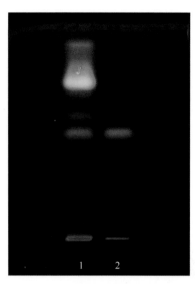

图 1.10.3　两面针提取物 TLC 分析

1. 两面针提取物；2. 两面针碱

色谱条件：

色谱柱：BDS HYPERSIL C_{18}，250 mm×4.6 mm，5 μm。

流动相：以 0.1% 甲酸 - 三乙胺（pH=4.5）为流动相 A，以乙腈为流动相 B，按照表 1.10.1 的时间程序进行梯度洗脱。

表 1.10.1　两面针流动相时间程序表

时间 /min	流动相 A/%	流动相 B/%
0	80	20
30	50	50
35	0	100

流速：1.0 mL/min。

检测波长：273 nm。

进样体积：10 μL。

柱温：25℃。

分析结果见图 1.10.4。

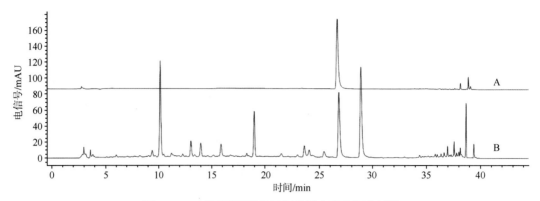

图 1.10.4　两面针提取物及标准品高效液相分析谱

A. 两面针碱，RT=26.969 min；B. 两面针

【波谱分析】

（1）两面针碱紫外光谱：见图 1.10.5。

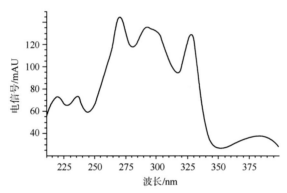

图 1.10.5　两面针碱紫外光谱

（2）两面针碱红外光谱：见图 1.10.6。

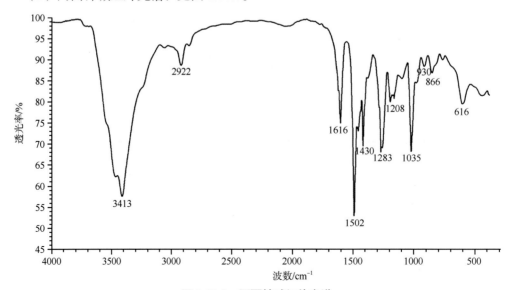

图 1.10.6　两面针碱红外光谱

（3）两面针碱核磁共振谱

A. ^{1}H NMR 谱（600 MHz，DMSO）：见图 1.10.7。

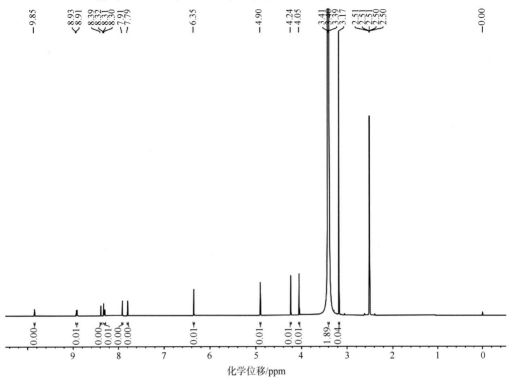

图 1.10.7　两面针碱 ^{1}H NMR 谱

B. ^{13}C NMR 及 DEPT 谱（600 MHz，DMSO）：见图 1.10.8。

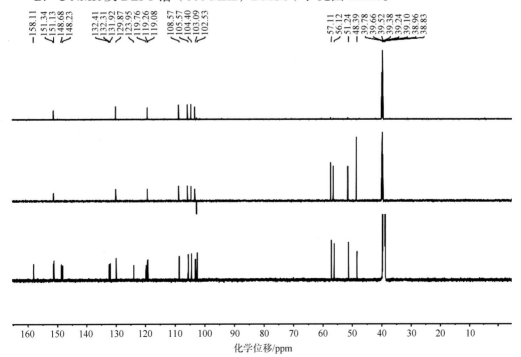

图 1.10.8　两面针碱 ^{13}C NMR 及 DEPT 谱

（4）两面针碱质谱：见图 1.10.9。

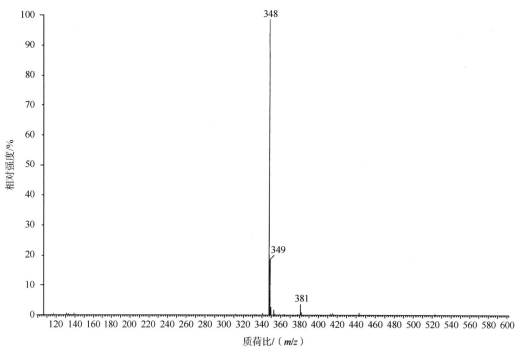

图 1.10.9　**两面针碱质谱**

参 考 文 献

[1] 国家药典委员会.中华人民共和国药典(2015年版).北京：中国医药科技出版社,2015: 169, 170.
[2] 廖秀清,李赐灏.两面针药材薄层色谱研究.中外健康文摘,2012, 9(5): 209, 210.

1.11　雷公藤

Tripterygii Wilfordii Radix

【基原】　本品为卫矛科雷公藤属植物雷公藤 *Tripterygium wilfordii* Hook. f. 的根。
雷公藤原植物及药材见图 1.11.1、图 1.11.2。

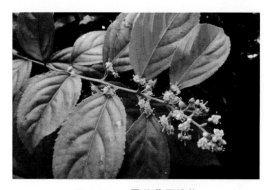

图 1.11.1　**雷公藤原植物**

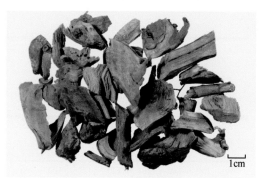

图 1.11.2　**雷公藤药材**

【产地】 主产于湖南、福建、浙江、江西、广东、广西等地。

【功效主治】 主治类风湿关节炎、慢性关节痛、盘状红斑狼疮，以及痈疡、疔疮、麻风、丹毒等。

【主要毒性成分】 雷公藤甲素（triptolide）。

雷公藤甲素（$C_{20}H_{24}O_6$，360）

【色谱分析】

薄层色谱分析：

样品制备：取雷公藤甲素对照品适量，加甲醇制得浓度为 1 mg/mL 的对照品溶液。

薄层层析板：硅胶 G 板。

展开系统：氯仿 - 丙酮（20∶1）[1]。

显色方法：喷洒碘化铋钾和亚硝酸钠溶液显色，在日光下观察。

检测方法：将配制的展开剂加入展开缸后，密闭预饱和 20 min 稳定，展开，取出，晾干，喷以碘化铋钾和亚硝酸钠溶液显色，在日光下观察。雷公藤甲素显黄棕色的斑点，见图1.11.3。

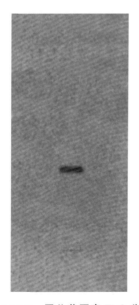

图 1.11.3 雷公藤甲素 TLC 分析

【波谱分析】

（1）雷公藤甲素核磁共振谱

A. ^{1}H NMR 谱（600 MHz，$CDCl_3$）：见图1.11.4。

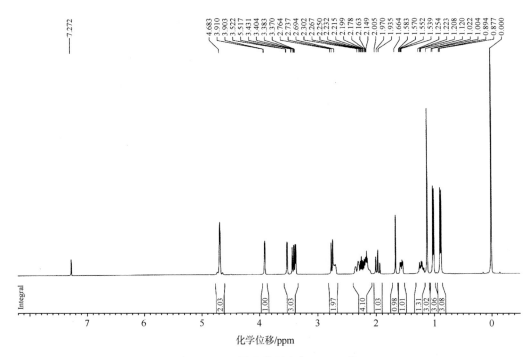

图 1.11.4　雷公藤甲素 ^{1}H NMR 谱

B. ^{13}C NMR 及 DEPT 谱（600 MHz，CDCl$_3$）：见图 1.11.5。

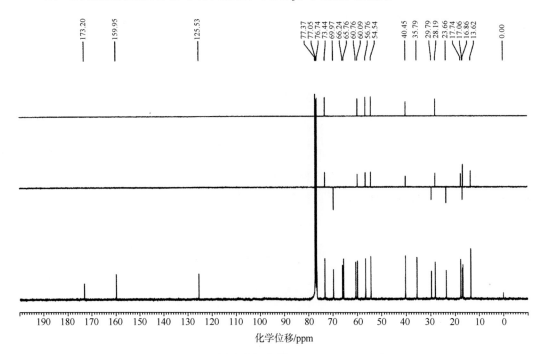

图 1.11.5　雷公藤甲素 ^{13}C NMR 及 DEPT 谱

（2）雷公藤甲素质谱：见图 1.11.6。

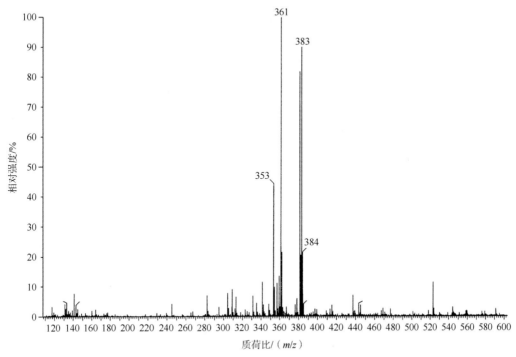

图 1.11.6　雷公藤甲素质谱

参 考 文 献

[1] 罗素花, 付小梅, 杨瑞昆, 等. 雷公藤药材质量标准研究. 江西中医药, 2017, 48(10): 68-70.

1.12　狼毒

Euphorbiae Ebracteolatae Radix

【基原】　本品为大戟科大戟属植物狼毒大戟 *Euphorbia fischeriana* Steud. 或月腺大戟 *Euphorbia ebracteolata* Hayata 的根。狼毒原植物及药材见图 1.12.1、图 1.12.2。

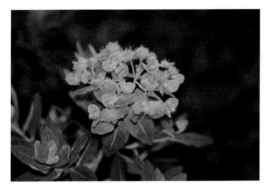

图 1.12.1　狼毒原植物

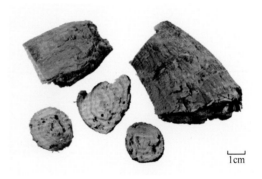

1cm

图 1.12.2　狼毒药材

【产地】　狼毒大戟主产于东北、河北及内蒙古等地。月腺大戟主产于安徽、河南、江苏、山东、湖北等地亦产。

【功效主治】　破积、杀虫。主治疥癣、酒渣鼻、顽固性皮肤溃疡，以及淋巴结结核、皮肤结核。

【主要毒性成分】　岩大戟内酯 A（jolkinolide A）和岩大戟内酯 B（jolkinolide B）。

岩大戟内酯 A（$C_{20}H_{26}O_3$，314）　　　　岩大戟内酯 B（$C_{20}H_{26}O_4$，330）

【色谱分析】

薄层色谱分析：

样品制备：取干燥原药材粉碎至粉末，过三号筛，取药材粉末 1 g，加乙醇 30 mL，加热回流 1 h，放冷，过滤，将提取液减压浓缩得提取物，以甲醇 2 mL 加入提取物中，使其溶解，制得所需供试品溶液。另取大戟内酯 B 对照品适量，加乙醇配制成浓度为 1 mg/mL 的对照品溶液[1]。

薄层层析板：硅胶 G 板。

展开系统：环己烷 - 乙酸乙酯 - 甲醇（8.5 ∶ 0.5 ∶ 0.2）[1]。

显色方法：喷洒 10% 硫酸乙醇溶液，在 105℃下加热至斑点显色清晰，于 365 nm 紫外灯下观察。

检测方法：将配制的展开剂放入展开缸中，预饱和 20 min，展开，取出，晾干。显色后，供试品色谱中，在与对照品相同 R_f 值的位置上，显相同颜色的斑点，见图 1.12.3。

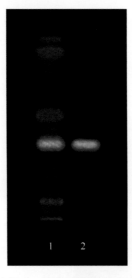

图 1.12.3　狼毒提取物 TLC 分析

1.狼毒提取物；2.岩大戟内酯 B 对照品

【波谱分析】

（1）红外光谱

1）岩大戟内酯 A 红外光谱：见图 1.12.4。

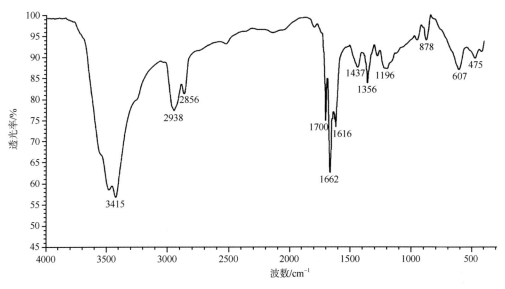

图 1.12.4　岩大戟内酯 A 红外光谱

2）岩大戟内酯 B 红外光谱：见图 1.12.5。

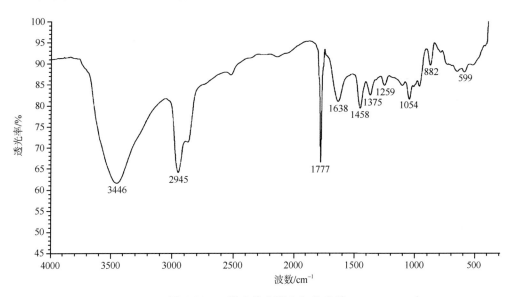

图 1.12.5　岩大戟内酯 B 红外光谱

（2）核磁共振谱

1）岩大戟内酯 A 核磁共振谱

A. ^{1}H NMR 谱（600 MHz，CDCl$_3$）：见图 1.12.6。

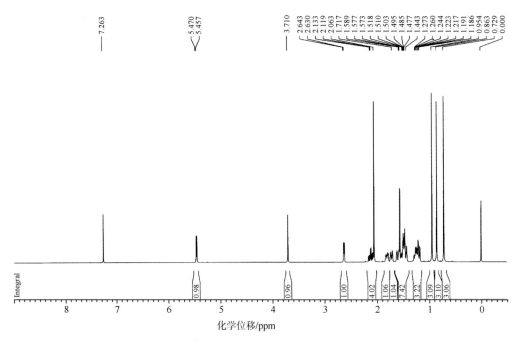

图 1.12.6　岩大戟内酯 A ^{1}H NMR 谱

B. ^{13}C NMR 及 DEPT 谱（600 MHz，CDCl$_3$）：见图 1.12.7。

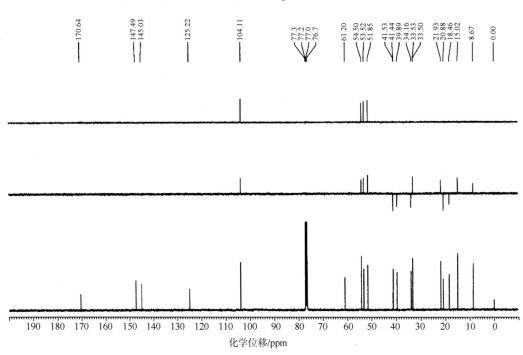

图 1.12.7　岩大戟内酯 A ^{13}C NMR 及 DEPT 谱

2）岩大戟内酯 B 核磁共振谱

A. ^{1}H NMR 谱（600 MHz，CDCl$_3$）：见图 1.12.8。

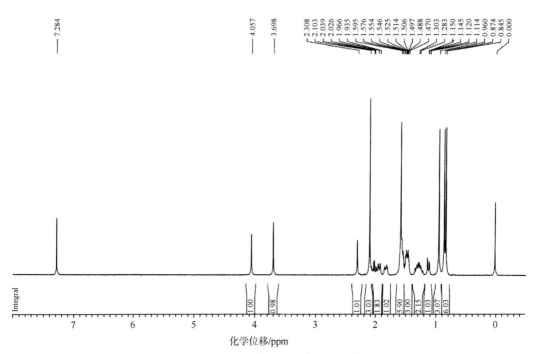

图 1.12.8　岩大戟内酯 B ^{1}H NMR 谱

B. ^{13}C NMR 及 DEPT 谱（600 MHz，CDCl$_3$）：见图 1.12.9。

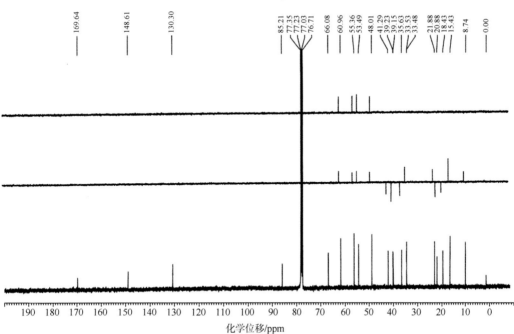

图 1.12.9　岩大戟内酯 B ^{13}C NMR 及 DEPT 谱

（3）质谱

1）岩大戟内酯 A 质谱：见图 1.12.10。

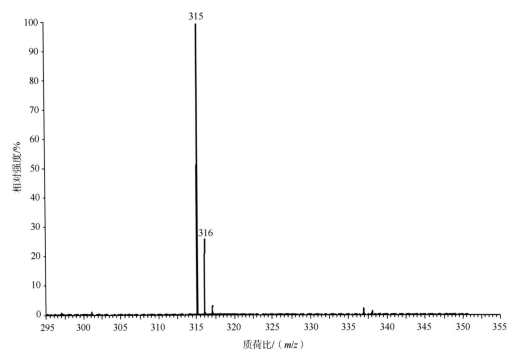

图 1.12.10　岩大戟内酯 A 质谱

2）岩大戟内酯 B 质谱：见图 1.12.11。

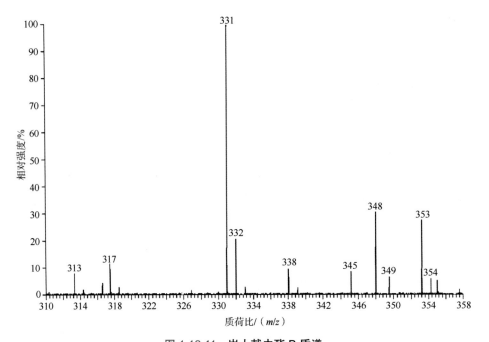

图 1.12.11　岩大戟内酯 B 质谱

参 考 文 献

[1] 国家药典委员会 . 中华人民共和国药典 (2015 年版). 北京 : 中国医药科技出版社 , 2015: 286, 287.

第 2 章

茎、皮类药材

2.1 虎杖

Polygoni Cuspidati Rhizoma et Radix

【基原】 本品为蓼科虎杖属植物虎杖 *Polygonum cuspidadum* Sieb. et Zucc. 的根和根茎部。虎杖原植物及药材见图 2.1.1、图 2.1.2。

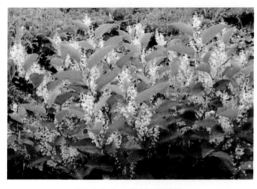

图 2.1.1 **虎杖原植物**

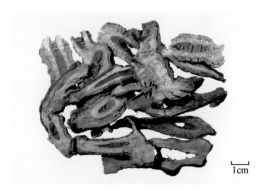

图 2.1.2 **虎杖药材**

【产地】 主产于江苏、浙江、安徽、广东、广西、四川、云南、河南等地。

【功效主治】 祛风利湿、散瘀定痛、止咳化痰。用于关节痹痛、湿热黄疸、经闭、癥瘕、汤火烫伤、跌扑损伤、痈肿疮毒、咳嗽痰多。

【主要毒性成分】 白藜芦醇苷（polydatin，又名虎杖苷）。

白藜芦醇苷（$C_{20}H_{22}O_8$，390）

【色谱分析】

（1）薄层色谱分析

样品制备：取干燥原药材粉碎至粉末，过三号筛，取药材粉末约 1 g，加 20 mL 70% 乙醇，50℃左右水浴 1 h，过滤，将提取液减压浓缩至干，用适量甲醇溶解提取物，制得所需供试品溶液。另取对照品白藜芦醇苷适量，加甲醇配制成浓度为 1 mg/mL 的对照品溶液[1]。

薄层层析板：硅胶 G 板。

展开系统：氯仿 - 丙酮 - 甲酸 - 水（4 : 4 : 0.5 : 0.2）[2]。

显色方法：喷洒 3% 磷钼酸 -15% 硫酸乙醇溶液，110℃加热至斑点显色清晰，在日光和紫外光（365 nm 处）下观察[3]。

检测方法：将配制的展开剂放入展开缸中，预饱和 30 min，展开，取出，晾干。显色后，供试品色谱中，在与对照品相同 R_f 值的位置上，显相同颜色的斑点，见图 2.1.3、图 2.1.4。

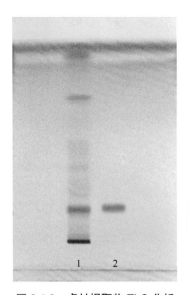

图 2.1.3　虎杖提取物 TLC 分析（磷钼酸显色，日光下观察）

1. 虎杖提取物；2. 白藜芦醇苷，R_f=0.17

图 2.1.4　虎杖提取物 TLC 分析（磷钼酸显色，紫外光下观察）

1. 虎杖提取物；2. 白藜芦醇苷，R_f=0.17

（2）高效液相色谱分析

样品制备：①供试品溶液的制备。取干燥原药材粉碎至粉末，过三号筛，取药材粉末约 0.1 g，加入稀乙醇 25 mL，加热回流 30 min，冷却至柱温，用 0.45 μm 微孔滤膜过滤上清液，取续滤液，即得供试品溶液[4]。②对照品溶液的制备。取对照品白藜芦醇苷适量，加稀乙醇配制成浓度为 15 μg/mL 的对照品溶液。

色谱条件：

色谱柱：BDS HYPERSIL C_{18}，250 mm×4.6 mm，5 μm。

流动相：以乙腈 - 水（23 ： 77）为液相色谱分析流动相[4]。

流速：1.0 mL/min。

检测波长：306 nm。

进样体积：10 µL。

柱温：25℃。

分析结果见图 2.1.5。

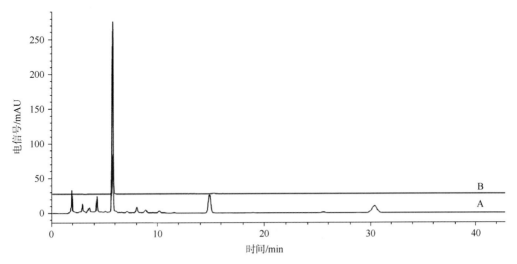

图 2.1.5　虎杖提取物及标准品高效液相分析谱

A. 虎杖；B. 白藜芦醇苷，RT=5.777 min

【波谱分析】

（1）白藜芦醇苷紫外光谱：见图 2.1.6。

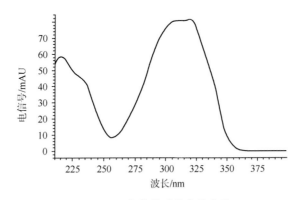

图 2.1.6　白藜芦醇苷紫外光谱

（2）白藜芦醇苷红外光谱：见图 2.1.7。

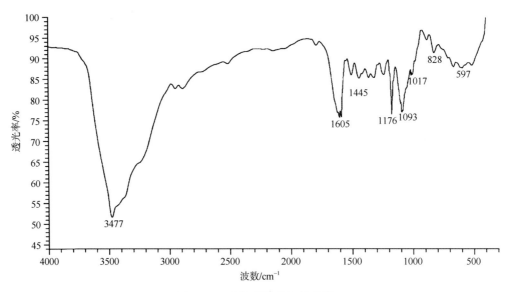

图 2.1.7 白藜芦醇苷红外光谱

（3）白藜芦醇苷核磁共振谱

1）^{1}H NMR 谱（600 MHz，CD$_3$OD）：见图 2.1.8。

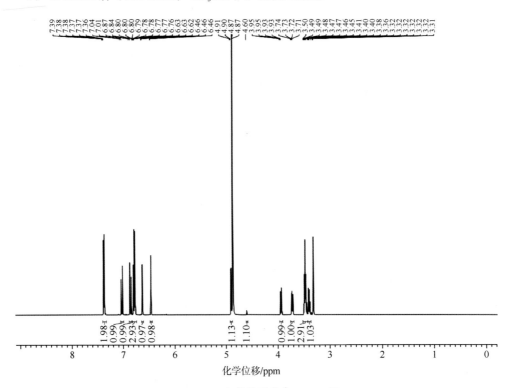

图 2.1.8 白藜芦醇苷 ^{1}H NMR 谱

2）^{13}C NMR 及 DEPT 谱（600 MHz，CD$_3$OD）：见图 2.1.9。

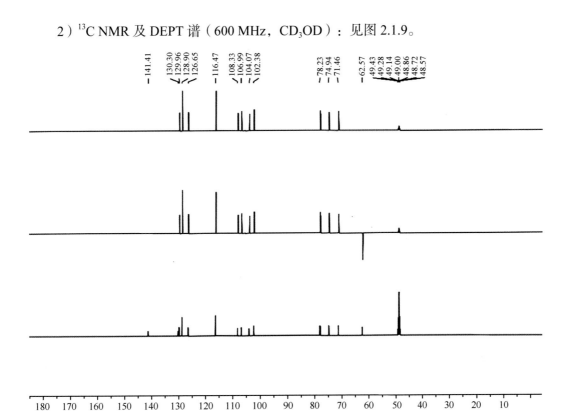

图 2.1.9　**白藜芦醇苷 ^{13}C NMR 及 DEPT 谱**

（4）白藜芦醇苷质谱：见图 2.1.10。

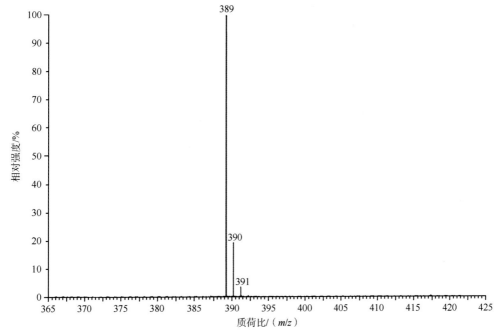

图 2.1.10　**白藜芦醇苷质谱**

参 考 文 献

[1] 周军，徐雷涛，熊曼，等．响应面法优化虎杖中虎杖苷和白藜芦醇的匀浆提取．林业工程学报，2017，2(3): 58-63.

[2] 徐瑞超．虎杖内生真菌与有效成分的相关性研究．四川：成都中医药大学，2012.

[3] 袁润蕾，徐萌萌，孙艳娟，等．微生物转化虎杖苷粗提物生成白藜芦醇的研究．时珍国医国药，2008，19(3): 712-714.

[4] 国家药典委员会．中华人民共和国药典(2015年版)．北京：中国医药科技出版社，2015: 208, 209.

2.2 八角莲

Rhizoma et Radix Dysosmatis

【基原】　本品为小檗科鬼臼属植物八角莲 *Dysosma versipellis*（Hance）M. Cheng ex Ying 或六角莲 *Dysosma pleiantha*（Hance）Woodson 的根茎。八角莲原植物及药材见图2.2.1、图2.2.2。

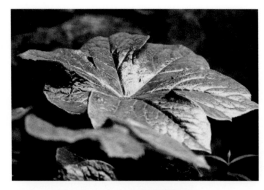

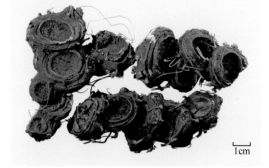

图2.2.1　八角莲原植物　　　　　图2.2.2　八角莲药材

【产地】　主产于浙江、江西、湖北、四川等地。

【功效主治】　清热解毒、散结祛瘀。主治毒蛇咬伤、淋巴结炎、腮腺炎、跌打损伤、风湿痹痛、疔疮痈肿。

【主要毒性成分】　鬼臼毒素（podophyllotoxin）。

鬼臼毒素（$C_{22}H_{22}O_8$，414）

【色谱分析】

（1）薄层色谱分析

样品制备：取干燥原药材粉碎至粉末，过三号筛，取药材粉末约 1 g，加入 50 mL 无水乙醇，加热回流 2 h，过滤，将提取液减压浓缩得提取物，将适量甲醇加到提取物中，使其溶解，制得所需供试品溶液。另取适量鬼臼毒素，加甲醇配制成浓度为 0.1 mg/mL 的对照品溶液[1]。

薄层层析板：硅胶 G 板。

展开系统：二氯甲烷 - 甲醇 - 水（9：1：0.1）。

显色方法：喷洒 3% 磷钼酸 -15% 硫酸乙醇溶液，120℃加热至斑点显色清晰，在日光下观察[1]。

检测方法：将配制的展开剂放入展开缸中，密闭预饱和 20 min 后，展开，取出，晾干。显色后，供试品色谱中，在与对照品相同 R_f 值的位置上，显相同颜色的斑点，见图 2.2.3、图 2.2.4。

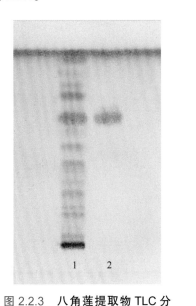

图 2.2.3　八角莲提取物 TLC 分析（磷钼酸显色）

1. 八角莲提取物；2. 鬼臼毒素，R_f=0.65

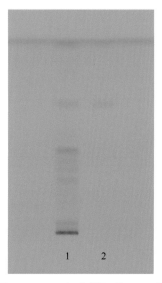

图 2.2.4　八角莲提取物 TLC 分析，于 254 nm 处观察

1. 八角莲提取物；2. 鬼臼毒素，R_f=0.65

（2）高效液相色谱分析

样品制备：①供试品溶液的制备。取干燥原药材粉碎至粉末，过三号筛，取药材粉末约 1 g，加入 65% 乙醇 50 mL，置于 80℃水浴回流提取 1 h，冷却，用 0.45 μm 微孔滤膜过滤上清液，取续滤液，即得供试品溶液[2]。②对照品溶液的制备。取对照品鬼臼毒素适量，加甲醇配制成浓度为 0.1 mg/mL 的对照品溶液。

色谱条件：

色谱柱：BDS HYPERSIL C_{18}，250 mm×4.6 mm，5 μm。

流动相：以 0.05% 磷酸水溶液为流动相 A，以乙腈为流动相 B，按照表 2.2.1 的时间程序进行梯度洗脱[2]。

表 2.2.1　八角莲流动相时间程序表

时间 /min	流动相 A/%	流动相 B/%
0	87	13
65	35	65
67	87	13
70	87	13

流速：1.0 mL/min。

检测波长：203 nm。

进样体积：10 μL。

柱温：25℃。

分析结果见图 2.2.5。

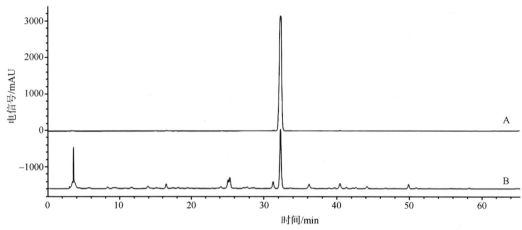

图 2.2.5　八角莲提取物及标准品高效液相分析谱

A. 八角莲；B. 鬼臼毒素，RT=32.235 min

【波谱分析】

（1）鬼臼毒素紫外光谱：见图 2.2.6。

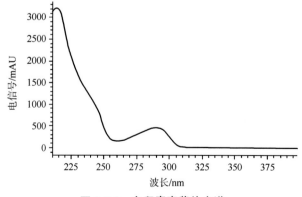

图 2.2.6　鬼臼毒素紫外光谱

（2）鬼臼毒素红外光谱：见图 2.2.7。

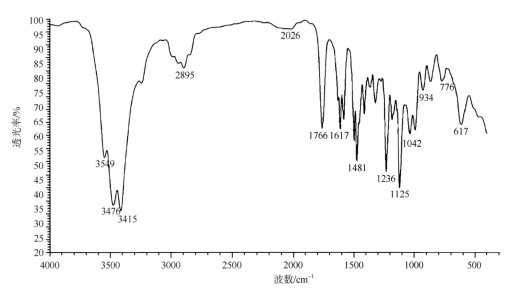

图 2.2.7 **鬼臼毒素红外光谱**

（3）鬼臼毒素核磁共振谱

1）^{1}H NMR 谱（600 MHz，DMSO）：见图 2.2.8。

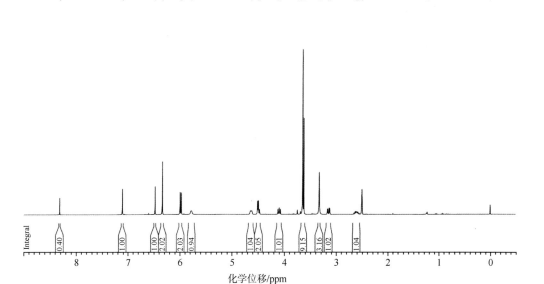

图 2.2.8 **鬼臼毒素 ^{1}H NMR 谱**

2）^{13}C NMR 及 DEPT 谱（600 MHz，DMSO）：见图 2.2.9。

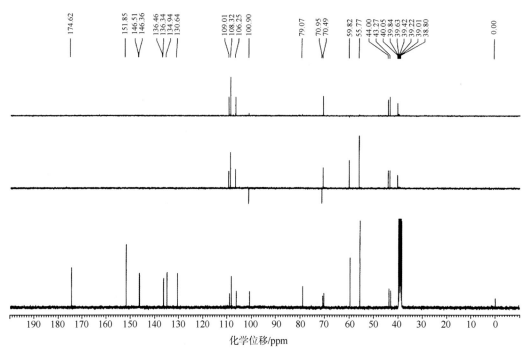

图 2.2.9　鬼臼毒素 ^{13}C NMR 及 DEPT 谱

（4）鬼臼毒素质谱：见图 2.2.10。

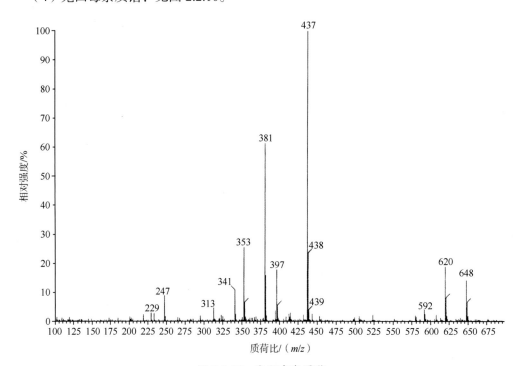

图 2.2.10　鬼臼毒素质谱

参 考 文 献

[1] 黄文红, 王丽平, 姚莉韵. 八角莲属药材及南方山荷叶的薄层色谱鉴别. 中药材, 1997, 20(12): 611, 612.
[2] 陆雪萍, 梅双喜, 彭玲芳, 等. 八角莲的 TLC 鉴别和 HPLC 指纹图谱研究. 云南中医学院学报, 2016, 39(4): 30-34.

2.3　延胡索

Corydalis Rhizoma

【基原】　本品为罂粟科紫堇属植物延胡索 *Corydalis yanhusuo* W. T. Wang 的块茎。
延胡索原植物及药材见图 2.3.1、图 2.3.2。

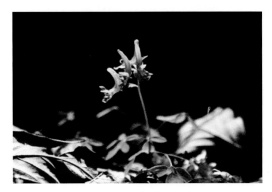
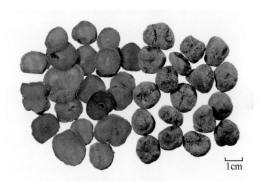

图 2.3.1　延胡索原植物　　　　　　　　图 2.3.2　延胡索药材

【产地】　主产于江苏、浙江等地, 江西、陕西、河南等地现在也有栽培[1]。

【功效主治】　活血、利气、止痛。用于胸胁或脘腹疼痛、经闭痛经、产后瘀阻、跌扑肿痛。

【主要毒性成分】　延胡索乙素（dl-tetrahydropalmatine）。

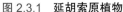

延胡索乙素（$C_{21}H_{25}NO_4$, 355）

【色谱分析】

（1）薄层色谱分析

样品制备：取干燥原药材粉碎至粉末, 过三号筛, 取药材粉末约 0.5 g, 加甲醇
25 mL, 超声处理 30 min, 过滤, 将提取液减压浓缩得浸膏, 浸膏加水 5 mL, 使其溶解,
加浓氨试液调至碱性, 用乙醚振摇萃取 3 次, 每次 5 mL, 合并乙醚液, 将乙醚萃取液

减压浓缩得提取物，将 1 mL 甲醇加入提取物中，使其溶解，制得所需供试品溶液。另取延胡索乙素对照品适量，加甲醇配制成浓度为 0.5 mg/mL 的对照品溶液[2]。

薄层层析板：硅胶 G 板。

检测方法：以石油醚 - 乙酸乙酯 - 乙醇（20：17：1）[3]为展开剂，预饱和 20 min 后，展开，取出，晾干，置于碘蒸气中至斑点显色清晰[2]，取出，挥去硅胶板上吸附的碘后，置于紫外灯（366 nm）下观察。供试品色谱中，在与对照品相同 R_f 值的位置上，显相同颜色的斑点，见图 2.3.3。

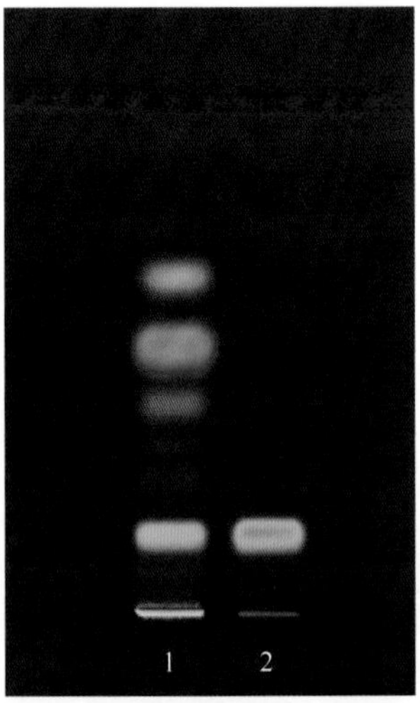

图 2.3.3 延胡索提取物 TLC 分析

1. 延胡索提取物；2. 延胡索乙素，R_f=0.14

（2）高效液相色谱分析

样品制备：①供试品溶液的制备。取干燥原药材粉碎至粉末，过三号筛，取药材粉末约 0.5 g，加入浓氨水 - 甲醇（1：20）混合溶液 50 mL，冷浸 1 h 后加热回流 1 h，冷却，过滤，精密量取续滤液 25 mL，减压浓缩至干，残渣加甲醇溶解，转移至 5 mL 容量瓶中，定容至刻度，摇匀，用 0.45 μm 微孔滤膜过滤，取续滤液，即得供试品溶液[2]。②对照品溶液的制备。取延胡索乙素对照品适量，加甲醇配制成浓度为 46 μg/mL 的对照品溶液。

色谱条件：

色谱柱：BDS HYPERSIL C$_{18}$，250 mm×4.6 mm，5 μm。

流动相：以甲醇 -0.1% 磷酸溶液（55：45，用三乙胺调 pH 至 6.0）为高效液相色谱分析流动相。

流速：1.0 mL/min。

检测波长：280 nm。

进样体积：10 μL。

柱温：25℃。

分析结果见图 2.3.4。

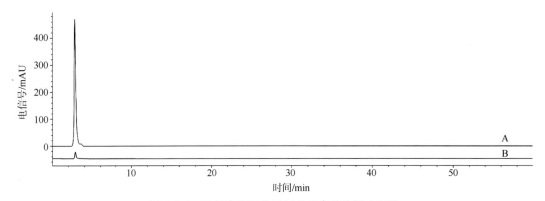

图 2.3.4 延胡索提取物及标准品高效液相分析谱

A. 延胡索乙素，RT=2.849 min；B. 延胡索

【波谱分析】

（1）延胡索乙素紫外光谱：见图 2.3.5。

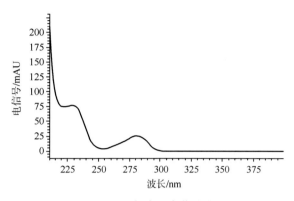

图 2.3.5　延胡索乙素紫外光谱

（2）延胡索乙素红外光谱：见图 2.3.6。

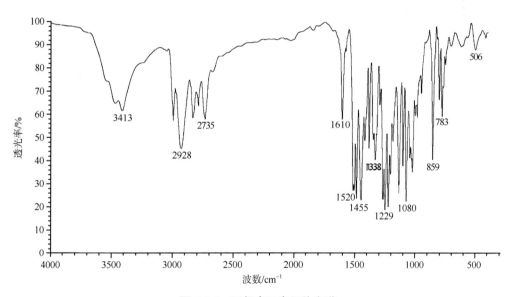

图 2.3.6　延胡索乙素红外光谱

（3）延胡索乙素核磁共振谱

1）^{1}H NMR 谱（600 MHz，CDCl$_3$）：见图 2.3.7。

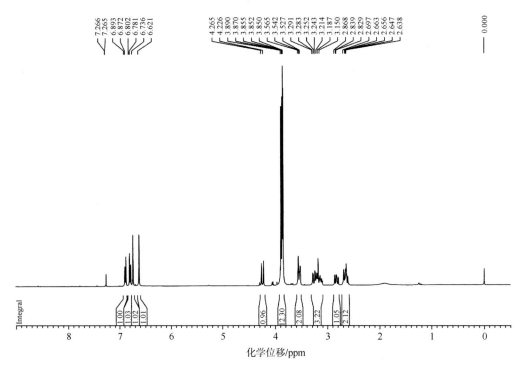

图 2.3.7　延胡索乙素 ^{1}H NMR 谱

2）^{13}C NMR 及 DEPT 谱（600 MHz，CDCl$_3$）：见图 2.3.8。

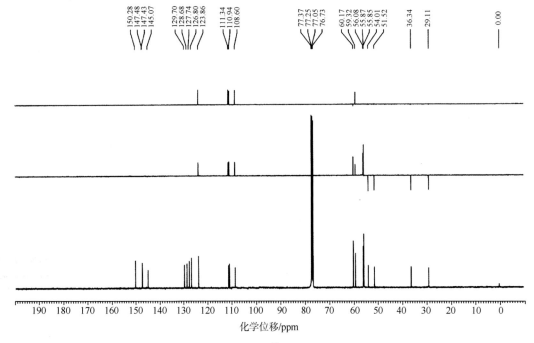

图 2.3.8　延胡索乙素 ^{13}C NMR 及 DEPT 谱

（4）延胡索乙素质谱：见图 2.3.9。

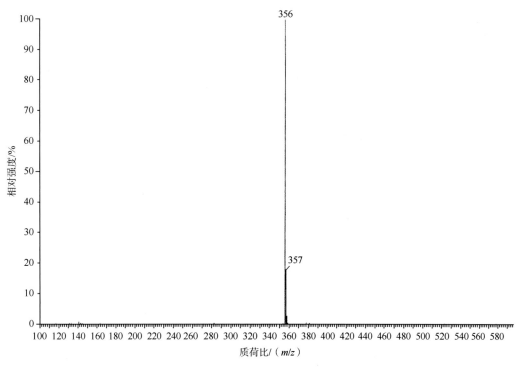

图 2.3.9　延胡索乙素质谱

参 考 文 献

[1] 周琼 . 延胡索化学成分研究及其中草药特色体系化学特征表达 . 清华大学医学部；北京协和医学院；
中国医学科学院，2012.
[2] 国家药典委员会 . 中华人民共和国药典 (2015 年版). 北京：中国医药科技出版社，2015: 139, 140.
[3] 徐丹丹，偶志红，曲婷丽，等 . 薄层层析 - 紫外分光光度法测定延胡索中延胡索乙素含量 . 医学信息
（上旬刊), 2011, 24(12): 199, 200.

2.4　重楼

Paridis Rhizoma

【基原】　本品为藜芦科重楼属植物云南重楼 *Paris polyphylla* Smith var. yunnanen-
sis（Franch.）Hand. –Mazz. 或七叶一枝花 *Paris polyphylla* Smith var. chinensis（Franch.）
Hara 的根茎。重楼原植物及药材见图 2.4.1、图 2.4.2。

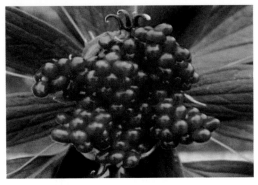

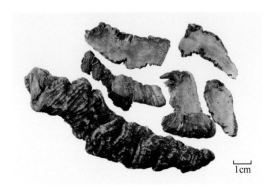

图 2.4.1　重楼原植物　　　　　　　图 2.4.2　重楼药材

【产地】　主产于云南、四川、广西、陕西、江西等地。

【功效主治】　清热解毒、消肿止痛、凉肝定惊。用于疗疮痈肿、咽喉肿痛、毒蛇咬伤、跌扑伤痛、惊风抽搐。

【主要毒性成分】　重楼皂苷（polyphyllin）Ⅰ、重楼皂苷Ⅱ、重楼皂苷Ⅵ。

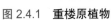

重楼皂苷Ⅰ（$C_{44}H_{70}O_{16}$，855）

重楼皂苷Ⅱ（$C_{44}H_{70}O_{16}$，855）

重楼皂苷Ⅵ（$C_{39}H_{62}O_{13}$，739）

【色谱分析】

（1）薄层色谱分析

样品制备：取干燥原药材粉碎至粉末，过三号筛，取药材粉末约 0.5 g，加乙醇 10 mL，加热回流 30 min，放冷，过滤，滤液即为所需供试品溶液。另取重楼皂苷Ⅰ、重楼皂苷Ⅱ、重楼皂苷Ⅵ对照品适量，加甲醇配制成浓度 0.4 mg/mL 的对照品混合溶液[1]。

薄层层析板：硅胶 G 板。

检测方法：以氯仿 - 甲醇 - 氨水（15：5：1）的下层溶液为展开剂，饱和 20 min，展开，取出，晾干，喷以 10% 硫酸乙醇溶液，在 105℃ 下加热至斑点显色清晰，在日光下观察[1]。供试品色谱中，在与对照品相同 R_f 值的位置上，显相同颜色的斑点，见图 2.4.3。

（2）高效液相色谱分析

样品制备：①供试品溶液的制备。取干燥原药材粉碎至粉末，过三号筛，取药材粉末约 0.5 g，置于具塞锥形瓶中，加入乙醇 25 mL，加热回流 30 min，冷却，用 0.45 μm 微孔滤膜过滤，取续滤液，即得供试品溶液。②对照品溶液的制备。取重楼皂苷Ⅰ、重楼皂苷Ⅱ、重楼皂苷Ⅵ、对照品适量，加甲醇配制成浓度 0.4 mg/mL 的对照品溶液[1]。

色谱条件：

色谱柱：BDS HYPERSIL C_{18}，250 mm×4.6 mm，5 μm。

流动相：以水为流动相 A，以乙腈为流动相 B，按照表 2.4.1 的时间程序进行梯度洗脱。

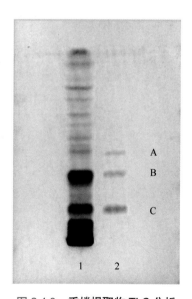

图 2.4.3　重楼提取物 TLC 分析

1. 重楼提取物；2. 重楼皂苷混合对照；
重楼皂苷Ⅵ（A）、重楼皂苷Ⅰ（B）、
重楼皂苷Ⅱ（C）

表 2.4.1 重楼流动相时间程序表

时间 /min	流动相 A/%	流动相 B/%
0	70	30
40	40	60
50	70	30

流速：1.0 mL/min。

检测波长：203 nm。

进样体积：10 μL。

柱温：25℃。

分析结果见图 2.4.4。

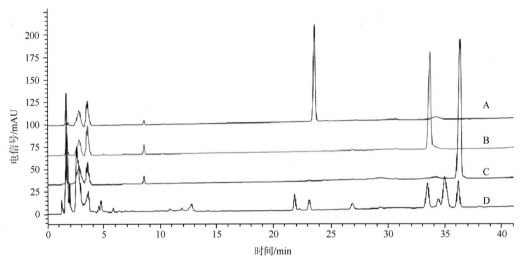

图 2.4.4 重楼提取物及标准品高效液相分析谱

A. 重楼皂苷Ⅵ，RT=23.527 min；B. 重楼皂苷Ⅱ，RT=33.604 min；C. 重楼皂苷Ⅰ，RT=36.313 min；D. 重楼提取物

【波谱分析】

（1）紫外光谱

1）重楼皂苷Ⅰ紫外光谱：见图 2.4.5。

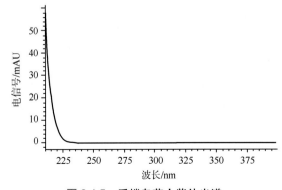

图 2.4.5 重楼皂苷Ⅰ紫外光谱

2）重楼皂苷Ⅱ紫外光谱：见图 2.4.6。

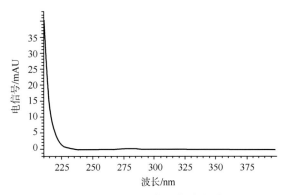

图 2.4.6　**重楼皂苷Ⅱ紫外光谱**

3）重楼皂苷Ⅵ紫外光谱：见图 2.4.7。

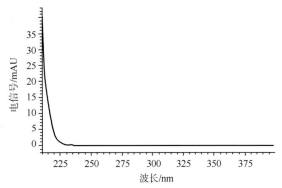

图 2.4.7　**重楼皂苷Ⅵ紫外光谱**

（2）红外光谱

1）重楼皂苷Ⅰ红外光谱：见图 2.4.8。

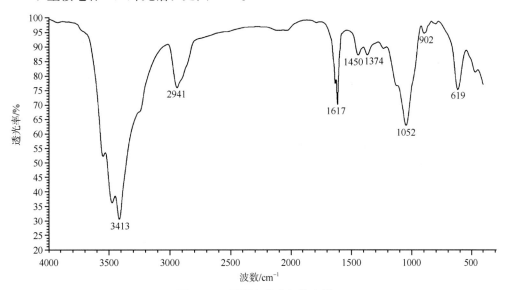

图 2.4.8　**重楼皂苷Ⅰ红外光谱**

2）重楼皂苷Ⅱ红外光谱：见图2.4.9。

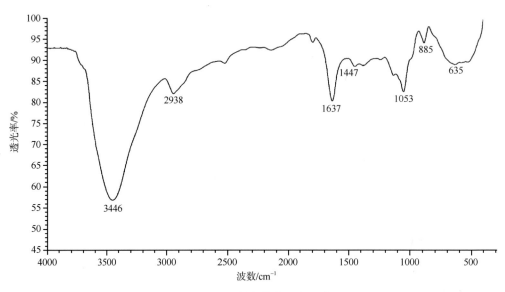

图 2.4.9   重楼皂苷Ⅱ红外光谱

3）重楼皂苷Ⅵ红外光谱：见图2.4.10。

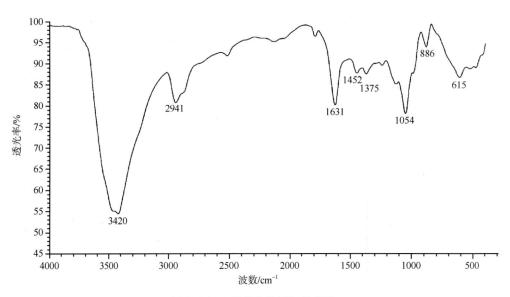

图 2.4.10   重楼皂苷Ⅵ红外光谱

（3）核磁共振谱

1）重楼皂苷Ⅰ核磁共振谱

A. ^{1}H NMR 谱（600 MHz，C_5D_5N）：见图2.4.11。

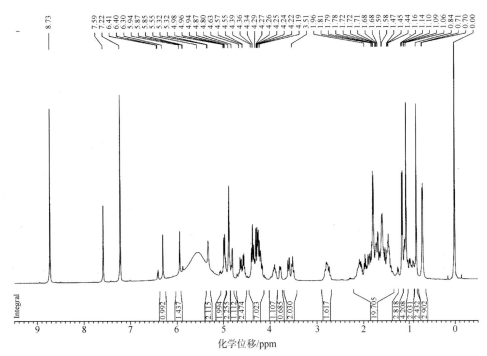

图 2.4.11 重楼皂苷 I ^{1}H NMR 谱

B. ^{13}C NMR 及 DEPT 谱（600 MHz，C_5D_5N）：见图 2.4.12。

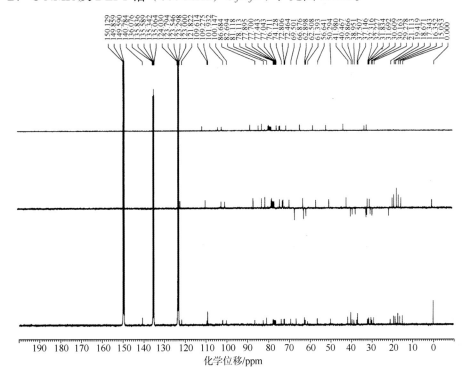

图 2.4.12 重楼皂苷 I ^{13}C NMR 及 DEPT 谱

2）重楼皂苷Ⅱ核磁共振谱

A. ^{1}H NMR 谱（600 MHz，C$_5$D$_5$N）：见图 2.4.13。

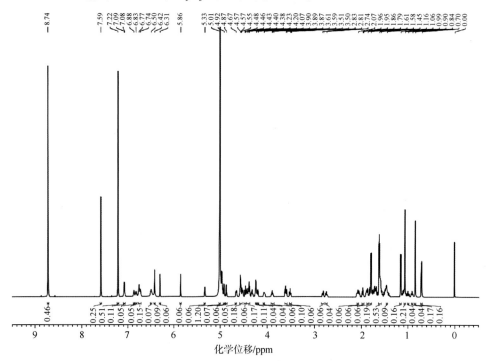

图 2.4.13　重楼皂苷Ⅱ ^{1}H NMR 谱

B. ^{13}C NMR 及 DEPT 谱（600 MHz，C$_5$D$_5$N）：见图 2.4.14。

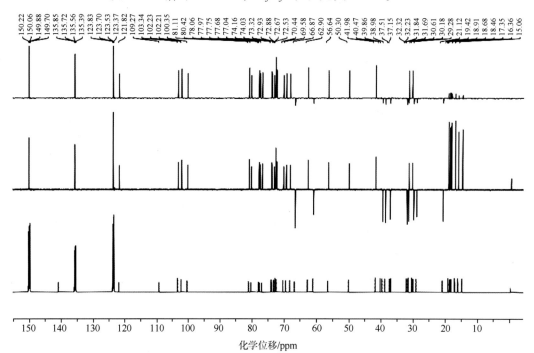

图 2.4.14　重楼皂苷Ⅱ ^{13}C NMR 及 DEPT 谱

3）重楼皂苷Ⅵ核磁共振谱

A. ^{1}H NMR 谱（600 MHz，C_5D_5N）：见图 2.4.15。

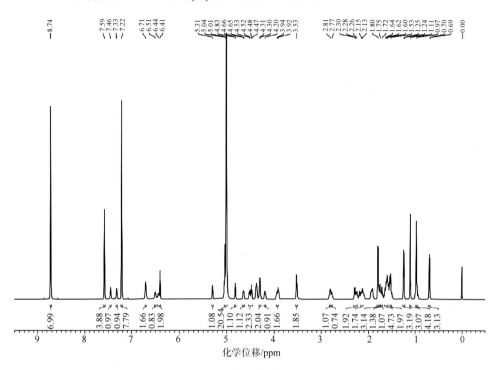

图 2.4.15　重楼皂苷Ⅵ ^{1}H NMR 谱

B. ^{13}C NMR 及 DEPT 谱（600 MHz，C_5D_5N）：见图 2.4.16。

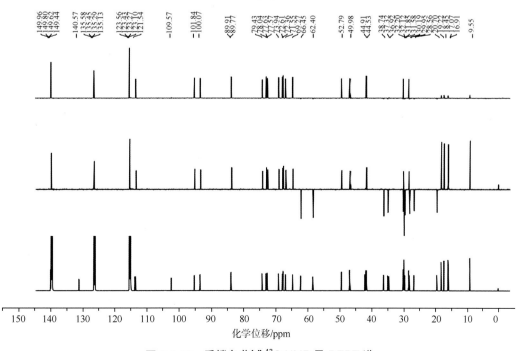

图 2.4.16　重楼皂苷Ⅵ ^{13}C NMR 及 DEPT 谱

（4）质谱

1）重楼皂苷Ⅰ质谱：见图2.4.17。

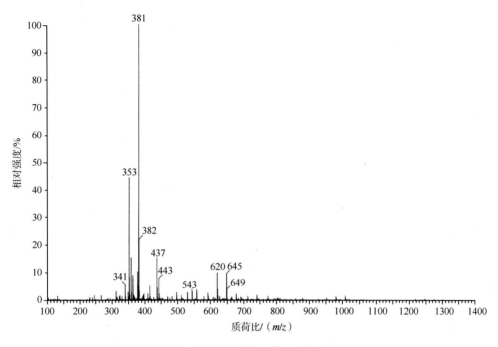

图2.4.17　重楼皂苷Ⅰ质谱

2）重楼皂苷Ⅱ质谱：见图2.4.18。

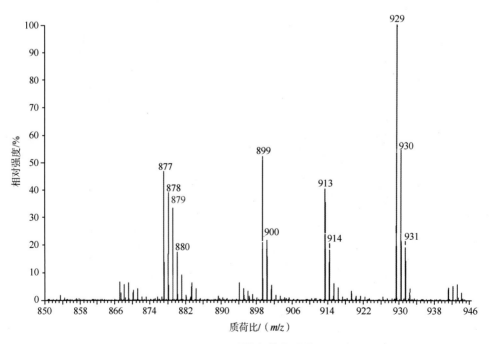

图2.4.18　重楼皂苷Ⅱ质谱

3）重楼皂苷Ⅵ质谱：见图 2.4.19。

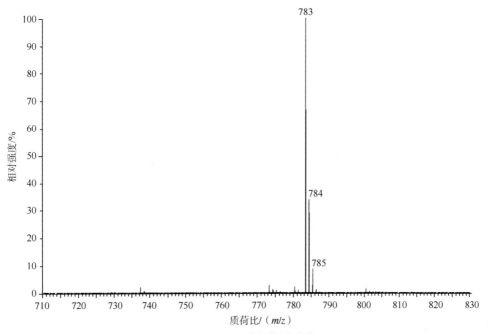

图 2.4.19 **重楼皂苷Ⅵ质谱**

参 考 文 献

[1] 国家药典委员会 . 中华人民共和国药典 (2015 年版). 北京 : 中国医药科技出版社 , 2015: 260.

2.5 仙茅

Curculiginis Rhizoma

【基原】 本品为石蒜科仙茅属植物仙茅 *Curculigo orchioides* Gaertn. 的根茎。仙茅原植物及药材见图 2.5.1、图 2.5.2。

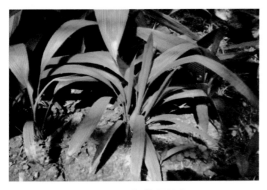

图 2.5.1 **仙茅原植物**

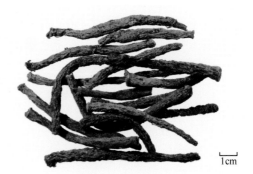

图 2.5.2 **仙茅药材**

【产地】 主产于四川；广西、广东、云南、贵州等地亦产。

【功效主治】　清补肾阳、强筋骨、祛寒湿。用于阳痿精冷、筋骨痿软。

【主要毒性成分】　仙茅苷（curculigoside）。

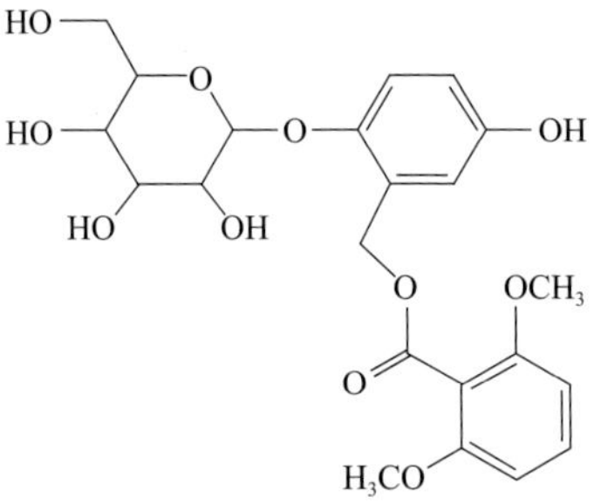

仙茅苷（$C_{22}H_{26}O_{11}$，466）

【色谱分析】

（1）薄层色谱分析

样品制备：取干燥原药材粉碎至粉末，过三号筛，取药材粉末约 1 g，加乙醇 10 mL，加热回流 30 min，过滤，滤液即为所需供试品溶液。另取仙茅苷对照品适量，加甲醇溶解配制成浓度为 1 mg/mL 的对照品溶液[1]。

薄层层析板：硅胶 G 板。

检测方法：以乙酸乙酯 - 甲醇 - 甲酸（10：2：0.1）为展开剂，饱和 30 min 后，展开，取出，晾干，喷以 10% 硫酸乙醇溶液，在 105℃下加热至斑点显色清晰[1]。在日光下观察，供试品色谱中，在与对照品相同 R_f 值的位置上，显相同颜色的斑点，见图 2.5.3。

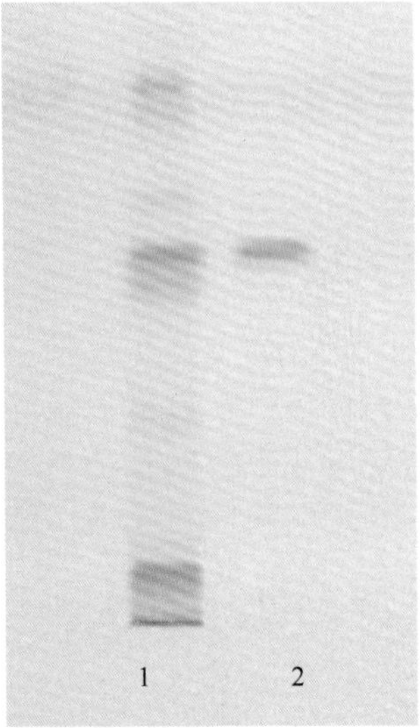

（2）高效液相色谱分析

样品制备：①供试品溶液的制备。取干燥原药材粉碎至粉末，过三号筛，取药材粉末约 1 g，加入甲醇 50 mL，加热回流 2 h，冷却，过滤，精密量取续滤液 20 mL，减压浓缩至干，残渣加甲醇溶解，转移至 10 mL 容量瓶中，加甲醇定容至刻度，摇匀，用 0.45 μm 微孔滤膜过滤，取续滤液，即得供试品溶液。②对照品溶液的制备。取仙茅苷对照品适量，加甲醇配制成浓度为 70 μg/mL 的对照品溶液[1]。

图 2.5.3　仙茅提取物 TLC 分析

1. 仙茅提取物；2. 仙茅苷对照品

色谱条件：

色谱柱：BDS HYPERSIL C_{18}，250 mm×4.6 mm，5 μm。

流动相：以乙腈 -0.1% 磷酸溶液（21：79）为高效液相色谱分析流动相[1]。

流速：1.0 mL/min。

检测波长：285 nm。

进样体积：10 μL。

柱温：25℃。

分析结果见图 2.5.4。

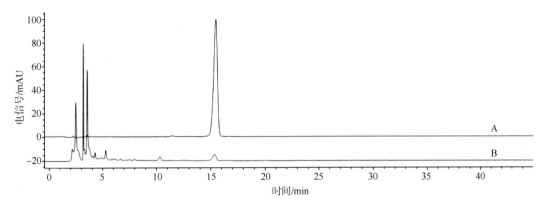

图 2.5.4　仙茅提取物及标准品高效液相分析谱

A. 仙茅苷，RT=15.428 min；B. 仙茅提取物

【波谱分析】

（1）仙茅苷紫外光谱：见图 2.5.5。

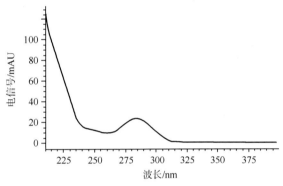

图 2.5.5　仙茅苷紫外光谱

（2）仙茅苷红外光谱：见图 2.5.6。

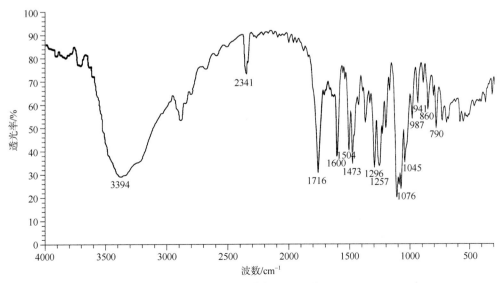

图 2.5.6　仙茅苷红外光谱

（3）仙茅苷核磁共振谱

1）^1H NMR 谱（600 MHz，CD$_3$OD）：见图 2.5.7。

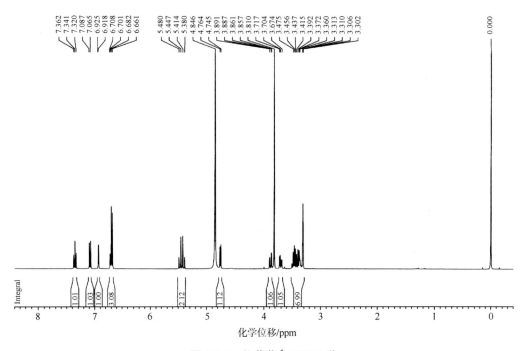

图 2.5.7　仙茅苷 ^1H NMR 谱

2）^{13}C NMR 及 DEPT 谱（600 MHz，CD$_3$OD）：见图 2.5.8。

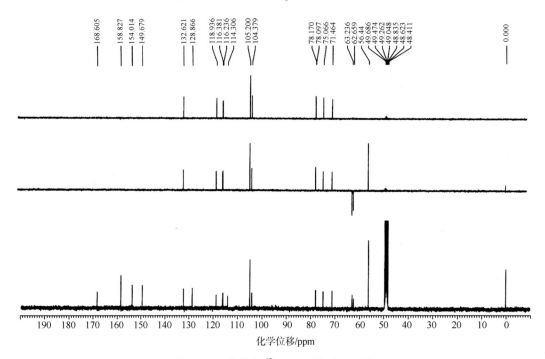

图 2.5.8　仙茅苷 ^{13}C NMR 及 DEPT 谱

（4）仙茅苷质谱：见图 2.5.9。

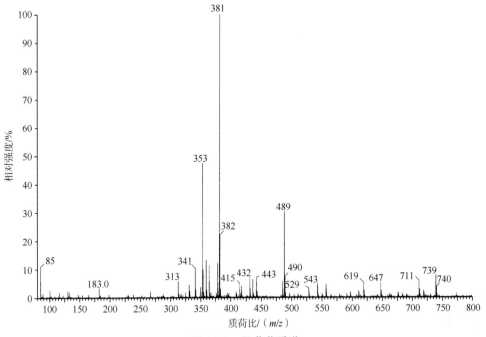

图 2.5.9 **仙茅苷质谱**

参 考 文 献

[1] 国家药典委员会 . 中华人民共和国药典 (2015 年版). 北京：中国医药科技出版社 , 2015: 102.

2.6 土荆皮

Pseudolaricis Cortex

【基原】 本品为松科金钱松属植物金钱松 *Pseudolarix amabilis*（J. Nelson）Rehd. 的根皮或近根树皮。土荆皮原植物及药材见图 2.6.1、图 2.6.2。

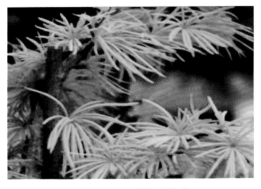

图 2.6.1 **土荆皮原植物**

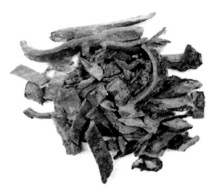

图 2.6.2 **土荆皮药材**

【产地】 主产于江苏、浙江、安徽等地。

【功效主治】 杀虫、止痒。用于疥癣瘙痒。

【主要毒性成分】 土荆皮甲酸（pseudolaric acid A）、土荆皮乙酸（pseudolaric acid B）。

土荆皮甲酸（$C_{22}H_{28}O_6$，388）   土荆皮乙酸（$C_{23}H_{28}O_8$，432）

【色谱分析】

（1）薄层色谱分析

样品制备：取干燥原药材粉碎至粉末，过三号筛，取药材粉末约 1 g，加甲醇 20 mL，超声处理 20 min，静置冷却，过滤，所得滤液即为所需供试品溶液。另取土荆皮甲酸、土荆皮乙酸对照品适量，分别加入甲醇配制成浓度为 0.01 mg/mL、0.1 mg/mL 的对照品溶液[1]。

薄层层析板：硅胶 G 板。

检测方法：以甲苯 - 乙酸乙酯 - 甲酸（14：4：0.5）为展开剂，预饱和 30 min，展开，取出，晾干，喷以 10% 硫酸乙醇溶液，在 110℃下加热至斑点显色清晰[1]。在日光下观察，供试品色谱中，在与对照品相同 R_f 值的位置上，显相同颜色的斑点，见图 2.6.3。

（2）高效液相色谱分析

样品制备：①供试品溶液的制备。取干燥原药材粉碎至粉末，过三号筛，取药材粉末约 0.2 g，置于具塞锥形瓶中，加入甲醇 25 mL，加热回流 1 h，冷却，用 0.45 μm 微孔滤膜过滤，取续滤液，即得所需供试品溶液。②对照品溶液的制备。取土荆皮甲酸、土荆皮乙酸对照品适量，分别加甲醇配制成浓度为 10 μg/mL 和 100 μg/mL 的对照品溶液[2]。

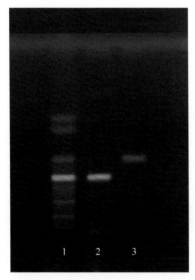

图 2.6.3　土荆皮提取物 TLC 分析
1. 土荆皮提取物；2. 土荆皮甲酸，$R_f = 0.28$；
3. 土荆皮乙酸，$R_f = 0.38$

色谱条件：

色谱柱：BDS HYPERSIL C_{18}，250 mm×4.6 mm，5 μm。

流动相：以 0.09% 甲酸为流动相 A，以乙腈为流动相 B，按照表 2.6.1 的时间程序进行梯度洗脱[2]。

表 2.6.1　土荆皮流动相时间程序

时间 /min	流动相 A/%	流动相 B/%
0	70	30
8	60	40
18	0	100

流速：1.0 mL/min。

检测波长：262 nm。

进样体积：10 μL。

柱温：25℃。

分析结果见图 2.6.4。

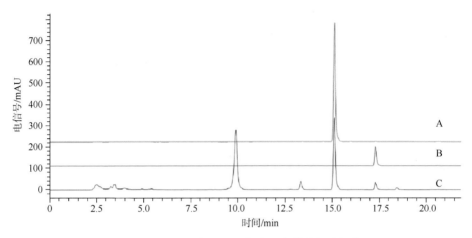

图 2.6.4 土荆皮提取物及标准品高效液相分析谱

A. 土荆皮乙酸，RT=15.087 min；B. 土荆皮甲酸，RT=17.280 min；C. 土荆皮

【波谱分析】

（1）紫外光谱

1）土荆皮甲酸紫外光谱：见图 2.6.5。

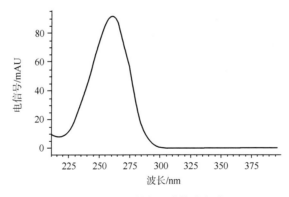

图 2.6.5 土荆皮甲酸紫外光谱

2）土荆皮乙酸紫外光谱：见图 2.6.6。

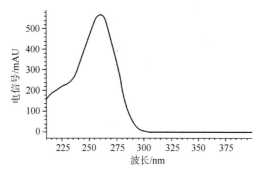

图 2.6.6　土荆皮乙酸紫外光谱

（2）红外光谱

1）土荆皮甲酸红外光谱：见图 2.6.7。

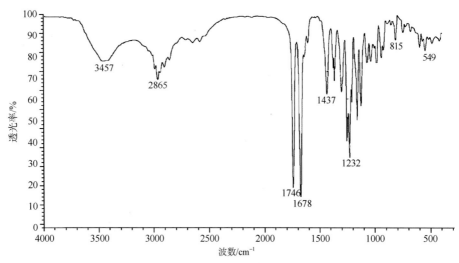

图 2.6.7　土荆皮甲酸红外光谱

2）土荆皮乙酸红外光谱：见图 2.6.8。

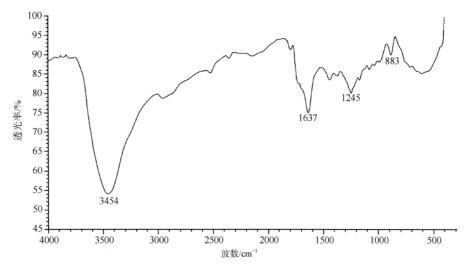

图 2.6.8　土荆皮乙酸红外光谱

（3）核磁共振谱

1）土荆皮甲酸核磁共振谱

A. ^{1}H NMR 谱（600 MHz，CDCl$_3$）：见图 2.6.9。

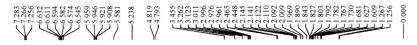

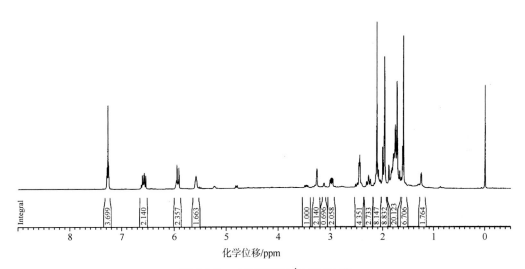

图 2.6.9 土荆皮甲酸 ^{1}H NMR 谱

B. ^{13}C NMR 及 DEPT 谱（600 MHz，CDCl$_3$）：见图 2.6.10。

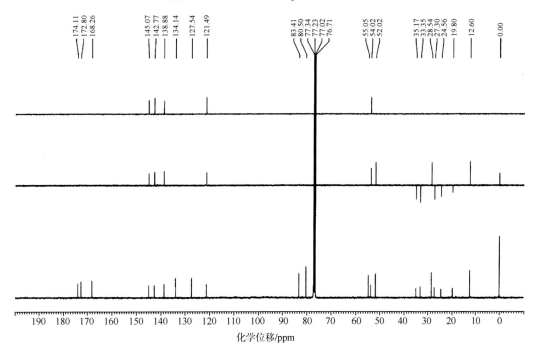

图 2.6.10 土荆皮甲酸 ^{13}C NMR 及 DEPT 谱

2）土荆皮乙酸核磁共振谱

A. ^{1}H NMR 谱（600 MHz，CDCl$_3$）：见图 2.6.11。

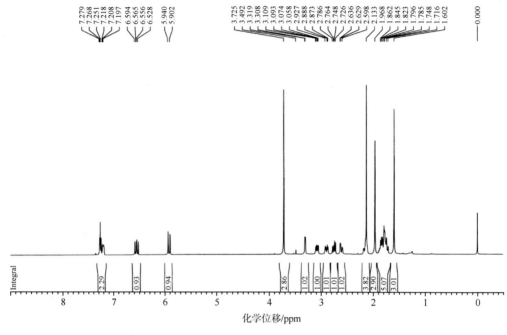

图 2.6.11　土荆皮乙酸 ^{1}H NMR 谱

B. ^{13}C NMR 及 DEPT 谱（600 MHz，CDCl$_3$）：见图 2.6.12。

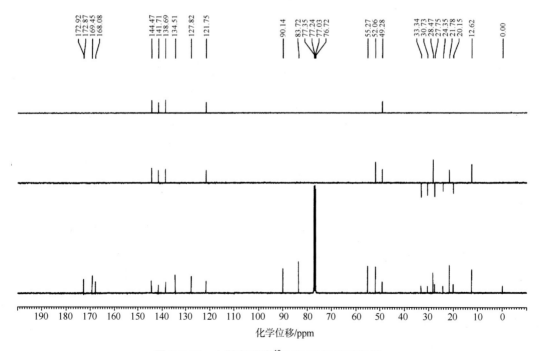

图 2.6.12　土荆皮乙酸 ^{13}C NMR 及 DEPT 谱

（4）质谱

1）土荆皮甲酸质谱：见图 2.6.13。

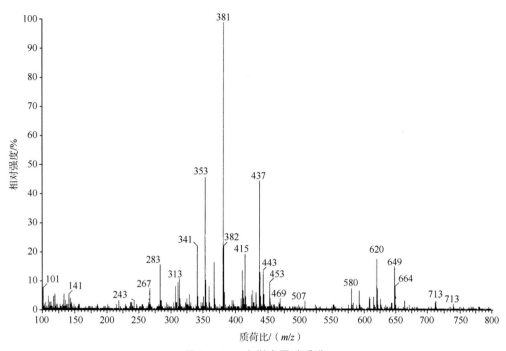

图 2.6.13　土荆皮甲酸质谱

2）土荆皮乙酸质谱：见图 2.6.14。

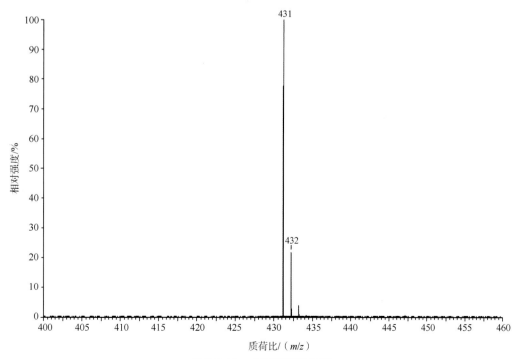

图 2.6.14　土荆皮乙酸质谱

参 考 文 献

[1] 国家药典委员会. 中华人民共和国药典 (2015 年版). 北京 : 中国医药科技出版社 , 2015: 17, 18.
[2] 李晓翠 , 苗爱东 . HPLC 法同时测定复方土荆皮酊中 4 种二萜类成分 . 中成药 , 2012, 34(11): 2124-2128.

第3章

藤类药材

3.1 天仙藤

Herba Aristolochiae

【基原】 本品为马兜铃科马兜铃属植物马兜铃 *Aristolochia debilis* Sieb. et Zucc. 或北马兜铃 *Aristolochia contorta* Bge. 的地上部分。天仙藤原植物与药材见图3.1.1、图3.1.2。

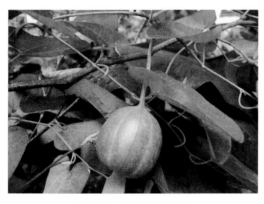

图3.1.1 天仙藤原植物

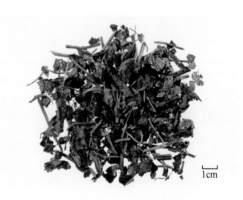

1cm

图3.1.2 天仙藤药材

【产地】 马兜铃主产于浙江、江苏、湖北等地。北马兜铃主产于河北、陕西等地。

【功效主治】 行气活血、利水消肿。用于脘腹刺痛、关节痹痛。

【主要毒性成分】 马兜铃酸A。

【色谱分析】

（1）薄层色谱分析

样品制备：取适量马兜铃酸A，加乙醇制成浓度为0.5 mg/mL的对照品溶液。

薄层层析板：硅胶G板。

展开系统：①苯-丙酮-甲酸（8∶2∶0.1）；②甲苯-乙酸乙酯-甲醇-甲酸（20∶10∶1∶1）；③三氯甲烷-甲醇-氨水（15∶5∶1）。

检测方法：取干燥原药材粉末约1 g，加入乙醇20 ml，加热回流1 h，静置冷却，

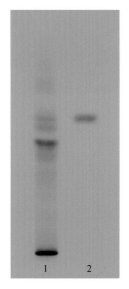

图 3.1.3　天仙藤 TLC 色谱图

1. 天仙藤提取物；2. 马兜铃酸 A

过滤，滤液蒸干后，残渣加入乙醇 2 ml 使其溶解，所得供试品色谱中，在与对照品相同 R_f 值的位置上，显相同颜色的斑点，见图 3.1.3。

（2）高效液相色谱分析

样品制备：①供试品溶液的制备。取干燥原药材粉碎至粉末，过三号筛，取药材粉末约 1.0 g，加入体积分数为 70% 的甲醇 25 mL，直接加热回流 2 h，放冷，摇匀，用 0.45 μm 微孔滤膜过滤，取续滤液，即得所需供试品溶液。②对照品溶液的制备。取马兜铃酸 A 对照品适量，加乙醇配制成浓度为 0.1 mg/mL 的对照品溶液 [1]。

色谱条件：

色谱柱：BDS HYPERSIL C$_{19}$，250 mm×4.6 mm，5 μm。

流动相：以甲醇为流动相 A，以体积分数为 1% 的冰醋酸溶液为流动相 B，按照表 3.1.1 的时间程序进行梯度洗脱 [2]。

表 3.1.1　天仙藤流动相时间程序表

时间 /min	流动相 A/%	流动相 B/%
0	60	40
30	70	30

流速：1.0 mL/min。

检测波长：319 nm。

进样体积：10 μL。

柱温：25℃。

马兜铃酸 A 高效液相分析谱见图 1.1.4。

【波谱分析】

（1）马兜铃酸 A 紫外光谱：见图 1.1.5。

（2）马兜铃酸 A 红外光谱：见图 1.1.6。

（3）马兜铃酸 A 核磁共振谱：见图 1.1.7 和图 1.1.8。

（4）马兜铃酸 A 质谱：见图 1.1.9。

参 考 文 献

[1] 国家药典委员会 . 中华人民共和国药典 (2015 年版). 北京 : 中国医药科技出版社 , 2015: 98, 99.

[2] 韩娜，路金才，毕开顺，等 .RP-HPLC 法测定 14 种中药材中马兜铃酸 A 的含量 . 沈阳药科大学学报，2008, (2): 115-118.

3.2　关木通

Caulis Aristolochiae Manshuriensis

【基原】　本品为马兜铃科马兜铃属植物木通马兜铃 *Aristolochia manshuriensis* Kom. 的木质茎。关木通原植物及药材见图 3.2.1、图 3.2.2。

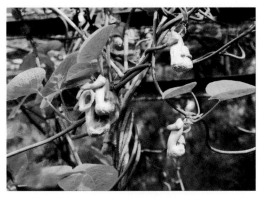
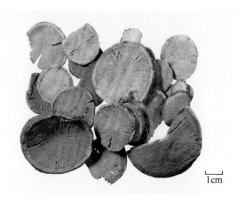

图 3.2.1　关木通原植物　　　　　　　　　　图 3.2.2　关木通药材

【产地】　主产于吉林、黑龙江、辽宁等地。

【功效主治】　清心降火、利尿通淋。用于治疗水肿、肝硬化腹水。

【主要毒性成分】　马兜铃酸 A。

【色谱分析】

（1）薄层色谱分析

样品制备：取干燥原药材粉碎至粉末，过三号筛，取药材粉末约 3 g，加 250 mL 无水乙醇，加热回流 1.5 h 后，过滤，将提取液减压浓缩得提取物，将适量甲醇加入提取物中，使其溶解，制得所需供试品溶液。另取适量马兜铃酸 A，加乙醇制成浓度为 0.5 mg/mL 的对照品溶液[1]。

薄层层析板：硅胶 G 板。

检测方法：以甲苯 - 乙酸乙酯 - 水 - 甲酸（20 ：10 ：1 ：1）为展开剂，饱和 30 min 后，展开，取出，晾干，在日光下观察[2]，供试品色谱中，在与对照品相同 R_f 值的位置上，显相同颜色的斑点，见图 3.2.3。

（2）高效液相色谱分析

样品制备：①供试品溶液的制备。取干燥原药材粉碎至粉末，过三号筛，取药材粉末约 1 g，加入体积分数为 70% 的甲醇 25 mL，直接加热回流 2 h，放冷，摇匀，用 0.45 μm 微孔滤膜过滤，取续滤液，即得所需供试品溶液。②对照品溶液的制备。取马兜铃酸 A 对照品适量，加乙醇配制成浓度为 0.1 mg/mL 的对照品溶液[3]。

图 3.2.3　关木通提取物 TLC 分析

1. 关木通提取物；2. 马兜铃酸 A，$R_f = 0.61$

色谱条件：

色谱柱：BDS HYPERSIL C_{18}，250 mm×4.6 mm，5 μm。

流动相：以甲醇为流动相 A，以体积分数为 1% 的冰醋酸溶液为流动相 B，按照表 3.2.1 的时间程序进行梯度洗脱[3]。

表 3.2.1　关木通流动相时间程序表

时间 /min	流动相 A/%	流动相 B/%
0	60	40
30	70	30

流速：1.0 mL/min。

检测波长：320 nm。

进样体积：10 μL。

柱温：25℃。

分析结果见图 3.2.4。

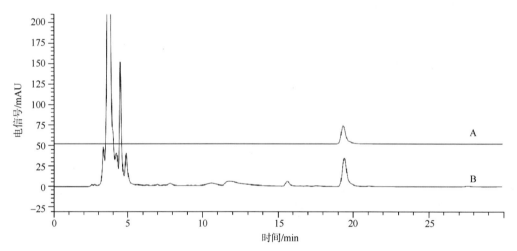

图 3.2.4　关木通提取物及标准品高效液相分析谱

A. 马兜铃酸 A，RT = 19.354 min；B. 关木通

【波谱分析】

（1）马兜铃酸 A 紫外光谱：见图 1.1.5。

（2）马兜铃酸 A 红外光谱：见图 1.1.6。

（3）马兜铃酸 A 核磁共振谱：见图 1.1.7 和图 1.1.8。

（4）马兜铃酸 A 质谱：见图 1.1.9。

参 考 文 献

[1] 苏瑛，熊英. 广防己及其混伪品的薄层色谱鉴别. 时珍国医国药, 2002, 13(9): 533, 534.

[2] 崔宁，方银杏，钱继红. 薄层扫描法测定关木通及其制剂中马兜铃酸 A 的含量. 中成药, 2001,

23(2): 147-148.

[3] 韩娜, 路金才, 毕开顺, 等. RP-HPLC 法测定 14 种中药材中马兜铃酸 A 的含量. 沈阳药科大学学报, 2008, (2): 115-118.

3.3 青风藤

Sinomenium Acutum

【基原】 本品为防己科风龙属植物青藤 *Sinomenium acutum*（Thunb.）Rehd. et Wils. 和毛青藤 *Sinomenium acutum*（Thunb.）Rehd. et Wils. var. cinereum Rehd. et Wils. 的干燥藤茎。秋末冬初采割，扎把或切长段，晒干。青风藤原植物与药材见图 3.3.1、图 3.3.2。

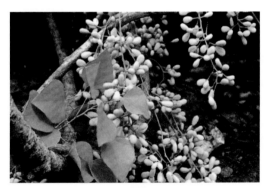

图 3.3.1 **青风藤原植物**

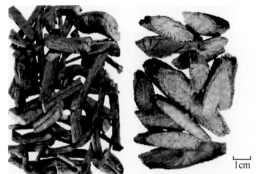

图 3.3.2 **青风藤药材（左：原药材；右：饮片）**

【产地】 主产于湖北、陕西、江苏和浙江，江西、四川、河南、贵州、广西、安徽、湖南等地亦产，多为野生。

【功效主治】 祛风湿、通经络、利小便。用于风湿痹痛、关节肿胀、麻痹瘙痒。

【主要毒性成分】 青藤碱（sinomenine）。

青藤碱（$C_{19}H_{23}NO_4$，329）

【色谱分析】

（1）薄层色谱分析

样品制备：取干燥原药材粉碎至粉末，过三号筛，取粉末约 2 g，加乙醇 25 mL，加热回流 1 h，过滤，将提取液减压浓缩得提取物，将乙醇 1 mL 加入提取物中，使其溶

图 3.3.3　青风藤提取物 TLC 分析

1.青风藤药材提取物；2.青藤碱对照品；$R_f = 0.60$

解，制得所需供试品溶液。另取适量青藤碱对照品，加乙醇制成浓度为 1 mg/mL 的对照品溶液[1]。

薄层层析板：硅胶 G 板。

检测方法：以甲苯 - 乙酸乙酯 - 甲醇 - 氨水（2∶4∶2∶1）为展开剂，置于用浓氨试液预饱和 20 min 的展开缸内展开，取出，晾干，依次喷以碘化铋钾试液和亚硝酸钠乙醇试液，在日光下观察[1]。供试品色谱中，在与对照品相同 R_f 值的位置上，显相同颜色的斑点，见图 3.3.3。

（2）高效液相色谱分析

样品制备：①供试品溶液的制备。取干燥原药材粉碎至粉末，过三号筛，取粉末约 0.5 g，置具塞锥形瓶中，加入 70% 乙醇 20 mL，密塞，超声处理 20 min，摇匀，过滤，取续滤液，即得供试品溶液。②对照品溶液的制备。取青藤碱对照品适量，称重，加入乙醇制成浓度为 0.5 mg/mL 的青藤碱溶液，即得对照品溶液[1]。

色谱条件：

色谱柱：BDS HYPERSIL C$_{18}$，250 mm×4.6 mm，5 μm。

流动相：①磷酸盐缓冲液制备。取一定量浓度为 0.005 mol/L 的磷酸氢二钠溶液，以 0.005 mol/L 的磷酸二氢钠调节 pH 至 8.0，再以 1% 三乙胺调节 pH 至 9.0，即得磷酸盐缓冲液。②以甲醇 - 磷酸盐缓冲液（55∶45）为色谱分析流动相[1]。

流速：1.0 mL/min。

检测波长：262 nm。

进样体积：10 μL。

柱温：25℃。

分析结果见图 3.3.4。

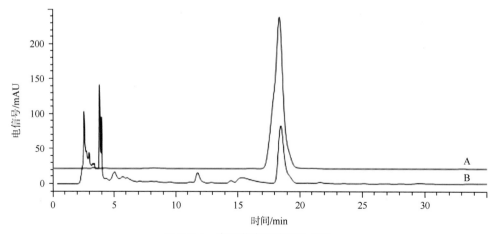

图 3.3.4　青风藤高效液相分析谱

A.青藤碱，RT =18.278 min；B.青风藤

【波谱分析】

（1）青藤碱紫外光谱：见图 3.3.5。

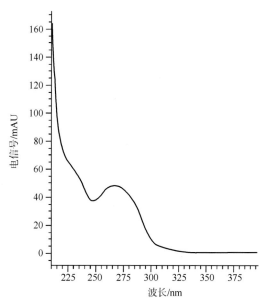

图 3.3.5 青藤碱紫外光谱

（2）青藤碱红外光谱：见图 3.3.6。

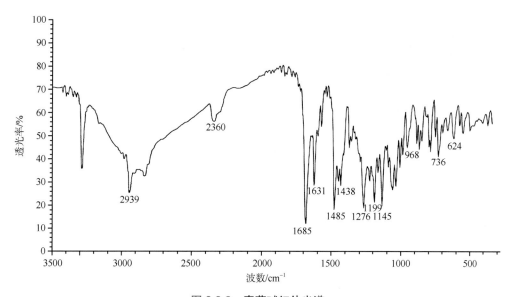

图 3.3.6 青藤碱红外光谱

（3）青藤碱核磁共振谱

1）^1H NMR 谱（600 MHz，$CDCl_3$）：见图 3.3.7。

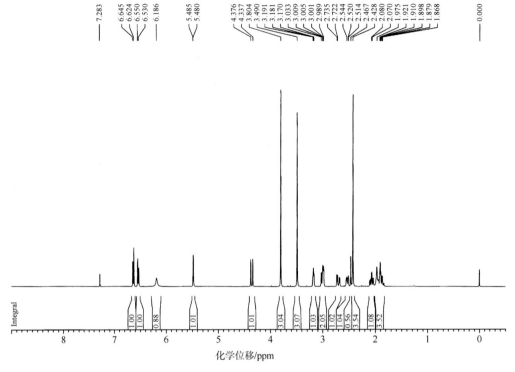

图 3.3.7　青藤碱 ¹H NMR 谱

2）¹³C NMR 及 DEPT 谱（600 MHz，CDCl₃）：见图 3.3.8。

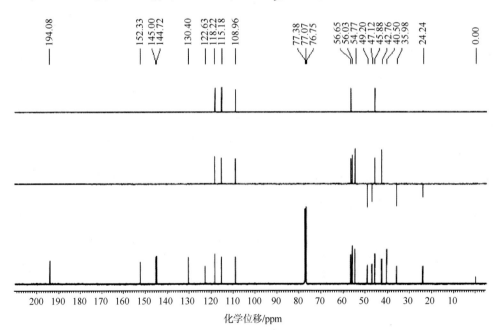

图 3.3.8　青藤碱 ¹³C NMR 及 DEPT 谱

（4）青藤碱质谱：见图 3.3.9。

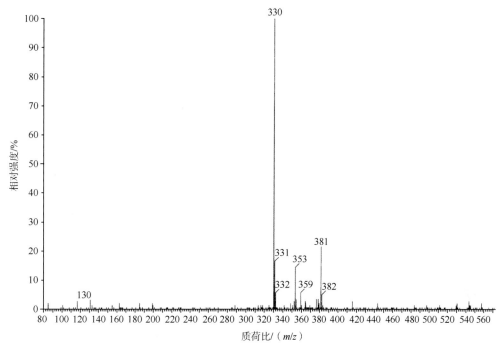

图 3.3.9　青藤碱质谱

【附注】　除青风藤外，同科植物蝙蝠葛 *Menispermum dauricum* DC. 叶中也含有青藤碱。

参 考 文 献

[1] 国家药典委员会 . 中华人民共和国药典 (2015 年版). 北京 : 中国医药科技出版社 , 2015: 195, 196.

3.4　黄藤

Fibraureae Caulis

【基原】　本品为防己科天仙藤属植物黄藤 *Fibraurea recisa* Pierre. 的藤茎。黄藤原植物及药材见图 3.4.1、图 3.4.2。

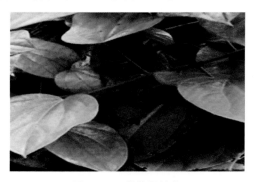

图 3.4.1　黄藤原植物

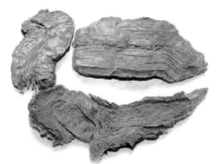

图 3.4.2　黄藤药材

【产地】　产于广西、广东。

【功效主治】　苦，寒；有小毒。清热解毒，利尿。用于急性扁桃体炎、咽喉炎、结膜炎、黄疸、热痢、疮疖、烫火伤、刀伤、腰痛。

【主要毒性成分】　掌叶防己碱（palmatine）。

掌叶防己碱（$C_{21}H_{22}NO_4$，352）

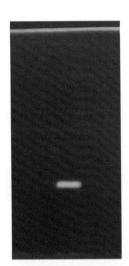

图 3.4.3　掌叶防己碱 TLC 分析

【色谱分析】

薄层色谱分析：

样品制备：取掌叶防己碱对照品适量，加甲醇配制成浓度为 1 mg/mL 的对照品溶液。

薄层层析板：硅胶 G 板。

检测方法：以甲苯 - 乙酸乙酯 - 异丙醇 - 甲醇 - 氨水（6∶3∶1.5∶1.5∶0.5）为展开剂，预饱和 30 min 后，展开，取出，晾干，于 365 nm 紫外灯下观察[1]，薄层色谱中，对照品在图中位置上显带颜色的斑点，见图 3.4.3。

【波谱分析】

（1）掌叶防己碱红外光谱：见图 3.4.4。

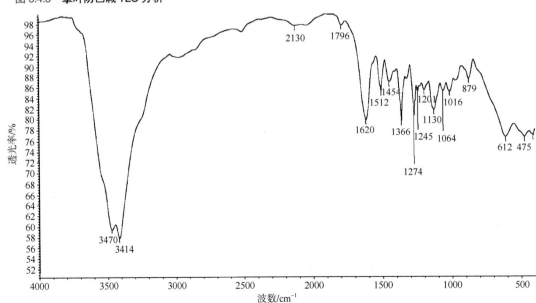

图 3.4.4　掌叶防己碱红外光谱

（2）掌叶防己碱核磁共振谱

1）^{1}H NMR 谱（600 MHz，CD$_3$OD）：见图 3.4.5。

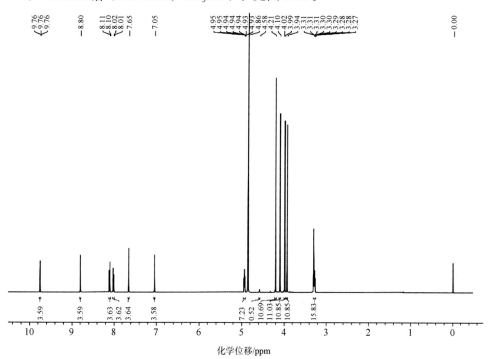

图 3.4.5 **掌叶防己碱 ^{1}H NMR 谱**

2）^{13}C NMR 及 DEPT 谱（600 MHz，CD$_3$OD）：见图 3.4.6。

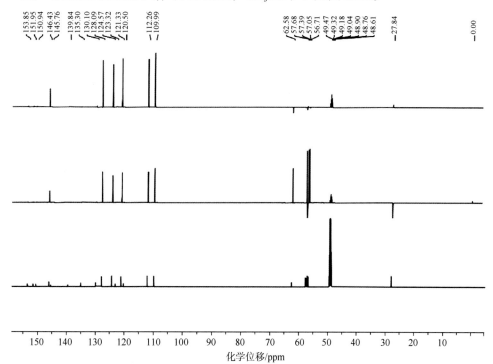

图 3.4.6 **掌叶防己碱 ^{13}C NMR 及 DEPT 谱**

（3）掌叶防己碱质谱：见图 3.4.7。

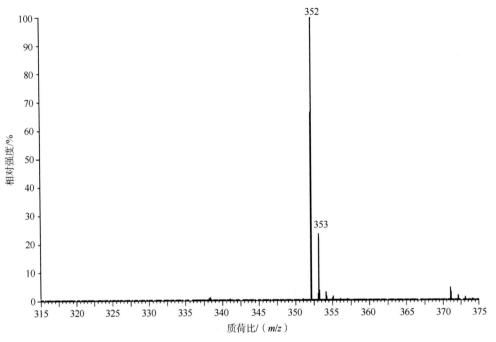

图 3.4.7　掌叶防己碱质谱

参 考 文 献

[1] 国家药典委员会 . 中华人民共和国药典 (2015 年版). 北京 : 中国医药科技出版社 , 2015: 307, 308.

第4章

花果类药材

4.1 洋金花

Daturae Flos

【基原】　本品为茄科曼陀罗属植物白花曼陀罗 *Datura metel* L. 的花。洋金花原植物与药材见图 4.1.1、图 4.1.2。

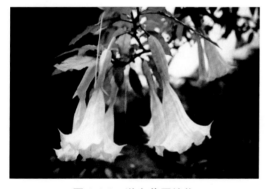

图 4.1.1　洋金花原植物

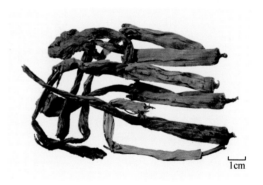

图 4.1.2　洋金花药材

【产地】　主产于江苏、广东、海南。

【功效主治】　平喘止咳、镇痛、解痉。用于哮喘咳嗽、脘腹冷痛、风湿痹痛、小儿慢惊风；外科麻醉。

【主要毒性成分】　东莨菪碱（scopolamine）、莨菪碱（hyoscyamine）、阿托品（atropine）。

东莨菪碱

（$C_{17}H_{21}NO_4$，303）

莨菪碱

（$C_{17}H_{23}NO_3$，289）

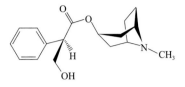

阿托品

（ $C_{17}H_{23}NO_3$，289 ）

【色谱分析】

薄层色谱分析：

样品制备：取干燥原药材粉碎至粉末，过三号筛，取药材粉末约 1 g，加浓氨试液 1 mL，均匀润湿后，加三氯甲烷 25 mL，摇匀，放置过夜，过滤，将提取液减压浓缩干燥,得提取物,将三氯甲烷 1 mL 加入提取物中，使其溶解，制得供试品溶液。另取东莨菪碱、莨菪碱对照品适量，加甲醇制得浓度为 2 mg/mL 的对照品混合溶液[1]。

薄层层析板：硅胶 G 板。

检测方法：以乙酸乙酯 - 甲醇 - 氨水（17：2：1）为展开剂，预饱和 15 min 后，展开，取出，晾干，喷以碘化铋钾试液显色，在日光下观察[1]。供试品色谱中，在与对照品相同 R_f 值的位置上，显相同颜色的斑点，见图 4.1.3。

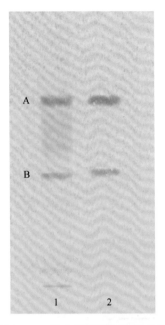

图 4.1.3　洋金花提取物 TLC 分析

1.洋金花提取物；2.混合对照品

A.东莨菪碱；B.莨菪碱

【波谱分析】

（1）红外光谱

1）东莨菪碱红外光谱：见图 4.1.4。

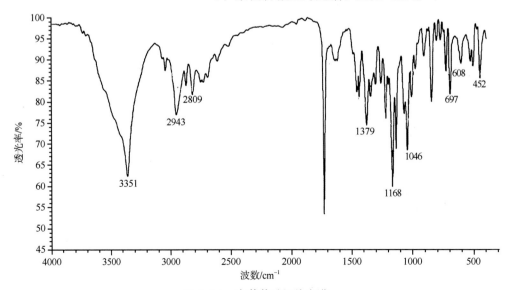

图 4.1.4　东莨菪碱红外光谱

2）莨菪碱红外光谱：见图 4.1.5。

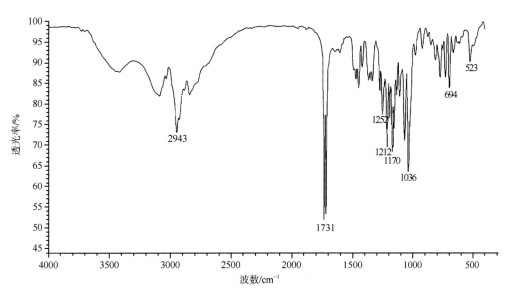

图 4.1.5 莨菪碱红外光谱

3）阿托品红外光谱：见图 4.1.6。

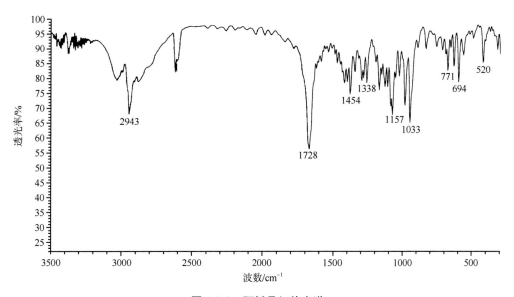

图 4.1.6 阿托品红外光谱

（2）核磁共振谱

1）东莨菪碱核磁共振谱

A. ^{1}H NMR 谱（600 MHz，D_2O）：见图 4.1.7。

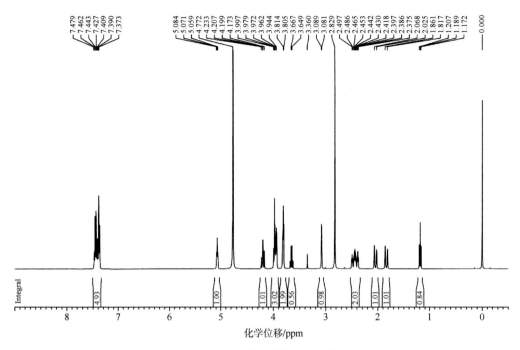

图 4.1.7　东莨菪碱 ^{1}H NMR 谱

B. ^{13}C NMR 及 DEPT 谱（600 MHz，D_2O）：见图 4.1.8。

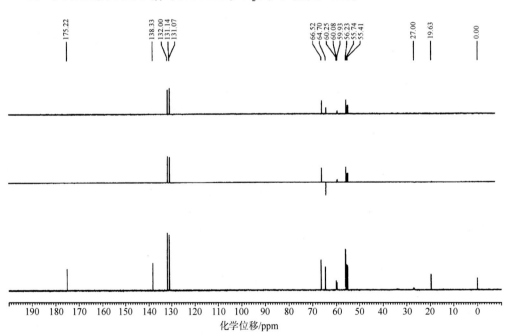

图 4.1.8　东莨菪碱 ^{13}C NMR 及 DEPT 谱

2）莨菪碱核磁共振谱

A. ^{1}H NMR 谱（600 MHz，$CDCl_3$）：见图 4.1.9。

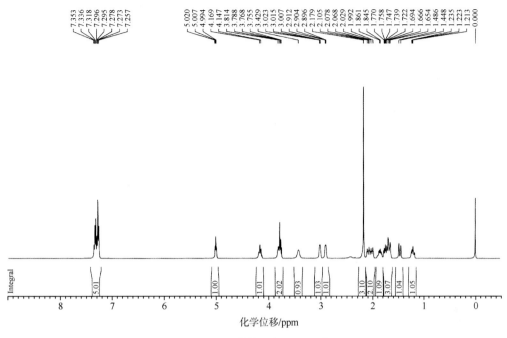

图 4.1.9　莨菪碱 ^{1}H NMR 谱

B. ^{13}C NMR 及 DEPT 谱（600 MHz，CDCl$_3$）：见图 4.1.10。

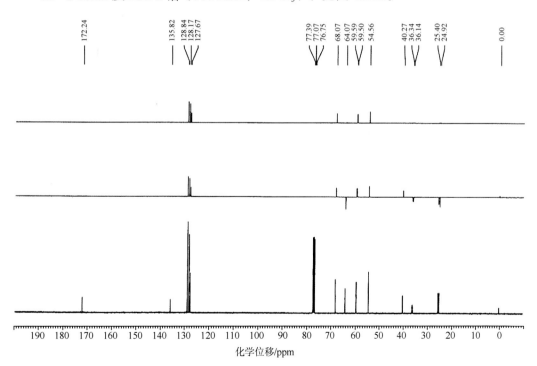

图 4.1.10　莨菪碱 ^{13}C NMR 及 DEPT 谱

3）阿托品核磁共振谱

A. ^{1}H NMR 谱（600 MHz，CDCl$_{3}$）：见图 4.1.11。

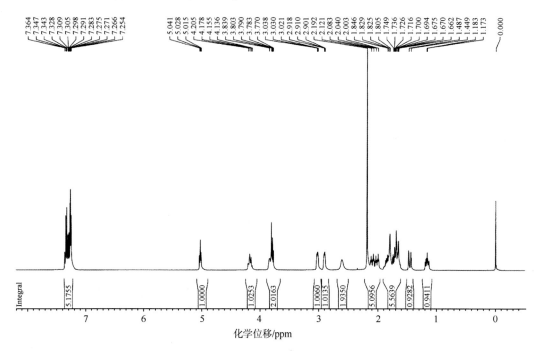

图 4.1.11　阿托品 ^{1}H NMR 谱

B. ^{13}C NMR 及 DEPT 谱（600 MHz，CDCl$_{3}$）：见图 4.1.12。

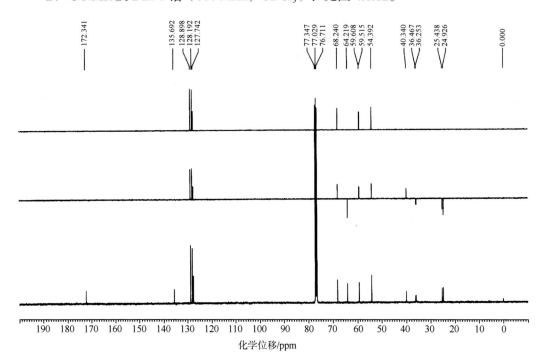

图 4.1.12　阿托品 ^{13}C NMR 及 DEPT 谱

（3）质谱

1）东莨菪碱质谱：见图 4.1.13。

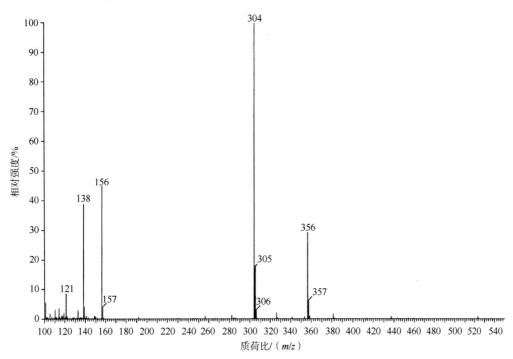

图 4.1.13 东莨菪碱质谱

2）莨菪碱质谱：见图 4.1.14。

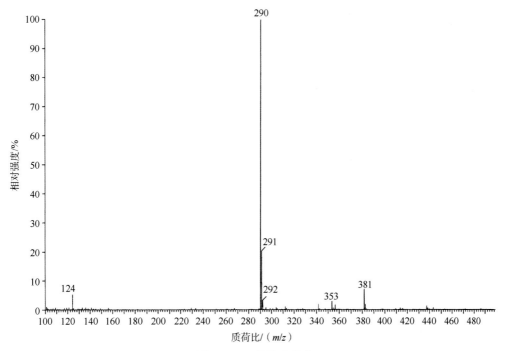

图 4.1.14 莨菪碱质谱

3）阿托品质谱：见图 4.1.15。

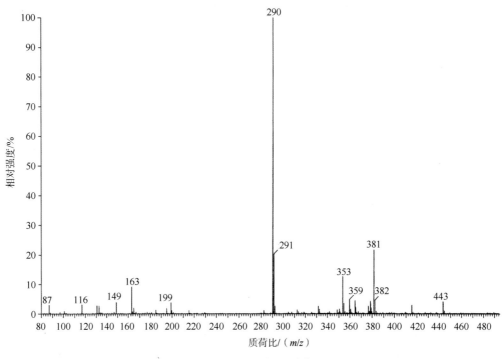

图 4.1.15　阿托品质谱

参 考 文 献

[1] 国家药典委员会 . 中华人民共和国药典 (2015 年版). 北京 : 中国医药科技出版社 , 2015: 267, 268.

4.2　马兜铃

Aristolochiae Fructus

【基原】　本品为马兜铃科马兜铃属植物北马兜铃 *Aristolochia contorta* Bge. 或马兜铃 *Aristolochia debilis* Sieb. et Zucc. 的成熟果实。马兜铃原植物与药材见图 4.2.1、图 4.2.2。

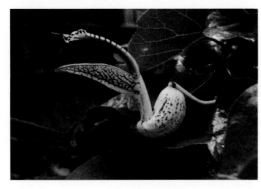

图 4.2.1　马兜铃原植物

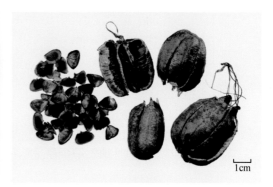

图 4.2.2　马兜铃药材

【产地】 北马兜铃主产于黑龙江、河北、山东及陕西等地。马兜铃主产于浙江、安徽、江苏、湖南、湖北等地。

【功效主治】 清肺降气、止咳平喘、清肠消痔。用于肺热喘咳、痰中带血、肠热痔血、痔疮肿痛。

【主要毒性成分】 马兜铃酸 A。

【色谱分析】

（1）薄层色谱分析

样品制备：取干燥原药材粉碎至粉末，过三号筛，取药材粉末约 3 g，加无水乙醇 50 mL，加热回流 1 h，冷却过滤，将提取液减压浓缩得提取物，将 5 mL 乙醇加入提取物中使其溶解，制得所需供试品溶液。另取马兜铃酸 A 对照品适量，加乙醇制得浓度为 0.5 mg/mL 的对照品溶液[1]。

薄层层析板：硅胶 G 板。

检测方法：以甲苯 - 乙酸乙酯 - 水 - 甲酸（20 : 10 : 1 : 1）的上层溶液为展开剂，预饱和 30 min，展开，取出，晾干，置于紫外灯（365 nm）下观察[1]，供试品色谱中，在与对照品相同 R_f 值的位置上，显相同颜色的斑点，见图 4.2.3、图 4.2.4。

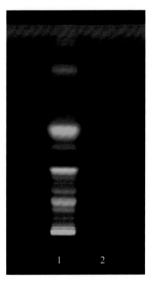 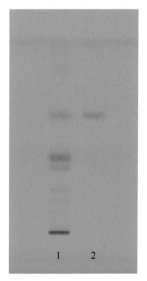

图 4.2.3 马兜铃提取物 TLC 分析（366 nm 处观察）

1. 马兜铃提取物；2. 马兜铃酸 A，$R_f = 0.60$

图 4.2.4 马兜铃提取物 TLC 分析（254 nm 处观察）

1. 马兜铃提取物；2. 马兜铃酸 A，$R_f = 0.60$

（2）高效液相色谱分析

样品制备：①供试品溶液的制备。取干燥原药材粉碎至粉末，过三号筛，取药材粉末约 1 g，加入体积分数为 70% 的甲醇 25 mL，直接加热回流 2 h，放冷，摇匀，用 0.45 μm 微孔滤膜过滤，取续滤液，即得所需供试品溶液[2]。②对照品溶液的制备。取马兜铃酸 A 对照品适量，加乙醇配制成浓度为 0.1 mg/mL 的对照品溶液。

色谱条件：

色谱柱：BDS HYPERSIL C_{18}，250 mm×4.6 mm，5 μm。

流动相：以甲醇为流动相 A，以体积分数为 1% 的冰醋酸溶液为流动相 B，按照表 4.2.1 的时间程序进行梯度洗脱[2]。

表 4.2.1　马兜铃流动相时间程序表

时间 /min	流动相 A/%	流动相 B/%
0	60	40
30	70	30

流速：1.0 mL/min。

检测波长：319 nm。

进样体积：10 μL。

柱温：25℃。

分析结果见图 4.2.5。

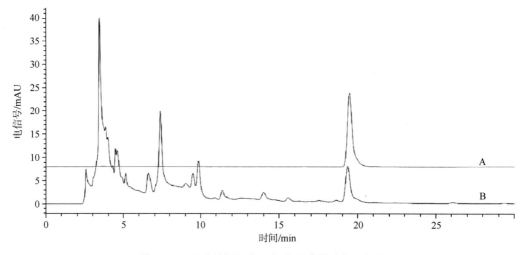

图 4.2.5　马兜铃提取物及标准品高效液相分析谱

A. 马兜铃酸 A，RT=19.460 min；B. 马兜铃

【波谱分析】

（1）马兜铃酸 A 紫外光谱：见图 1.1.5。

（2）马兜铃酸 A 红外光谱：见图 1.1.6。

（3）马兜铃酸 A 核磁共振谱：见图 1.1.7 和图 1.1.8。

（4）马兜铃酸 A 质谱：见图 1.1.9。

参 考 文 献

[1] 国家药典委员会. 中华人民共和国药典 (2015 年版). 北京：中国医药科技出版社, 2015: 51, 52.

[2] 韩娜, 路金才, 毕开顺, 等. RP-HPLC 法测定 14 种中药材中马兜铃酸 A 的含量. 沈阳药科大学学报, 2008, (2): 115-118.

4.3 罂粟壳

Papaveris Pericarpium

【基原】 本品为罂粟科罂粟属植物罂粟 *Papaver somniferum* L. 的成熟果壳。罂粟标本及药材见图 4.3.1、图 4.3.2。

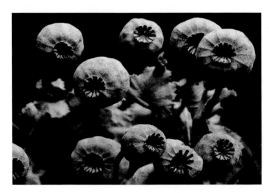

图 4.3.1 **罂粟标本**

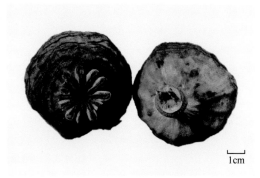

图 4.3.2 **罂粟壳药材**

【产地】 由政府指定农场生产。

【功效主治】 敛肺、涩肠、止痛。用于久咳、久泻、脱肛、脘腹疼痛。

【主要毒性成分】 吗啡（morphine）。

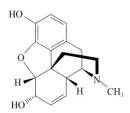

吗啡（$C_{17}H_{19}NO_3$，285）

【色谱分析】

薄层色谱分析：

样品制备：取干燥原药材粉碎至粉末，过三号筛，取药材粉末约 120 mg，加 5 mL 甲醇，超声处理 2 h，浸泡 24 h，再超声处理 30 min，静置 30 min，过滤，制得所需供试品溶液。另取吗啡对照品适量，加甲醇制得浓度为 0.5 mg/mL 的对照品溶液[1]。

薄层层析板：硅胶 G 板。

检测方法：以甲苯 - 丙酮 - 乙醇 - 浓氨试液（20 ∶ 20 ∶ 3 ∶ 1）[1] 为展开剂，饱和 20 min，展开，取出，晾干，喷以碘化铋钾试液显色，在日光下观察，供试品色谱中，在与对照品相同 R_f 值的位置上，显相同颜色的斑点，见图 4.3.3。

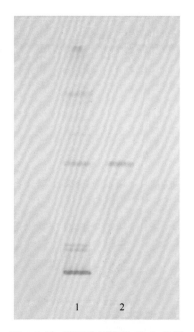

图 4.3.3　罂粟壳提取物 TLC 分析

1. 罂粟壳提取物；2. 吗啡对照品

【波谱分析】

（1）吗啡紫外光谱：见图 4.3.4。

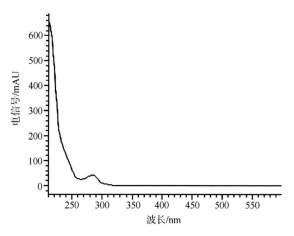

图 4.3.4　吗啡紫外光谱

（2）吗啡核磁共振谱

1）^{1}H NMR 谱（600 MHz，CD$_3$OD）：见图 4.3.5。

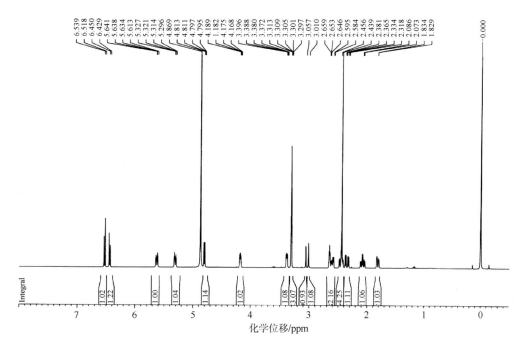

图 4.3.5　吗啡 ^{1}H NMR 谱

2）^{13}C NMR 及 DEPT 谱（600 MHz，CD$_3$OD）：见图 4.3.6。

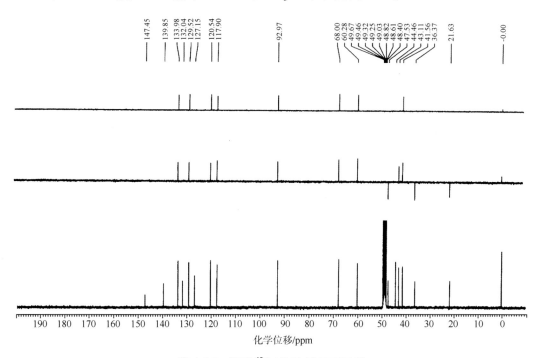

图 4.3.6　吗啡 ^{13}C NMR 及 DEPT 谱

（3）吗啡质谱：见图 4.3.7。

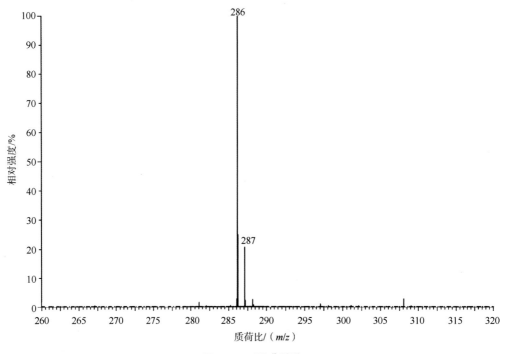

图 4.3.7　**吗啡质谱**

参 考 文 献

[1] 国家药典委员会. 中华人民共和国药典 (2015 年版). 北京：中国医药科技出版社, 2015: 369, 370.

4.4　吴茱萸

Euodiae Fructus

【基原】　本品为芸香科吴茱萸属植物吴茱萸 *Euodia rutaecarpa*（Juss.）Benth.、石虎 *Euodia rutaecarpa*（Juss.）Benth. var. officinalis（Dode）Huang 或疏毛吴茱萸 *Euodia rutaecarpa*（Juss.）Benth. var. *bodinieri*（Dode）Huang 的近成熟果实。吴茱萸原植物与药材见图 4.4.1、图 4.4.2。

【产地】　主产于贵州、广西、云南、四川、湖南、浙江、陕西等地；江西、安徽、湖北、福建亦产。以贵州、广西产量较大，湖南所产质量佳。

【功效主治】　散寒止痛、降逆止呕、助阳止泻。用于厥阴头痛、寒疝腹痛、寒湿脚气、经行腹痛、脘腹胀痛、呕吐吞酸、五更泄泻；外治口疮、高血压。

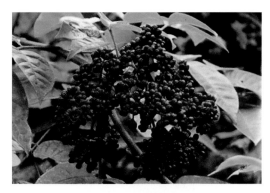

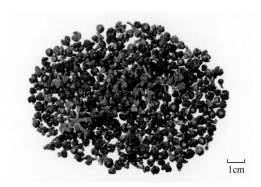

图 4.4.1　吴茱萸原植物　　　　　　　图 4.4.2　吴茱萸药材

【主要毒性成分】　吴茱萸碱（evodiamine）、吴茱萸次碱（rutaecarpine）。

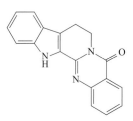

　　吴茱萸碱　　　　　　　　　　　吴茱萸次碱

（C₁₉H₁₇N₃O，303）　　　　　　（C₁₈H₁₃N₃O，287）

【色谱分析】

（1）薄层色谱分析

　　样品制备：取干燥原药材粉碎至粉末，过三号筛，取药材粉末约 0.5 g，加乙醇 10 mL，静置 30 min，超声处理 30 min，过滤，得药材提取液，将提取液减压浓缩干燥得提取物，以 1 mL 甲醇加入提取物中，使其溶解，制得所需供试品溶液。另取吴茱萸碱、吴茱萸次碱对照品适量，分别加甲醇制得浓度为 1 mg/mL 的对照品溶液[1]。

　　薄层层析板：硅胶 G 板。

　　检测方法：以石油醚 - 乙酸乙酯 - 三乙胺（7∶3∶0.1）[1] 为展开剂，饱和 15 min 后，展开，取出，晾干，于 365 nm 紫外灯下观察，供试品色谱中，在与对照品相同 R_f 值的位置上，显相同荧光的斑点，见图 4.4.3。

（2）高效液相色谱分析

　　样品制备：①供试品溶液的制备。取干燥原药

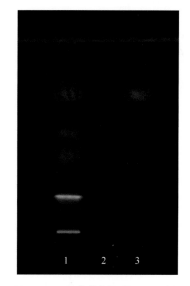

图 4.4.3　吴茱萸提取物 TLC 分析

1. 吴茱萸提取物；2. 吴茱萸碱；3. 吴茱萸次碱

材粉碎至粉末，过三号筛，取药材粉末约 0.3 g，置于具塞锥形瓶中，加入 70% 乙醇 25 mL，浸泡 1 h 后，超声处理 40 min，冷却，用 0.45 μm 微孔滤膜过滤，取续滤液，即得所需供试品溶液[1]。②对照品溶液的制备。取吴茱萸碱、吴茱萸次碱对照品适量，分别加甲醇配制成浓度为 80 μg/mL、50 μg/mL 的对照品溶液。

色谱条件：

色谱柱：BDS HYPERSIL C$_{18}$，250 mm×4.6 mm，5 μm。

流动相：以 [乙腈 - 四氢呋喃（25 ： 15）]-0.02% 磷酸溶液（35 ： 65）为高效液相色谱分析流动相[1]。

流速：1.0 mL/min。

检测波长：215 nm。

进样体积：10 μL。

柱温：25℃。

分析结果见图 4.4.4。

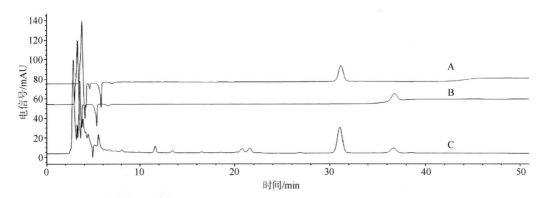

图 4.4.4　吴茱萸提取物及标准品高效液相分析谱

A. 吴茱萸碱，RT = 30.125 min；B. 吴茱萸次碱，RT = 36.504 min；C. 吴茱萸提取物

【波谱分析】

（1）紫外光谱

1）吴茱萸碱紫外光谱：见图 4.4.5。

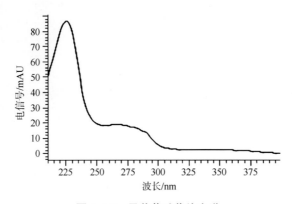

图 4.4.5　吴茱萸碱紫外光谱

2）吴茱萸次碱紫外光谱：见图 4.4.6。

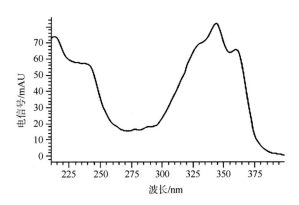

图 4.4.6 吴茱萸次碱紫外光谱

（2）红外光谱

1）吴茱萸碱红外光谱：见图 4.4.7。

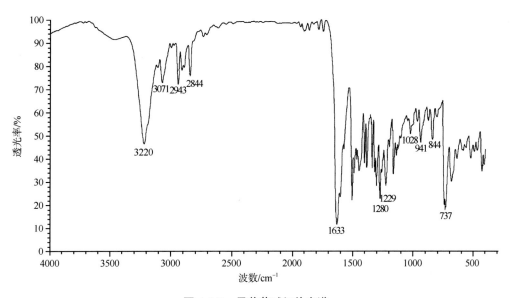

图 4.4.7 吴茱萸碱红外光谱

2）吴茱萸次碱红外光谱：见图 4.4.8。

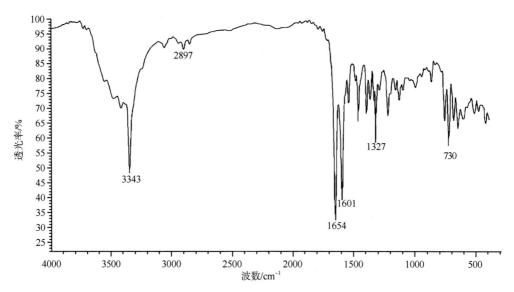

图 4.4.8　吴茱萸次碱红外光谱

（3）核磁共振谱

1）吴茱萸碱核磁共振谱

A. ^{1}H NMR 谱（600 MHz，C_5D_5N）：见图 4.4.9。

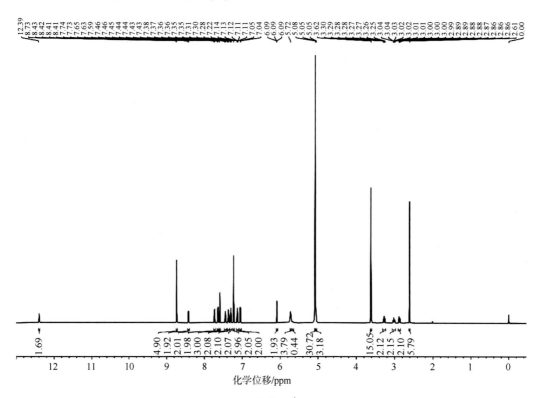

图 4.4.9　吴茱萸碱 ^{1}H NMR 谱

B. ^{13}C NMR 及 DEPT 谱（600 MHz，C$_5$D$_5$N）：见图 4.4.10。

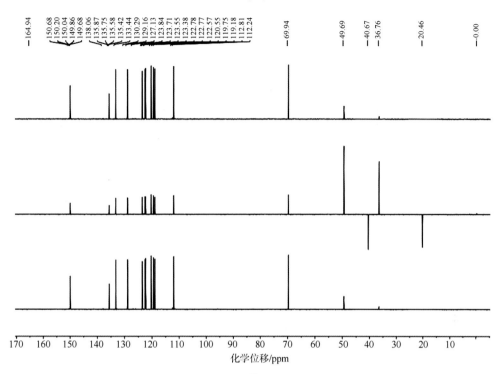

图 4.4.10　吴茱萸碱 ^{13}C NMR 及 DEPT 谱

2）吴茱萸次碱核磁共振谱

A. ^{1}H NMR 谱（600 MHz，CDCl$_3$）：见图 4.4.11。

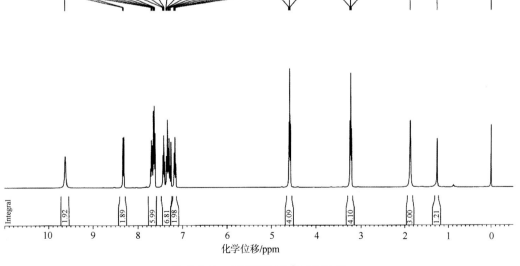

图 4.4.11　吴茱萸次碱 ^{1}H NMR 谱

B. ^{13}C NMR 及 DEPT 谱（600 MHz，CDCl$_3$）：见图 4.4.12。

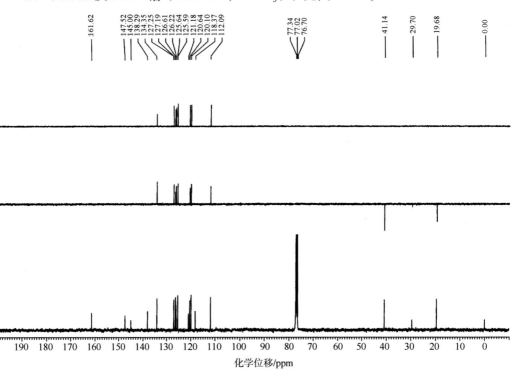

图 4.4.12　吴茱萸次碱 ^{13}C NMR 及 DEPT 谱

（4）质谱

1）吴茱萸碱质谱：见图 4.4.13。

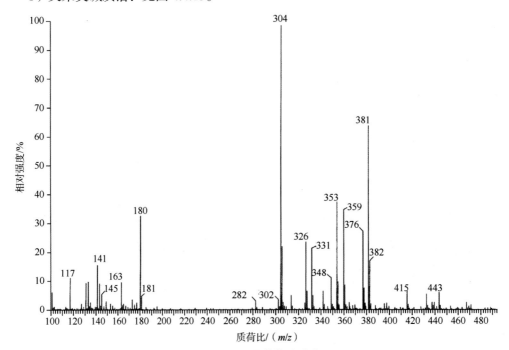

图 4.4.13　吴茱萸碱质谱

2）吴茱萸次碱质谱：见图 4.4.14。

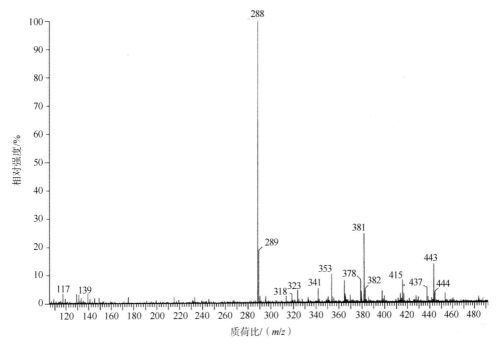

图 4.4.14　吴茱萸次碱质谱

参 考 文 献

[1] 国家药典委员会 . 中华人民共和国药典 (2015 年版). 北京 : 中国医药科技出版社 , 2015: 171, 172.

4.5　鸦胆子

Bruceae Fructus

【基原】　本品为苦木科鸦胆子属植物鸦胆子 *Brucea javanica*（L.）Merr. 的成熟果实。鸦胆子原植物及药材见图 4.5.1、图 4.5.2。

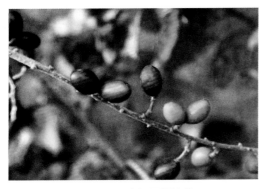

图 4.5.1　鸦胆子原植物

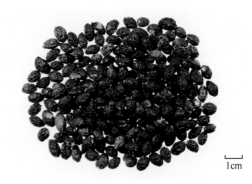

1cm

图 4.5.2　鸦胆子药材

【产地】　主产于广东、广西；福建、台湾亦产。

【功效主治】　清热解毒、截疟、止痢。用于腐蚀赘疣、鸡眼。

【主要毒性成分】　鸦胆子苦醇（brusatol）。

鸦胆子苦醇（$C_{26}H_{32}O_{11}$，520）

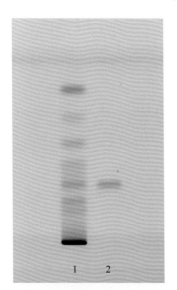

图 4.5.3　鸦胆子提取物 TLC 分析

1. 鸦胆子提取物；2. 鸦胆子苦醇，$R_f = 0.31$

【色谱分析】

（1）薄层色谱分析

样品制备：取干燥原药材粉碎至粉末，过三号筛，取药材粉末约 0.5 g，加 50% 乙醇 20 mL，超声处理 60 min，过滤，将提取液置于分液漏斗中，加等量石油醚萃取，弃去石油醚层，下层溶液减压浓缩得提取物，将 2 mL 甲醇加入提取物中，使其溶解，制得所需供试品溶液。另取鸦胆子苦醇对照品适量，加乙酸乙酯配制成浓度为 1 mg/mL 的对照品溶液[1]。

薄层层析板：硅胶 G 板。

检测方法：以环己烷 - 丙酮 - 乙酸乙酯（5∶3∶2）[2] 为展开剂，预饱和 30 min，展开，取出，晾干，置于碘蒸气中熏至斑点显色清晰。在紫外灯（365 nm）和日光下观察，供试品色谱中，在与对照品相同 R_f 值的位置上，显相同颜色的斑点，见图 4.5.3。

（2）高效液相色谱分析

样品制备：①供试品溶液的制备。取干燥原药材粉碎至粉末，过三号筛，取药材粉末约 1 g，置于圆底烧瓶中，加入 10% 甲醇 50 mL，加热回流 30 min，冷却，用 0.45 μm 微孔滤膜过滤，取续滤液，即得所需供试品溶液。②对照品溶液的制备。取鸦胆子苦醇对照品适量，加甲醇配制成浓度为 60 μg/mL 的对照品溶液[3]。

色谱条件：

色谱柱：BDS HYPERSIL C_{18}，250 mm×4.6 mm，5 μm。

流动相：以水为流动相 A，以乙腈为流动相 B，按照表 4.5.1 的时间程序进行梯度洗脱。

表 4.5.1　鸦胆子流动相时间程序表

时间/min	流动相 A/%	流动相 B/%
0	95	5
4	64	36
30	64	36

流速：1.0 mL/min。

进样体积：10 μL。

检测波长：280 nm。

柱温：25℃。

分析结果见图 4.5.4。

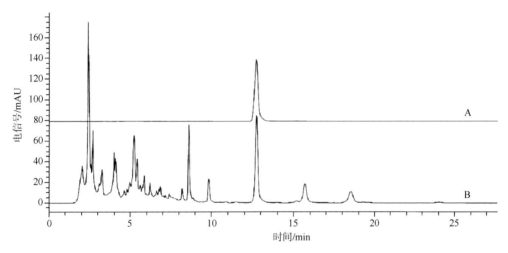

图 4.5.4　鸦胆子提取物及标准品高效液相分析谱

A. 鸦胆子苦醇，RT = 12.751 min；B. 鸦胆子

【波谱分析】

（1）鸦胆子苦醇紫外光谱：见图 4.5.5。

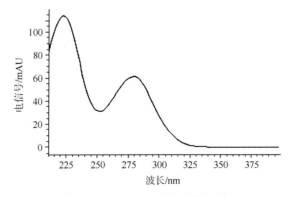

图 4.5.5　鸦胆子苦醇紫外光谱

（2）鸦胆子苦醇红外光谱：见图 4.5.6。

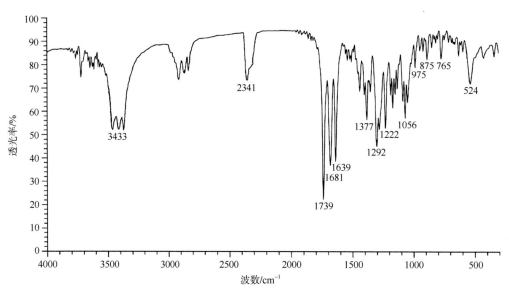

图 4.5.6　鸦胆子苦醇红外光谱

（3）鸦胆子苦醇核磁共振谱

1）^{1}H NMR 谱（600 MHz，DMSO）：见图 4.5.7。

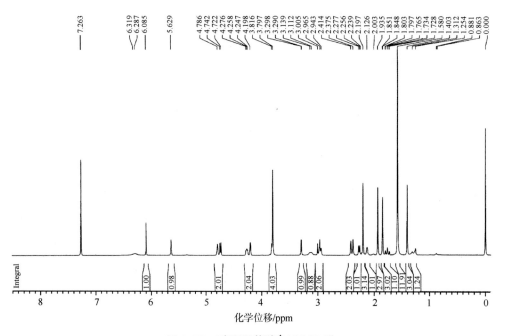

图 4.5.7　鸦胆子苦醇 ^{1}H NMR 谱

2）^{13}C NMR 及 DEPT 谱（600 MHz，DMSO）：见图 4.5.8。

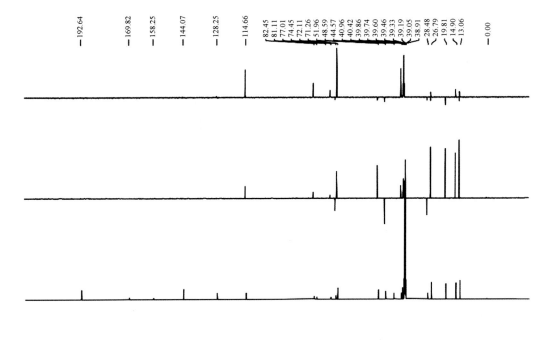

图 4.5.8　**鸦胆子苦醇 ^{13}C NMR 及 DEPT 谱**

（4）鸦胆子苦醇质谱：见图 4.5.9。

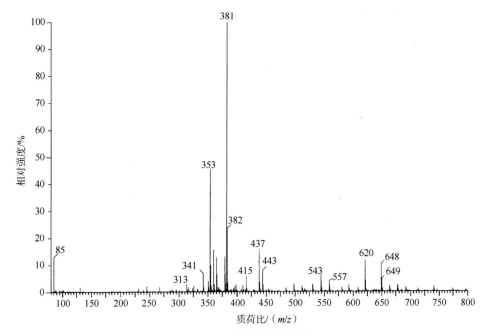

图 4.5.9　**鸦胆子苦醇质谱**

参 考 文 献

[1] 国家药典委员会.中华人民共和国药典(2015 年版).北京:中国医药科技出版社,2015: 254, 255.

[2] 张玉洁,裴东明.一种伪品女贞子的鉴别.时珍国医国药,2003, 14(4): 209.

[3] 王欣,俞桂新,李宏,等.鸦胆子苦木内酯类成分的 TLC 鉴别和 HPLC 含量测定.上海中医药大学学报,2018, 32(4): 100-104.

4.6　川楝子

Toosendan Fructus

【基原】　本品为楝科楝属植物川楝 *Melia toosendan* Sieb. et Zucc. 的成熟果实。川楝子原植物与药材见图 4.6.1、图 4.6.2。

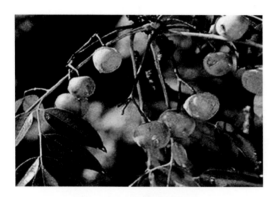

图 4.6.1　川楝子原植物

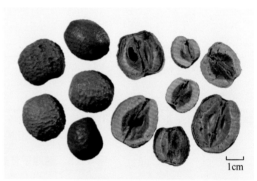

图 4.6.2　川楝子药材

【产地】　主产于四川、云南;湖北、湖南、河南、甘肃、贵州等地亦产。

【功效主治】　舒肝行气止痛、驱虫。用于胸胁或脘腹胀痛、疝气疼痛、虫积腹痛。

【主要毒性成分】　川楝子素(toosendanin)。

川楝子素(C$_{30}$H$_{38}$O$_{11}$,575)

【色谱分析】

(1)薄层色谱分析

样品制备:取干燥原药材粉碎至粉末,过三号筛,取药材粉末约 2 g,加水 80 mL,超声处理 60 min,过滤,用二氯甲烷振摇提取 3 次,每次 25 mL,合并二氯甲烷液,将提取液减压浓缩得提取物,将 2 mL 甲醇加入提取物中,使其溶解,制得所需供试品溶液。另取川楝素对照品适量,加甲醇配制成浓度为 1 mg/mL 的对照品溶液[1]。

薄层层析板:硅胶 G 板。

检测方法:以氯仿 - 丙酮(5 ∶ 2)[1]为展开剂,饱和 20 min,展开,取出,晾干,喷以 0.25% 对二甲基苯甲醛硫酸(1 ∶ 1)溶液,在 105℃加热至斑点显色清晰。在日光下观察,供试品色谱中,在与对照品相同 R_f 值的位置上,显相同颜色的斑点,见图 4.6.3。

（2）高效液相色谱分析

样品制备:①供试品溶液的制备。取干燥原药材粉碎至粉末,过三号筛,取药材粉末约 0.25 g,置于具塞锥形瓶中,加入甲醇 50 mL,加热回流 1 h,冷却,用 0.45 μm 微孔滤膜过滤,取续滤液,即得所需供试品溶液。②对照品溶液的制备。取川楝素对照品适量,加甲醇配制成浓度为 2 μg/mL 的对照品溶液[1]。

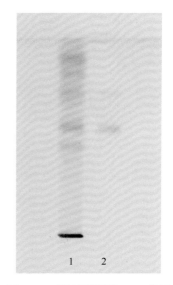

图 4.6.3　川楝子提取物 TLC 分析

1. 川楝子提取物; 2. 川楝素对照品

色谱条件:

色谱柱:BDS HYPERSIL C_{18},250 mm×4.6 mm,5 μm。

流动相:以乙腈 -0.01% 甲酸溶液(31 ∶ 69)为高效液相色谱分析流动相。

流速:1.0 mL/min。

检测波长:254 nm。

进样体积:10 μL。

柱温:25℃。

分析结果见图 4.6.4。

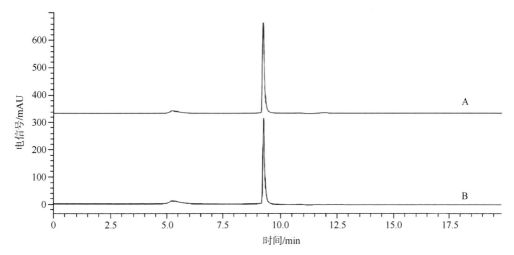

图 4.6.4　川楝子提取物及标准品高效液相分析谱

A. 川楝素,RT = 9.233 min; B. 川楝子

【波谱分析】

（1）川楝素紫外光谱：见图 4.6.5。

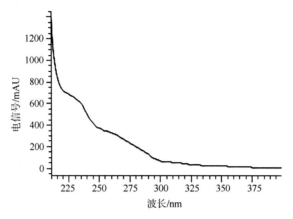

图 4.6.5　川楝素紫外光谱

（2）川楝素红外光谱：见图 4.6.6。

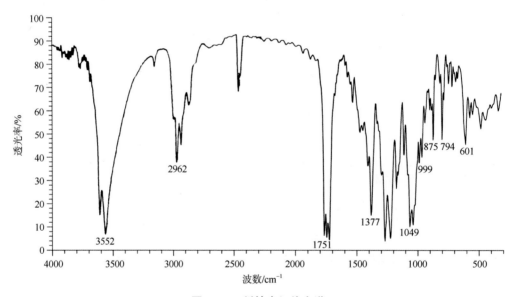

图 4.6.6　川楝素红外光谱

（3）川楝素核磁共振谱

1）^{1}H NMR 谱（600 MHz）：见图 4.6.7。

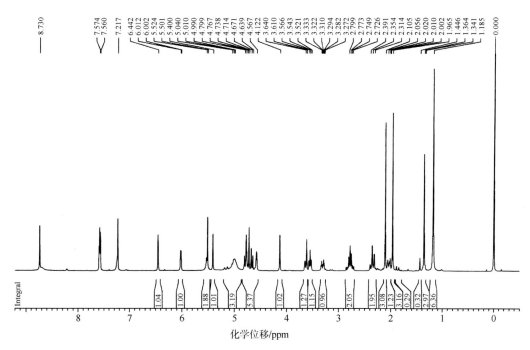

图 4.6.7　川楝素 ^{1}H NMR 谱

2）^{13}C NMR 及 DEPT 谱（600 MHz）：见图 4.6.8。

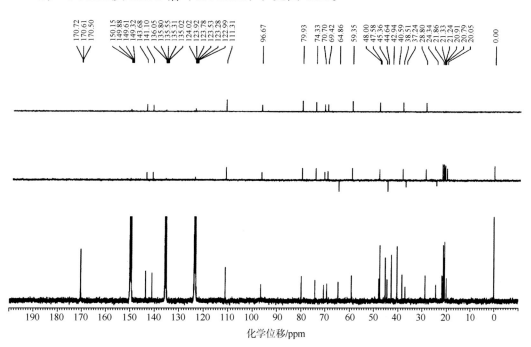

图 4.6.8　川楝素 ^{13}C NMR 及 DEPT 谱

（4）川楝素质谱：见图 4.6.9。

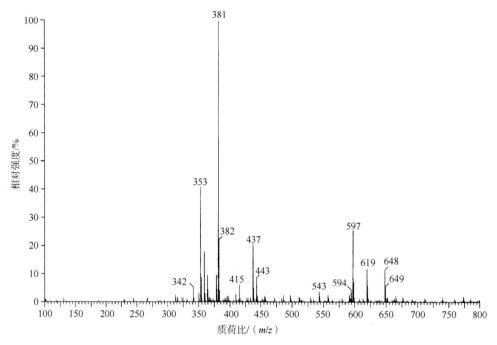

图 4.6.9　川楝素质谱

参 考 文 献

[1] 国家药典委员会 . 中华人民共和国药典 (2015 年版). 北京 : 中国医药科技出版社 , 2015: 42, 43.

4.7　喜树果

Camptotheca Acuminata Fruit

【基原】　本品为蓝果树科喜树属植物喜树 *Camptotheca acuminata* Decne. 的果实。喜树果原植物与药材见图 4.7.1、图 4.7.2。

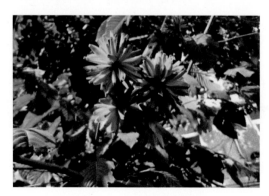

图 4.7.1　喜树果原植物

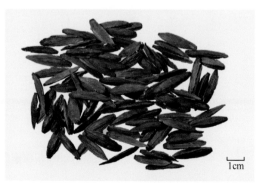

图 4.7.2　喜树果药材

【产地】　主产于江苏、浙江、湖北、湖南等地。

【功效主治】　抗癌药。本品为提取喜树碱的原料，用于胃癌、肠癌、慢性粒细胞白血病、绒毛膜上皮癌、恶性葡萄胎、淋巴肉瘤等，其他如食管癌、肝癌也可使用。

【主要毒性成分】　喜树碱（camptothecin）。

喜树碱（$C_{20}H_{16}N_2O_4$，348）

【色谱分析】

薄层色谱分析：

样品制备：取喜树碱对照品适量，加甲醇 - 氯仿（2：1）溶液溶解，配制成浓度为 1 mg/mL 的对照品溶液。

薄层层析板：硅胶 G 板。

检测方法：以氯仿 - 丙酮（7：3）[1] 为展开剂，预饱和 30 min，展开，取出，晾干，于 365 nm 紫外灯下观察。对照品在紫外光下显蓝色荧光，见图 4.7.3。

【波谱分析】

（1）喜树碱红外光谱：见图 4.7.4。

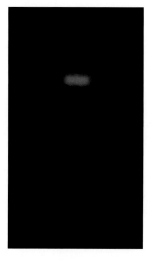

图 4.7.3　喜树碱 TLC 分析

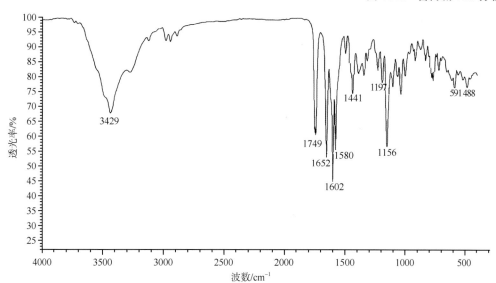

图 4.7.4　喜树碱红外光谱

（2）喜树碱核磁共振谱

1）¹H NMR 谱（600 MHz，C₅D₅N）：见图 4.7.5。

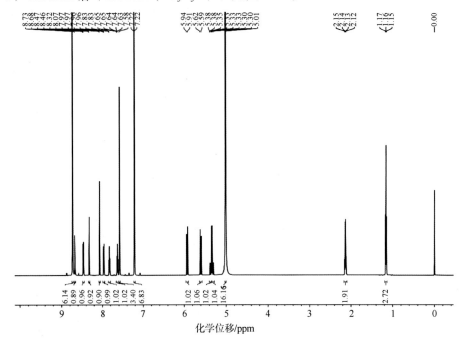

图 4.7.5　喜树碱 ¹H NMR 谱

2）¹³C NMR 及 DEPT 谱（600 MHz，C₅D₅N）：见图 4.7.6。

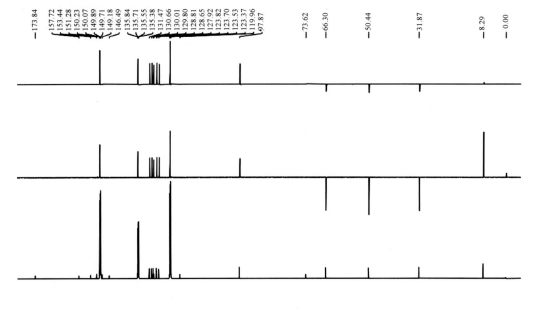

图 4.7.6　喜树碱 ¹³C NMR 及 DEPT 谱

（3）喜树碱质谱：见图 4.7.7。

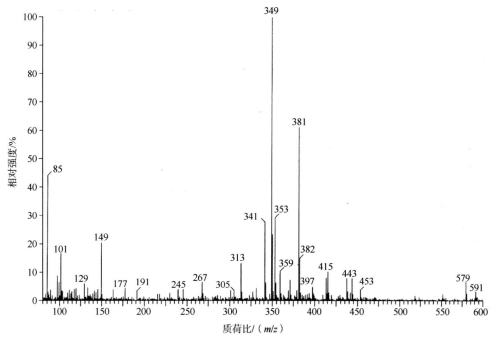

图 4.7.7 **喜树碱质谱**

参 考 文 献

[1] 周芳礼，黄瑞松，苏青，等.薄层扫描法测定不同产地喜树果中的喜树碱.华西药学杂志，2008, (5):
610-612.

4.8 蛇床子

Cnidii Fructus

【基原】 本品为伞形科蛇床属植物蛇床 *Cnidium monnieri*（L.）Cuss. 的果实。蛇
床子原植物与药材见图 4.8.1、见图 4.8.2。

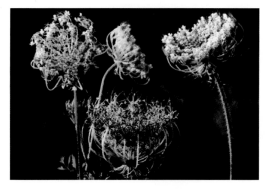

图 4.8.1 **蛇床子原植物**

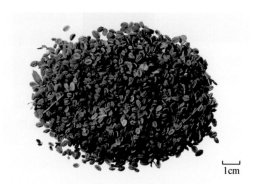

图 4.8.2 **蛇床子药材**

【产地】　主产于河北、山东、江苏、浙江、四川；内蒙古、陕西、山西等地亦产。

【功效主治】　燥湿祛风、杀虫止痒、温肾壮阳。主治阴道滴虫病、皮肤湿疹、疥癣、阴囊湿痒及肾虚阳痿。

【主要毒性成分】　蛇床子素（osthol）、花椒毒素（xanthotoxin）。

蛇床子素（$C_{15}H_{16}O_3$，244）　　　花椒毒素（$C_{12}H_8O_4$，216）

【色谱分析】

（1）薄层色谱分析

样品制备：取干燥原药材粉碎至粉末，过三号筛，取药材粉末约 0.3 g，加乙醇 5 mL，超声处理 15 min，过滤，制得所需供试品溶液。另取蛇床子素、花椒毒素对照品适量，加乙醇配制成浓度为 2 mg/mL 的对照品溶液[1]。

薄层层析板：硅胶 G 板。

检测方法：以石油醚 - 乙酸乙酯 - 甲醇（15∶2∶2）[2] 为展开剂，预饱和 20 min 后，展开，取出，晾干，于 365 nm 紫外灯下观察。由于两种对照品在药材中的含量相差较大，故分开点样，鉴定花椒毒素的 TLC 分析中，供试品的点样量需加大。供试品色谱中，在与对照品相同 R_f 值的位置上，显相同颜色荧光的斑点，见图 4.8.3、图 4.8.4。

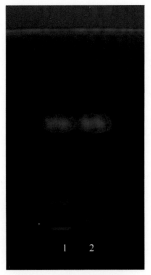 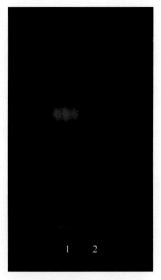

图 4.8.3　蛇床子提取物中蛇床子素的 TLC 分析

1.蛇床子提取物；2.蛇床子素对照品

图 4.8.4　蛇床子提取物中花椒毒素的 TLC 分析

1.蛇床子提取物；2.花椒毒素对照品

（2）高效液相色谱分析

样品制备：①供试品溶液的制备。取干燥原药材粉碎至粉末，过三号筛，取药材粉末约 0.1 g，置于具塞锥形瓶中，加入无水乙醇 25 mL，密塞，静置 2 h，超声处理 30 min，摇匀后静置沉淀，精密量取上清液 5 mL，置于 10 mL 容量瓶中，加无水乙醇至刻度，摇匀，用 0.45 μm 微孔滤膜过滤，取续滤液，即得所需供试品溶液。②对照品溶液的制备。取蛇床子素、花椒毒素对照品适量，分别加乙醇配制成浓度为 45 μg/mL 的对照品溶液。

色谱条件：

色谱柱：BDS HYPERSIL C_{18}，250 mm×4.6 mm，5 μm。

流动相：以乙腈 - 水（65 ： 35）为高效液相色谱分析流动相。

流速：1.0 mL/min。

检测波长：318 nm。

进样体积：10 μL。

柱温：25℃。

分析结果见图 4.8.5。

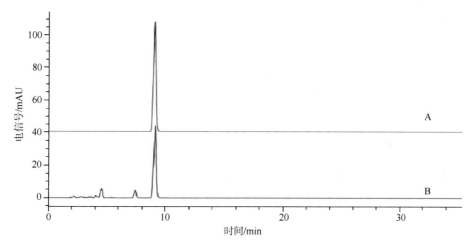

图 4.8.5 **蛇床子提取物及标准品高效液相分析谱**

A. 蛇床子素，RT = 9.032 min；B. 蛇床子

【波谱分析】

（1）紫外光谱

1）蛇床子素紫外光谱：见图 4.8.6。

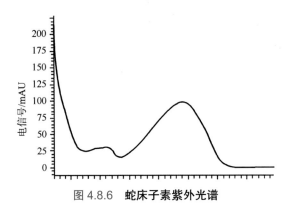

图 4.8.6　蛇床子素紫外光谱

2）花椒毒素紫外光谱：见图 4.8.7。

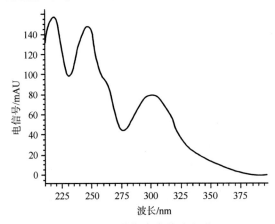

图 4.8.7　花椒毒素紫外光谱

（2）红外光谱

1）蛇床子素红外光谱：见图 4.8.8。

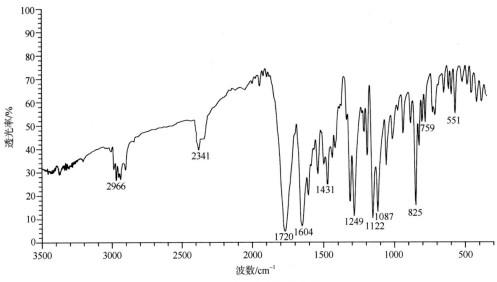

图 4.8.8　蛇床子素红外光谱

2）花椒毒素红外光谱：见图 4.8.9。

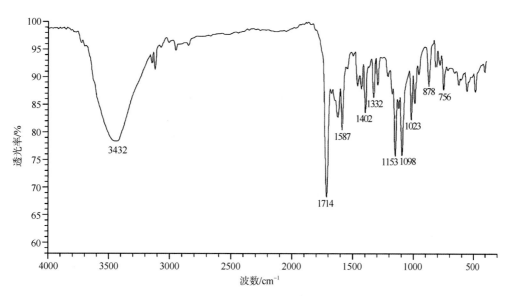

图 4.8.9　花椒毒素红外光谱

（3）核磁共振谱

1）蛇床子素核磁共振谱

A. ^{1}H NMR 谱（600 MHz，CD$_3$OD）：见图 4.8.10。

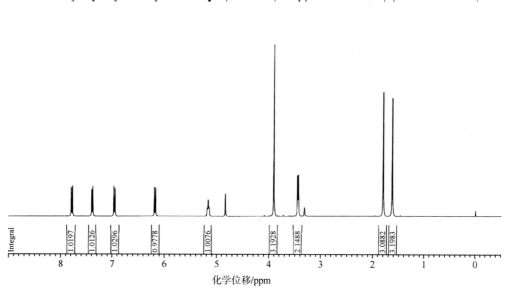

图 4.8.10　蛇床子素 ^{1}H NMR 谱

B. ^{13}C NMR 及 DEPT 谱（600 MHz，CD$_3$OD）：见图 4.8.11。

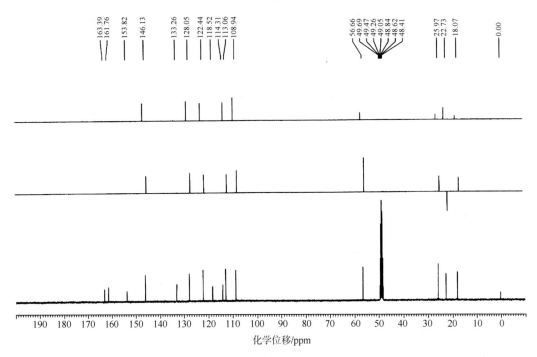

图 4.8.11　蛇床子素 ^{13}C NMR 及 DEPT 谱

2）花椒毒素核磁共振谱

A. ^{1}H NMR 谱（600 MHz，CD$_3$OD）：见图 4.8.12。

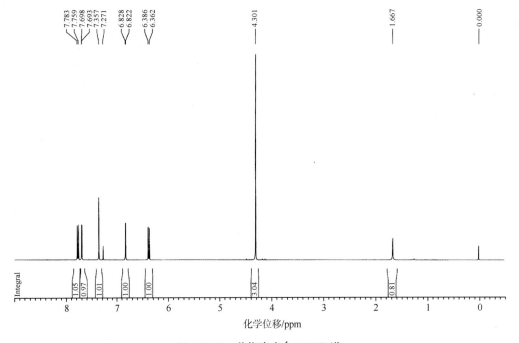

图 4.8.12　花椒毒素 ^{1}H NMR 谱

B. ^{13}C NMR 及 DEPT 谱（600 MHz，CD$_3$OD）：见图 4.8.13。

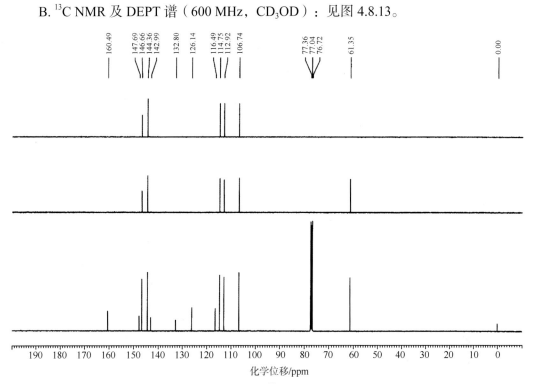

图 4.8.13 花椒毒素 ^{13}C NMR 及 DEPT 谱

（4）质谱

1）蛇床子素质谱：见图 4.8.14。

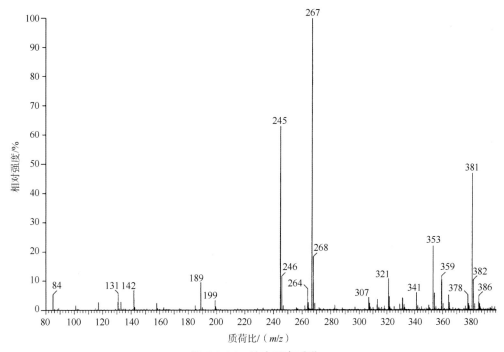

图 4.8.14 蛇床子素质谱

2）花椒毒素质谱：见图 4.8.15。

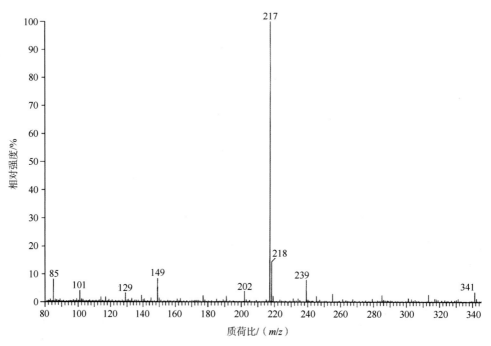

图 4.8.15　花椒毒素质谱

参 考 文 献

[1] 国家药典委员会.中华人民共和国药典 (2015 年版). 北京 : 中国医药科技出版社 , 2015: 315, 316.

[2] 郑立卿 , 张丹参 , 薛贵平 , 等 . 薄层扫描法测定蛇床子提取液中蛇床子素的含量 . 河北北方学院学报 (医学版), 2008, 25(2): 8-10.

第5章

种子类药材

5.1 苦杏仁

Armeniacae Semen Amarum

【基原】 本品为蔷薇科杏属植物山杏 *Prunus armeniaca* L. var. *ansu* Maxim.、西伯利亚杏 *Prunus sibirica* L.、东北杏 *Prunus mandshurica*（Maxim.）Koehne 或杏 *Prunus armeniaca* L. 的成熟种子。苦杏仁与药材见图 5.1.1、图 5.1.2。

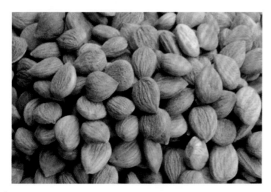

图 5.1.1 苦杏仁

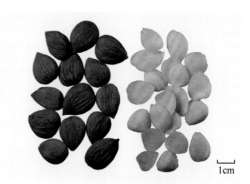

图 5.1.2 苦杏仁药材

【产地】 主产于河北、山西、陕西等地。

【功效主治】 降气止咳平喘、润肠通便。用于咳嗽气喘、胸满痰多、血虚津枯、肠燥便秘。

【主要毒性成分】 苦杏仁苷（amygdalin）。

苦杏仁苷（$C_{20}H_{27}NO_{11}$，457）

【色谱分析】

（1）薄层色谱分析

样品制备：取干燥原药材粉碎至粉末，过三号筛，取药材粉末约 2 g，加二氯甲烷

50 mL，加热回流 2 h，过滤，弃去滤液，将滤渣减压浓缩干燥后，加入甲醇 30 mL，加热回流 30 min，冷却，过滤，将提取液适当减压浓缩后，制得所需供试品溶液。另取苦杏仁苷对照品适量，加甲醇配制成浓度为 2.4 mg/mL 的对照品溶液[1]。

薄层层析板：硅胶 G 板。

检测方法：以三氯甲烷 - 乙酸乙酯 - 甲醇 - 水（15：40：18：10）5℃下静置过夜后的下层溶液为展开剂，预饱和 30 min 后，展开，取出，晾干，喷以 0.8% 磷钼酸的 15% 硫酸乙醇溶液，在 110℃下加热至斑点显色清晰[1]。在日光下观察，供试品色谱中，在与对照品相同 R_f 值的位置上，显相同颜色的斑点，见图 5.1.3。

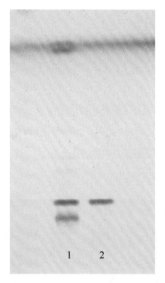

图 5.1.3 苦杏仁提取物 TLC 分析

1. 苦杏仁提取物；2. 苦杏仁苷，$R_f = 0.17$

（2）高效液相色谱分析

样品制备：①供试品溶液的制备。取干燥原药材粉碎至粉末，过三号筛，取药材粉末约 0.25 g，置于具塞锥形瓶中，加入甲醇 25 mL，密塞，超声处理 30 min，冷却，过滤，精密量取续滤液 5 mL，置于 50 mL 容量瓶中，加 50% 甲醇稀释至刻度，摇匀，用 0.45 μm 微孔滤膜过滤，取续滤液，即得所需供试品溶液[1]。②对照品溶液的制备。取苦杏仁苷对照品适量，加甲醇配制成浓度为 40 μg/mL 的对照品溶液。

色谱条件：

色谱柱：BDS HYPERSIL C_{18}，250 mm×4.6 mm，5 μm。

流动相：以乙腈 -0.1% 磷酸溶液（8：92）为高效液相色谱分析流动相。

流速：1.0 mL/min。

检测波长：207 nm。

进样体积：10 μL。

柱温：25℃。

分析结果见图 5.1.4。

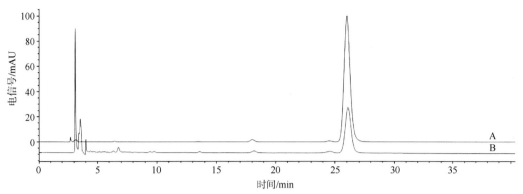

图 5.1.4　苦杏仁提取物及标准品高效液相分析谱

A. 苦杏仁苷，RT = 25.970 min；B. 苦杏仁提取物

【波谱分析】

（1）苦杏仁苷紫外光谱：见图 5.1.5。

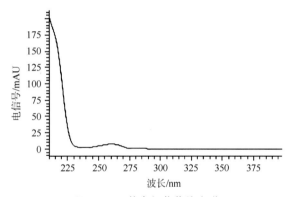

图 5.1.5　苦杏仁苷紫外光谱

（2）苦杏仁苷红外光谱：见图 5.1.6。

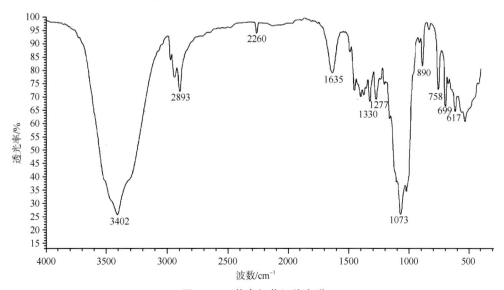

图 5.1.6　苦杏仁苷红外光谱

（3）苦杏仁苷核磁共振谱

1）¹H NMR 谱（600 MHz，CD₃OD）：见图 5.1.7。

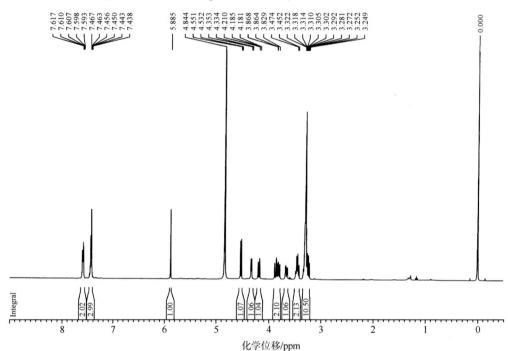

图 5.1.7　苦杏仁苷 ¹H NMR 谱

2）¹³C NMR 及 DEPT 谱（600 MHz，CD₃OD）：见图 5.1.8。

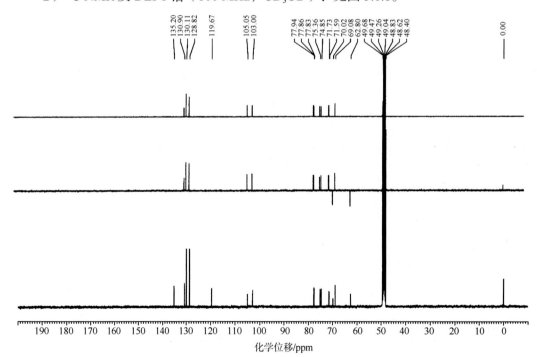

图 5.1.8　苦杏仁苷 ¹³C NMR 及 DEPT 谱

（4）苦杏仁苷质谱：见图 5.1.9。

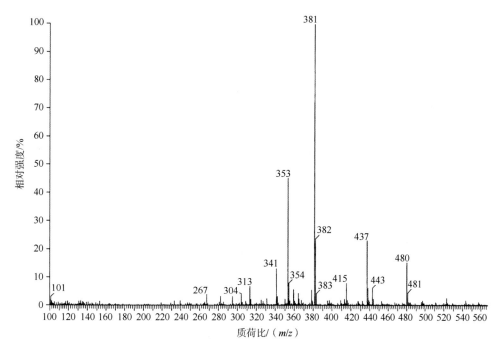

图 5.1.9　**苦杏仁苷质谱**

参 考 文 献

[1] 国家药典委员会 . 中华人民共和国药典 (2015 年版). 北京 : 中国医药科技出版社 , 2015: 201, 202.

5.2　郁李仁

Pruni Semen

【基原】　本品为蔷薇科樱属植物欧李 *Prunus humilis* Bge.、郁李 *Prunus japonica* Thunb. 或长柄扁桃 *Prunus pedunculata* Maxim. 的成熟种子。郁李仁原植物与药材见图 5.2.1、图 5.2.2。

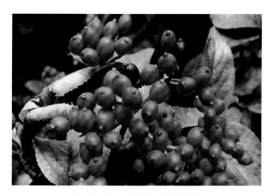

图 5.2.1　**郁李仁原植物**

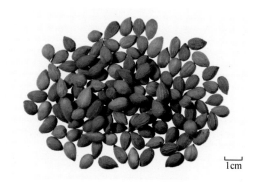

图 5.2.2　**郁李仁药材**

【产地】 郁李种子主产于黑龙江、吉林、辽宁、内蒙古、河北、山东等地；长柄扁桃种子主产于内蒙古等地。

【功效主治】 润燥滑肠、下气利水。用于津枯肠燥、食积气滞、腹胀便秘、水肿、脚气、小便不利。

【主要毒性成分】 苦杏仁苷。

【色谱分析】

（1）薄层色谱分析

样品制备：取干燥原药材粉碎至粉末，过三号筛，取药材粉末约 0.5 g，加甲醇 10 mL，超声处理 15 min，过滤，将提取液减压浓缩得提取物，将 2 mL 甲醇加入提取物中，使其溶解，制得所需供试品溶液[1]。另取苦杏仁苷对照品适量，加甲醇配制成浓度为 2.4 mg/mL 的对照品溶液。

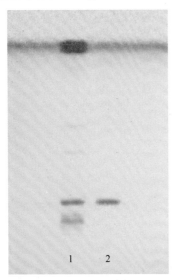

图 5.2.3 郁李仁提取物 TLC 分析
1. 郁李仁提取物；2. 苦杏仁苷，$R_f = 0.17$

薄层层析板：硅胶 G 板。

检测方法：以三氯甲烷 - 乙酸乙酯 - 甲醇 - 水（15：40：18：10）5℃下静置过夜后的下层溶液为展开剂，预饱和 30 min 后，展开，取出，晾干，喷以 0.8% 磷钼酸的 15% 硫酸乙醇溶液，在 110℃下加热至斑点显色清晰。在日光下观察，供试品色谱中，在与对照品相同 R_f 值的位置上，显相同颜色的斑点，见图 5.2.3。

（2）高效液相色谱分析

样品制备：①供试品溶液的制备。取干燥原药材粉碎至粉末，过三号筛，取药材粉末约 0.2 g，置于圆底烧瓶中，加入甲醇 20 mL，加热回流 1 h，冷却，过滤，精密量取续滤液 1 mL，置于 10 mL 量瓶中，加甲醇稀释至刻度，摇匀，用 0.45 μm 微孔滤膜过滤，取续滤液，即得所需供试品溶液[2]。②对照品溶液的制备。取苦杏仁苷对照品适量，加甲醇配制成浓度为 20 μg/mL 的对照品溶液。

色谱条件：

色谱柱：BDS HYPERSIL C$_{18}$，250 mm×4.6 mm，5 μm。

流动相：以水为流动相 A，以乙腈为流动相 B，按照表 5.2.1 的时间程序进行梯度洗脱[2]。

表 5.2.1 郁李仁流动相时间程序表

时间 /min	流动相 A/%	流动相 B/%
0	90	10
5	90	10
10	85	15

流速：1.0 mL/min。

检测波长：210 nm。

进样体积：10 μL。

柱温：25℃。

分析结果见图 5.2.4。

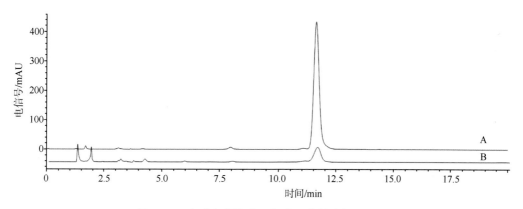

图 5.2.4　郁李仁提取物及标准品高效液相分析谱
A. 苦杏仁苷，RT = 11.644 min；B. 郁李仁提取物

【波谱分析】

（1）苦杏仁苷紫外光谱：见图 5.1.5。

（2）苦杏仁苷红外光谱：见图 5.1.6。

（3）苦杏仁苷核磁共振谱：见图 5.1.7、图 5.1.8。

（4）苦杏仁苷质谱：见图 5.1.9。

参 考 文 献

[1] 国家药典委员会. 中华人民共和国药典 (2015 年版). 北京：中国医药科技出版社, 2015: 207.

[2] 国家药典委员会. 中华人民共和国药典 (2015 年版). 北京：中国医药科技出版社, 2015: 201, 202.

5.3　桃仁

Persicae Semen

【基原】　本品为蔷薇科桃属植物桃 *Prunus persica*（L.）Batsch 或山桃 *Prunus da-vidiana*（Carr.）Franch. 的成熟种子。桃仁与药材见图 5.3.1、图 5.3.2。

【产地】　桃仁主产于四川、云南、陕西、山东、河北、山西、河南、北京。山桃仁主产于河北、河南、山东、山西、陕西、四川。

【功效主治】　活血祛瘀、润肠通便。用于经闭、痛经、癥瘕痞块、跌扑损伤、肠燥便秘。

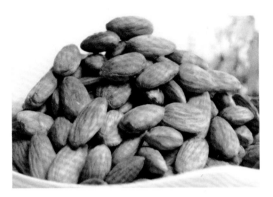

图 5.3.1　桃仁

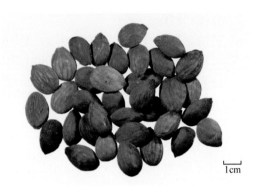

1cm

图 5.3.2　桃仁药材

【主要毒性成分】　苦杏仁苷。

【色谱分析】

（1）薄层色谱分析

样品制备：取干燥原药材粉碎至粉末，过三号筛，取药材粉末约 2 g，加石油醚 50 mL，加热回流 1 h，过滤，弃去滤液，滤渣用适量石油醚洗涤 3 次，弃去石油醚，将滤渣连同滤纸减压浓缩干燥后，加入甲醇 30 mL，加热回流 1 h，冷却，过滤，将提取液适当减压浓缩后，制得所需供试品溶液。另取苦杏仁苷对照品适量，加甲醇配制成浓度为 2.4 mg/mL 的对照品溶液[1]。

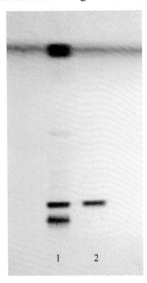

图 5.3.3　桃仁提取物 TLC 分析

1. 桃仁提取物；2. 苦杏仁苷，R_f = 0.17

薄层层析板：硅胶 G 板。

检测方法：以三氯甲烷 - 乙酸乙酯 - 甲醇 - 水（15∶40∶18∶10）[1] 5℃下静置过夜后的下层溶液为展开剂，预饱和 30 min 后，展开，取出，晾干，喷以 0.8% 磷钼酸的 15% 硫酸乙醇溶液，在 110℃下加热至斑点显色清晰。在日光下观察，供试品色谱中，在与对照品相同 R_f 值的位置上，显相同颜色的斑点，见图 5.3.3。

（2）高效液相色谱分析

样品制备：①供试品溶液的制备。取干燥原药材粉碎至粉末，过三号筛，取药材粉末约 0.3 g，置于圆底烧瓶中，加入石油醚（60～90℃）50 mL，加热回流 1 h，冷却，过滤，弃去石油醚液，药渣和滤纸减压干燥后，放入原圆底烧瓶中，加入 70% 甲醇 50 mL，加热回流 1 h，冷却，过滤，精密量取续滤液 5 mL，置于 10 mL 容量瓶中，加 50% 甲醇稀释至刻度，摇匀，用 0.45 μm 微孔滤膜过滤，取续滤液，即得所需供试品溶液。②对照品溶液的制备。取苦杏仁苷对照品适量，加甲醇配制成浓度为 80 g/mL 的对照品溶液[2]。

薄层层析板：硅胶 G 板。

检测方法：以甲苯 - 丙酮 - 乙醇 - 浓氨水（4 ∶ 5 ∶ 0.6 ∶ 0.4）[1] 为展开剂，预饱和 15 min，上行展开 8 cm，取出，晾干。喷以碘化铋钾试液显色，于日光下观察。供试品色谱中，在与对照品相同 R_f 值的位置上，显相同颜色的斑点，见图 5.4.5。

（2）高效液相色谱分析

样品制备：①供试品溶液的制备。取干燥原药材粉碎至粉末，过三号筛，取药材粉末约 1 g，加入 16 倍马钱子量的体积分数为 70% 的乙醇 - 盐酸（体积比为 100 ∶ 1），加热回流提取 3 次，每次 1 h，过滤，合并 3 次所得滤液，将提取液减压浓缩至干的提取物，以甲醇为溶剂，溶解提取物，转移至 25 mL 容量瓶中，加甲醇稀释至刻度，摇匀，用 0.45 μm 微孔滤膜过滤，取续滤液，即得所需供试品溶液。②对照品溶液的制备。

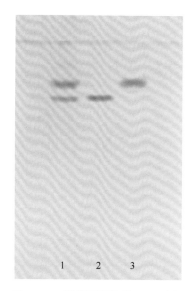

图 5.4.5　马钱子提取物 TLC 分析
1. 马钱子提取物；2. 士的宁；3. 马钱子碱

取马钱子碱、士的宁对照品适量，分别加甲醇配制成浓度为 1 mg/mL 的对照品溶液[2]。

色谱条件：

色谱柱：BDS HYPERSIL C_{18}，250 mm×4.6 mm，5 μm。

流动相：以 0.01 mol/L 庚烷磺酸钠与 0.02 mol/L 磷酸二氢钾的等量混合溶液为流动相 A，以乙腈为流动相 B，按表 5.4.1 的时间程序进行梯度洗脱。

表 5.4.1　马钱子流动相时间程序

时间 /min	流动相 A/%	流动相 B/%
0	90	10
20	90	10
40	40	60
50	40	60

流速：1.0 mL/min。

检测波长：260 nm。

进样体积：10 μL。

柱温：25℃。

【波谱分析】

（1）红外光谱

1）马钱子碱红外光谱：见图 5.4.6。

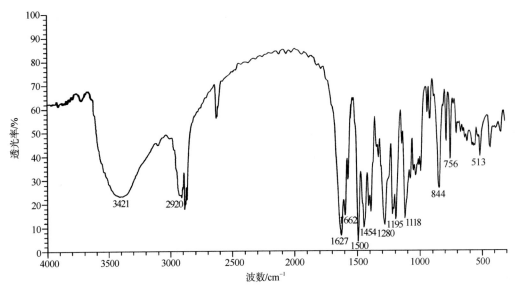

图 5.4.6　马钱子碱红外光谱

2）士的宁红外光谱：见图 5.4.7。

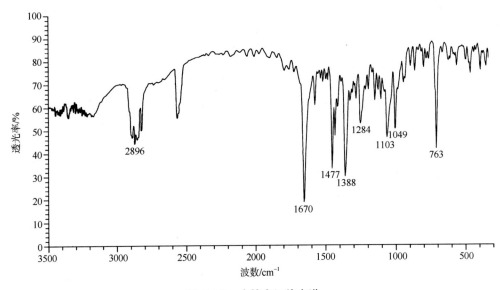

图 5.4.7　士的宁红外光谱

（2）核磁共振谱

1）马钱子碱核磁共振谱

A. ^1H NMR 谱（600 MHz，CD_3OD）：见图 5.4.8。

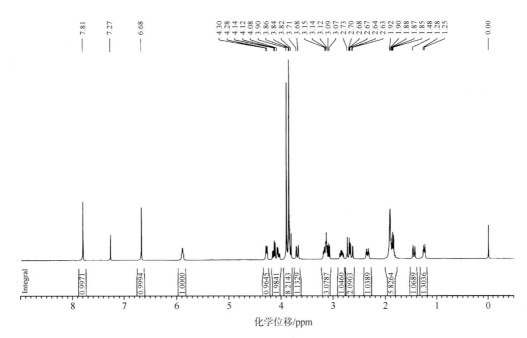

图 5.4.8　马钱子碱 ^{1}H NMR 谱

B. ^{13}C NMR 及 DEPT 谱（600 MHz，CD$_3$OD）：见图 5.4.9。

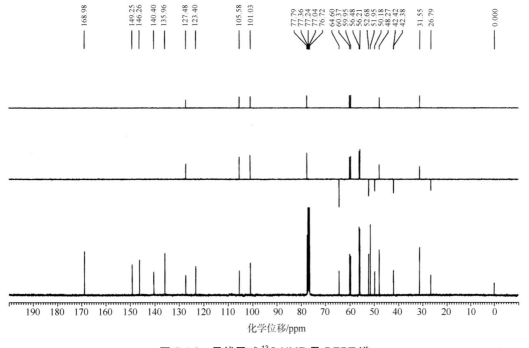

图 5.4.9　马钱子碱 ^{13}C NMR 及 DEPT 谱

2）士的宁核磁共振谱

A. ¹H NMR 谱（600 MHz，CD₃OD）：见图 5.4.10。

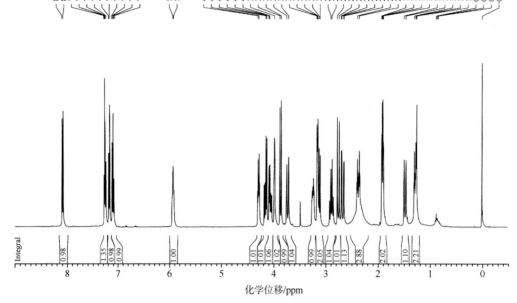

图 5.4.10　士的宁 ¹H NMR 谱

B. ¹³C NMR 及 DEPT 谱（600 MHz，CD₃OD）：见图 5.4.11。

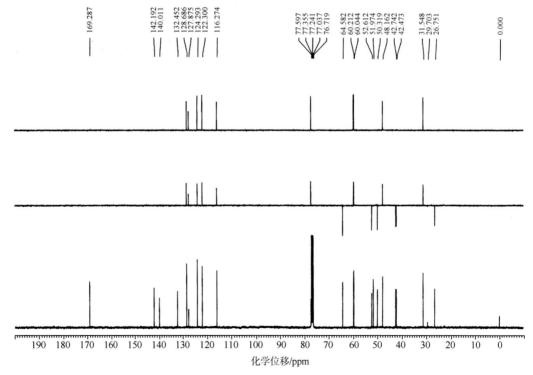

图 5.4.11　士的宁 ¹³C NMR 及 DEPT 谱

（3）质谱

1）马钱子碱质谱：见图 5.4.12。

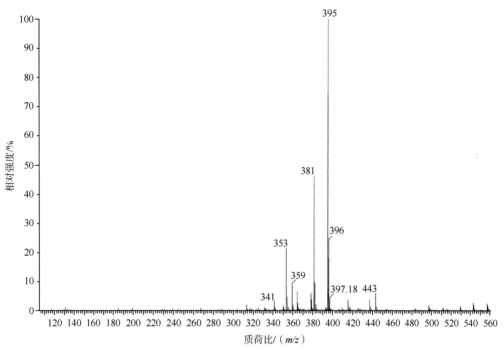

图 5.4.12　马钱子碱质谱

2）士的宁质谱：见图 5.4.13。

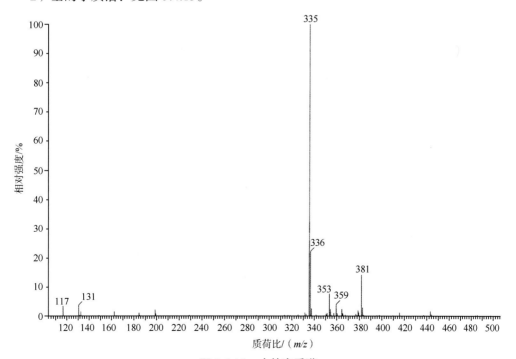

图 5.4.13　士的宁质谱

参 考 文 献

[1] 国家药典委员会. 中华人民共和国药典 (2015 年版). 北京 : 中国医药科技出版社 , 2015: 93.

[2] 潘自皓 , 顾薇 , 彭薇 , 等 . 基于 5 种生物碱定量分析的马钱子总碱提取工艺优化 . 食品与生物技术学报 , 2014, 33(6): 641-646.

第6章

全草类药材

6.1 麻黄

Ephedrae Herba

【基原】 本品为麻黄科麻黄属植物草麻黄 *Ephedra sinica* Stapf、中麻黄 *Ephedra intermedia* Schrenk et C.A. Mey. 或木贼麻黄 *Ephedra equisetina* Bge. 的草质茎。麻黄原植物与药材见图 6.1.1、图 6.1.2。

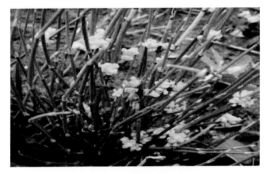

图 6.1.1 **麻黄原植物**

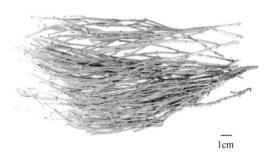

图 6.1.2 **麻黄药材**

【产地】 草麻黄主产于东北、河北、山西、内蒙古、陕西及河南等地；中麻黄主产于甘肃、青海、内蒙古及新疆，山西、河北、辽宁、吉林亦产；木贼麻黄主产于河北、山西、甘肃、陕西、内蒙古、宁夏、新疆等地。

【功效主治】 发汗散寒、宣肺平喘、利水消肿。用于风寒感冒、胸闷喘咳、风水浮肿。

【主要毒性成分】 L- 麻黄碱（L-ephedrine）、D- 伪麻黄碱（D-pseudoephedrine）、*N*- 甲基麻黄碱（*N*-methyl-ephedrine）。

L- 麻黄碱

（$C_{10}H_{15}NO$，165）

D- 伪麻黄碱

（$C_{10}H_{15}NO$，165）

N- 甲基麻黄碱

（$C_{11}H_{17}NO$，179）

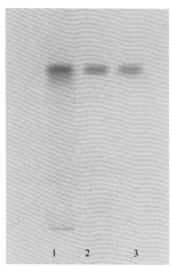

图 6.1.3　麻黄提取物 TLC 分析

1. 麻黄提取物；2. 麻黄碱对照品；3. 伪麻黄碱对照品

【色谱分析】

薄层色谱分析：

样品制备：取干燥原药材粉碎至粉末，过三号筛，取药材粉末约 1 g，加浓氨水数滴，再加三氯甲烷 10 mL，加热回流 60 min，放冷过滤，将提取液减压浓缩干燥后，将甲醇 - 氯仿（1∶1）混合溶液 2 mL 加入提取物中，使其溶解，制得所需供试品溶液。另取麻黄碱、伪麻黄碱适量，分别加甲醇配制成浓度为 1 mg/mL 的对照品溶液[1]。

薄层层析板：硅胶 G 板。

检测方法：以异丙醇 - 正丁醇 - 氨水（15.5∶2∶2.5）为展开剂，预饱和 30 min 后，上行展开 8.5 cm，取出，晾干，喷以茚三酮试液，在 105℃下加热至斑点显色清晰，在日光下观察。供试品色谱中，在与对照品相同 R_f 值的位置上，显相同颜色的斑点，见图 6.1.3。

【波谱分析】

（1）红外光谱

1）L- 麻黄碱红外光谱：见图 6.1.4。

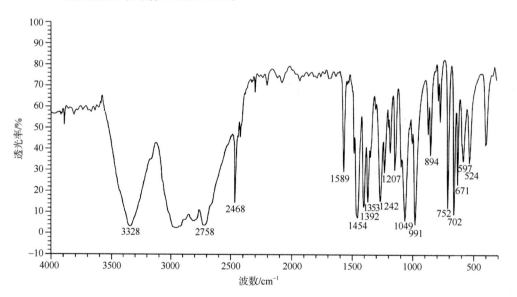

图 6.1.4　L- 麻黄碱红外光谱

2）D- 伪麻黄碱红外光谱：见图 6.1.5。

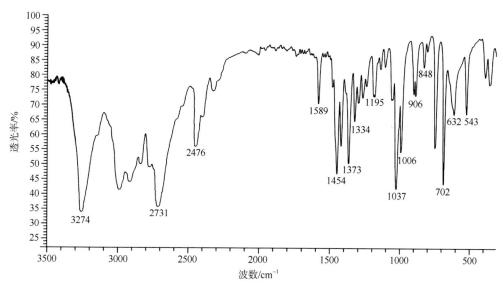

图 6.1.5　D- 伪麻黄碱红外光谱

3）*N*- 甲基麻黄碱红外光谱：见图 6.1.6。

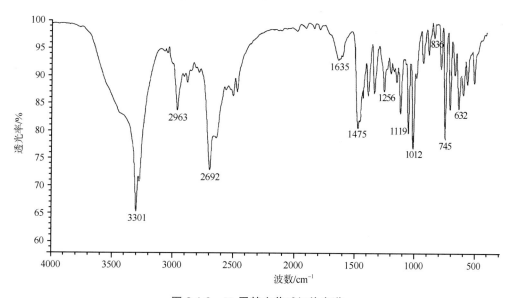

图 6.1.6　*N*- 甲基麻黄碱红外光谱

（2）核磁共振谱

1）L- 麻黄碱核磁共振谱

A. ^{1}H NMR 谱（600 MHz，D_2O）：见图 6.1.7。

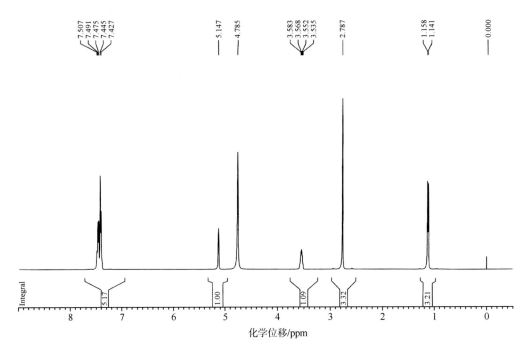

图 6.1.7　L-麻黄碱 ^{1}H NMR 谱

B. ^{13}C NMR 及 DEPT 谱（600 MHz，D$_2$O）：见图 6.1.8。

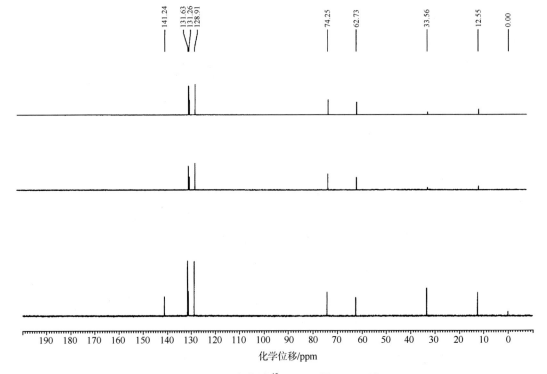

图 6.1.8　L-麻黄碱 ^{13}C NMR 及 DEPT 谱

2）D- 伪麻黄碱核磁共振谱

A. ^{1}H NMR 谱（600 MHz，D$_2$O）：见图 6.1.9。

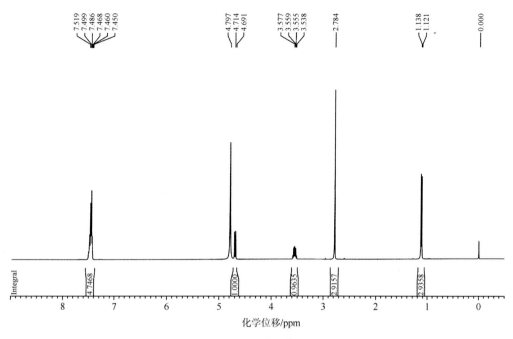

图 6.1.9　D- 伪麻黄碱 ^{1}H NMR 谱

B. ^{13}C NMR 及 DEPT 谱（600 MHz，D$_2$O）：见图 6.1.10。

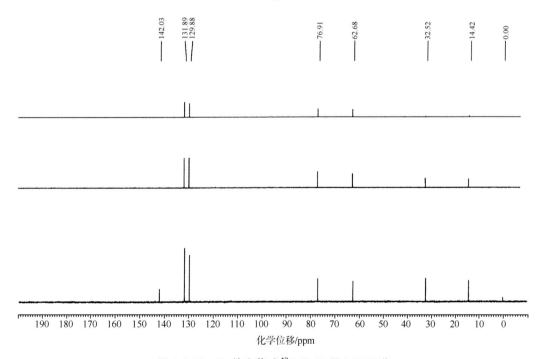

图 6.1.10　D- 伪麻黄碱 ^{13}C NMR 及 DEPT 谱

3）N-甲基麻黄碱核磁共振谱

A. ^{1}H NMR 谱（600 MHz，D${}_2$O）：见图 6.1.11。

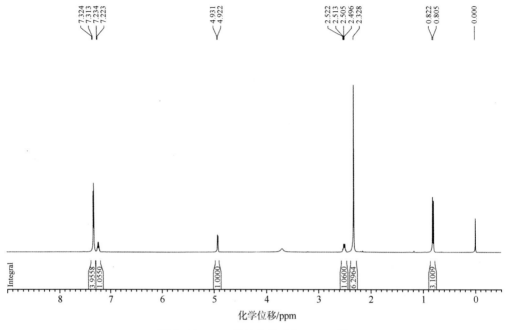

图 6.1.11 N-甲基麻黄碱 ^{1}H NMR 谱

B. ^{13}C NMR 及 DEPT 谱（600 MHz，D${}_2$O）：见图 6.1.12。

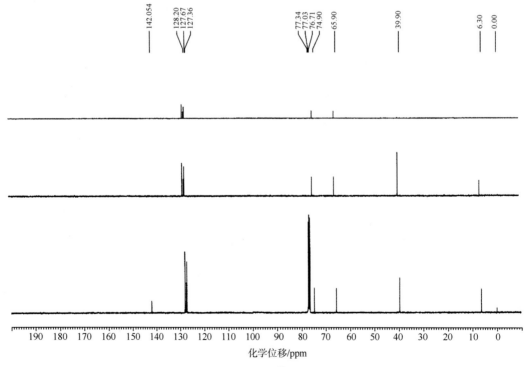

图 6.1.12 N-甲基麻黄碱 ^{13}C NMR 及 DEPT 谱

（3）质谱

1）L- 麻黄碱质谱：见图 6.1.13。

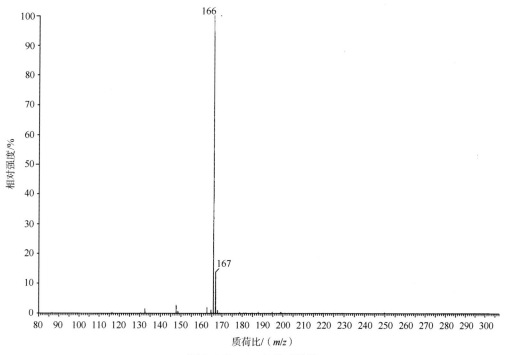

图 6.1.13　L- 麻黄碱质谱

2）D- 伪麻黄碱质谱：见图 6.1.14。

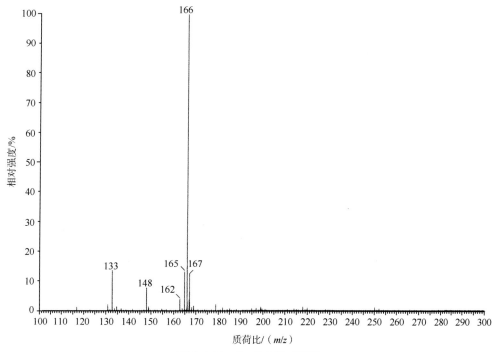

图 6.1.14　D- 伪麻黄碱质谱

3）*N*-甲基麻黄碱质谱：见图 6.1.15。

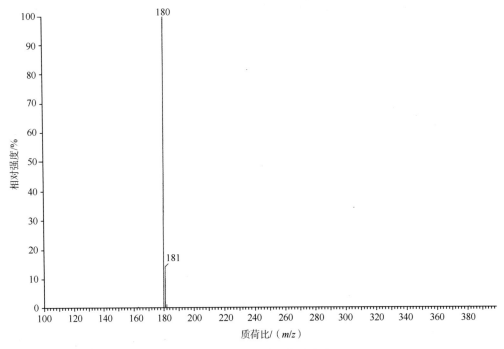

图 6.1.15 **N-甲基麻黄碱质谱**

参 考 文 献

[1] 国家药典委员会．中华人民共和国药典 (2015 年版)．北京：中国医药科技出版社，2015: 320.

6.2 寻骨风
Herba Aristolochiae Mollissimae

【基原】 本品为马兜铃科马兜铃属植物绵毛马兜铃 *Aristolochia mollissima* Hance 的全草。寻骨风原植物与药材见图 6.2.1、图 6.2.2。

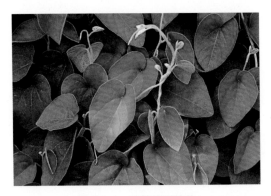

图 6.2.1 **寻骨风原植物**

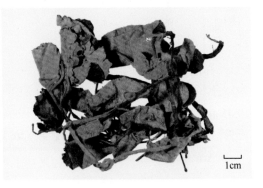

图 6.2.2 **寻骨风药材**

【产地】　主产于江苏、湖南、江西；湖北、河南亦产。

【功效主治】　祛风除湿、活血通络、止痛。主治风湿痹痛、肢体麻木、筋骨拘挛、脘腹疼痛、跌打损伤、外伤出血、乳痈及多种化脓性感染。

【主要毒性成分】　马兜铃酸 A。

【色谱分析】

（1）薄层色谱分析

样品制备：取干燥原药材粉碎至粉末，过三号筛，取药材粉末约 1 g，加入体积分数为 10% 的氨水浸泡过夜，过滤，滤液加稀盐酸酸化后，用乙醚萃取，得乙醚提取液，将提取液减压浓缩后，制得所需供试品溶液。另取马兜铃酸 A 对照品适量，加乙醇制得浓度为 0.5 mg/mL 的对照品溶液[1]。

薄层层析板：硅胶 G 板。

检测方法：以三氯甲烷 - 甲醇 - 氨水（15 ∶ 5 ∶ 1）为展开剂[2]，预饱和 30 min 后，展开，取出，晾干，置于日光和紫外灯（365 nm）下观察，供试品色谱中，在与对照品相同 R_f 值的位置上，显相同颜色的斑点，见图 6.2.3 ～图 6.2.5。

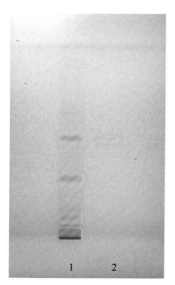
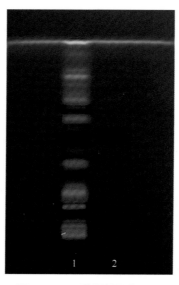
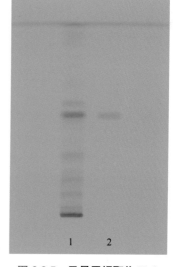

图 6.2.3　寻骨风提取物 TLC 分析（日光下观察）
1. 寻骨风；2. 马兜铃酸 A，$R_f = 0.50$

图 6.2.4　寻骨风提取物 TLC 分析（366 nm 处观察）
1. 寻骨风；2. 马兜铃酸 A，$R_f = 0.50$

图 6.2.5　寻骨风提取物 TLC 分析（254 nm 处观察）
1. 寻骨风；2. 马兜铃酸 A，$R_f = 0.50$

（2）高效液相色谱分析

样品制备：①供试品溶液的制备。取干燥原药材粉碎至粉末，过三号筛，取药材粉末约 1.0 g，加入体积分数为 70% 的甲醇 25 mL，直接加热回流 2 h，放冷，摇匀，用 0.45 μm 微孔滤膜过滤，取续滤液，即得所需供试品溶液。②对照品溶液的制备。取马兜铃酸 A 对照品适量，加乙醇配制成浓度为 0.1 mg/mL 的对照品溶液[3]。

色谱条件：

色谱柱：BDS HYPERSIL C$_{18}$，250 mm×4.6 mm，5 μm。

流动相：以甲醇为流动相 A，以体积分数为 1% 的冰醋酸溶液为流动相 B，按照表 6.2.1 的时间程序进行梯度洗脱。

表 6.2.1　寻骨风流动相时间程序

时间 /min	流动相 A/%	流动相 B/%
0	60	40
30	70	30

流速：1.0 mL/min。

检测波长：319 nm。

进样体积：10 μL。

柱温：25℃。

分析结果见图 6.2.6。

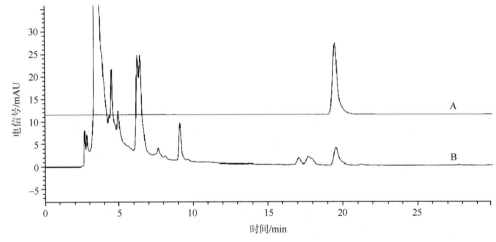

图 6.2.6　寻骨风提取物及标准品高效液相分析谱

A. 马兜铃酸 A，RT = 19.460 min；B. 寻骨风

【波谱分析】

（1）马兜铃酸 A 紫外光谱：见图 1.1.5。

（2）马兜铃酸 A 红外光谱：见图 1.1.6。

（3）马兜铃酸 A 核磁共振谱：见图 1.1.7、图 1.1.8。

（4）马兜铃酸 A 质谱：见图 1.1.9。

参 考 文 献

[1] 李慧敏 . 寻骨风的鉴别与功效 . 中国组织工程研究，2014, 18(B12): 98.

[2] 万珍明 . 青木香与寻骨风根的比较鉴别 . 湖北中医杂志，2000, 18(9): 49.

[3] 韩娜，路金才，毕开顺，等 . RP-HPLC 法测定 14 种中药材中马兜铃酸 A 的含量 . 沈阳药科大学学报，2008, (2): 115-118.

6.3　细辛

Asari Radix et Rhizoma

【基原】　本品为马兜铃科细辛属植物北细辛 *Asarum heterotropoides* Fr. Schmidt var. *mandshuricum*（Maxim.）Kitag.、汉城细辛 *Asarum sieboldii* Miq. var. *seoulense* Nakai 或华细辛 *Asarum sieboldii* Miq.，其干燥全草入药。细辛原植物与药材见图 6.3.1、图 6.3.2。

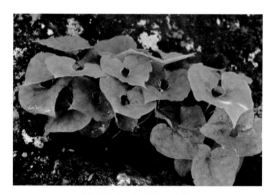

图 6.3.1　细辛原植物

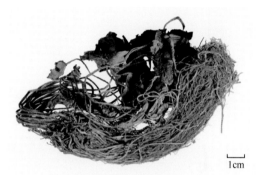

图 6.3.2　细辛药材

【产地】　北细辛主产于东北；汉城细辛主产于吉林、辽宁；华细辛主产于陕西、四川、湖北，安徽、江西、浙江等地亦产。

【功效主治】　祛风散寒、通窍止痛、温肺化饮。用于风寒感冒、头痛、牙痛、鼻塞鼻渊、风湿痹痛、痰饮喘咳。

【主要毒性成分】　丁香酚（eugenol）、黄樟醚（safrole）、榄香素（elemicin）。

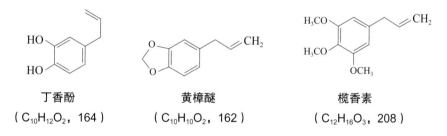

丁香酚
（$C_{10}H_{12}O_2$，164）

黄樟醚
（$C_{10}H_{10}O_2$，162）

榄香素
（$C_{12}H_{16}O_3$，208）

【波谱分析】

（1）红外光谱

1）黄樟醚红外光谱：见图 6.3.3。

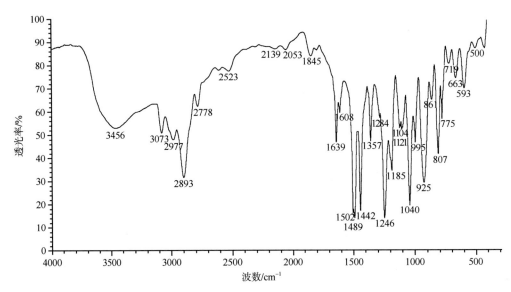

图 6.3.3　黄樟醚红外光谱

2）榄香素红外光谱：见图 6.3.4。

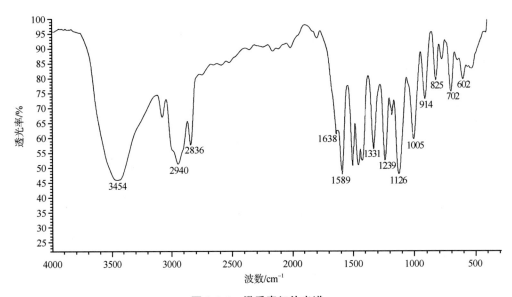

图 6.3.4　榄香素红外光谱

（2）核磁共振谱

1）丁香酚核磁共振谱

A. ^{1}H NMR 谱（600 MHz，CD_3OD）：见图 6.3.5。

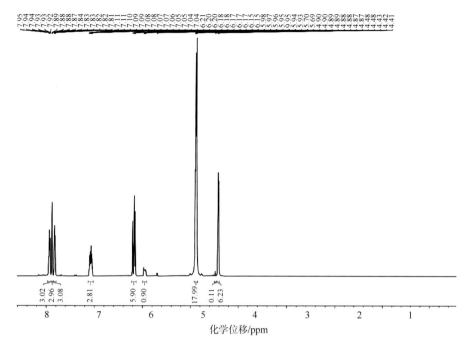

图 6.3.5 丁香酚 ^{1}H NMR 谱

B. ^{13}C NMR 及 DEPT 谱（600 MHz，CD$_3$OD）：见图 6.3.6。

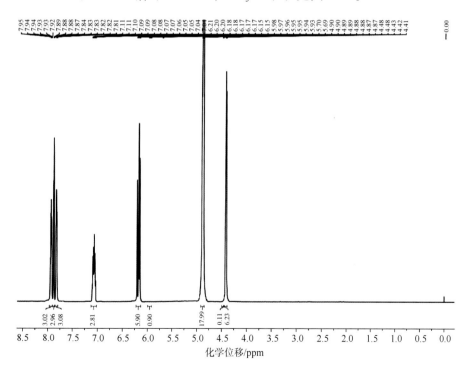

图 6.3.6 丁香酚 ^{13}C NMR 及 DEPT 谱

2）黄樟醚核磁共振谱

A. ^{1}H NMR 谱（600 MHz）：见图 6.3.7。

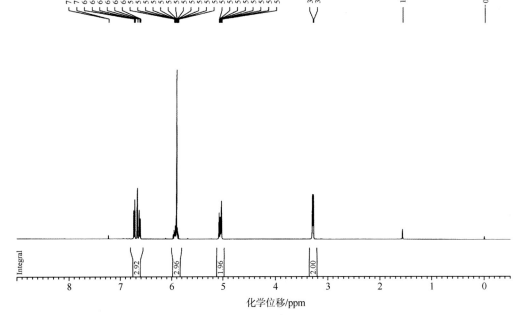

图 6.3.7　黄樟醚 ^{1}H NMR 谱

B. ^{13}C NMR 及 DEPT 谱（600 MHz，CD$_3$OD）：见图 6.3.8。

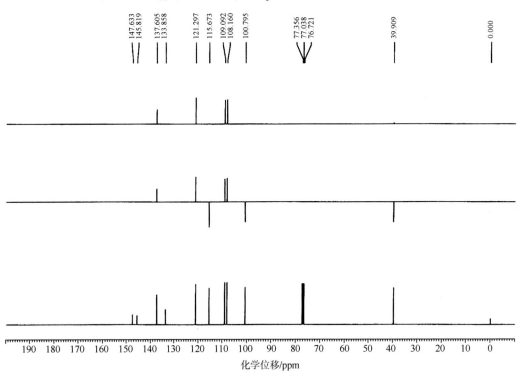

图 6.3.8　黄樟醚 ^{13}C NMR 及 DEPT 谱

3）榄香素核磁共振谱

A. ^{1}H NMR 谱（600 MHz，DMSO）：见图 6.3.9。

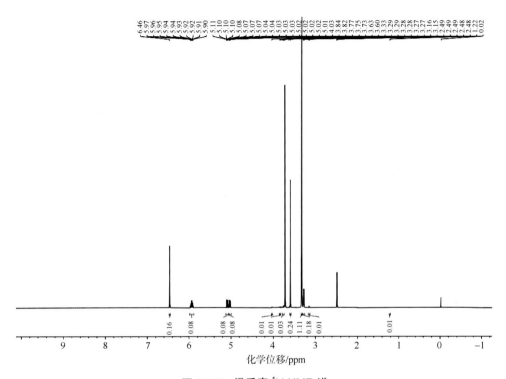

图 6.3.9 榄香素 ^{1}H NMR 谱

B. ^{13}C NMR 及 DEPT 谱（600 MHz，CD$_3$OD）：见图 6.3.10。

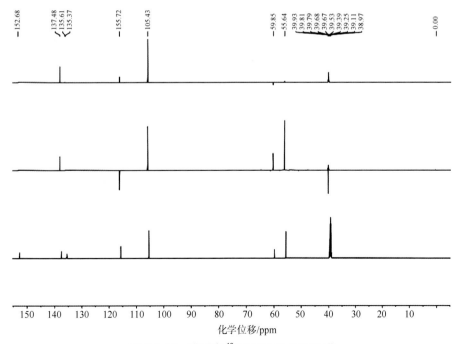

图 6.3.10 榄香素 ^{13}C NMR 及 DEPT 谱

（3）质谱

1）丁香酚质谱：见图 6.3.11。

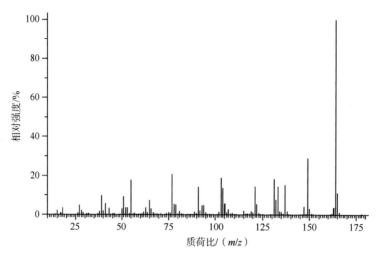

图 6.3.11 丁香酚质谱

2）榄香素质谱：见图 6.3.12。

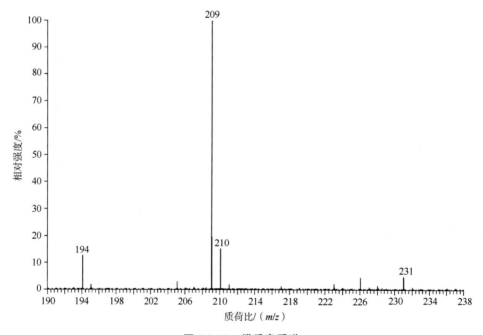

图 6.3.12 榄香素质谱

6.4　长春花

Herba Catharanthi Rosei

【基原】　本品为夹竹桃科长春花属植物长春花 *Catharanthus roseus*（L.）G. Don 的植物全株。长春花原植物与药材见图 6.4.1、图 6.4.2。

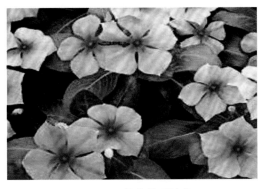

图 6.4.1　长春花原植物

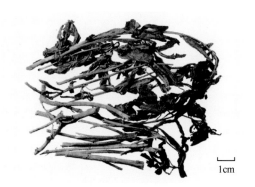

图 6.4.2　长春花药材

【产地】　主产于广东，四川等地亦产。

【功效主治】　凉血降压、镇静安神。主治高血压；外治火烫伤。

【主要毒性成分】　长春碱（vinblastine）、长春新碱（vincristine）。

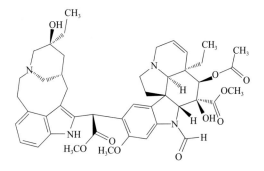

长春碱（$C_{46}H_{58}N_4O_9$，811）　　　　　长春新碱（$C_{46}H_{56}N_4O_{10}$，825）

【色谱分析】

薄层色谱分析：

样品制备：取长春碱对照品适量，加甲醇配制成浓度为 1 mg/mL 的对照品溶液。

薄层层析板：硅胶 G 板。

检测方法：以氯仿 - 乙酸乙酯 - 甲醇（5：3：2）[1] 为展开剂，预饱和 20 min，上行展开 8 cm，取出，晾干，喷以碘化铋钾试液显色，在日光下观察，供试品色谱中，在与对照品相同 R_f 值的位置上，显相同颜色的斑点，见图 6.4.3。

图 6.4.3　长春碱 TLC 分析

【波谱分析】

（1）红外光谱

1）长春碱红外光谱：见图 6.4.4。

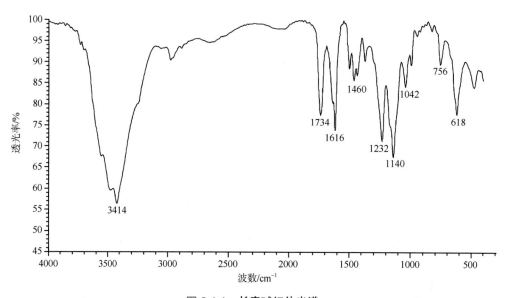

图 6.4.4　长春碱红外光谱

2）长春新碱红外光谱：见图 6.4.5。

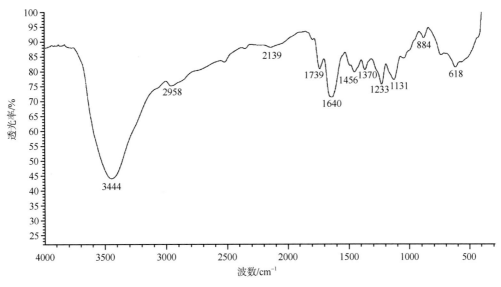

图 6.4.5 长春新碱红外光谱

（2）核磁共振谱

1）长春碱核磁共振谱

A. ^{1}H NMR 谱（600 MHz，CD$_3$OD）：见图 6.4.6。

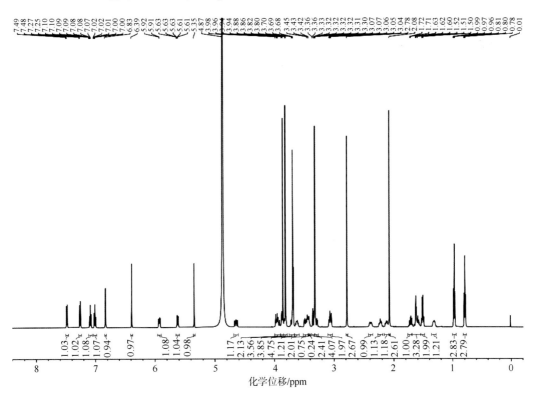

图 6.4.6 长春碱 ^{1}H NMR 谱

B. ^{13}C NMR 及 DEPT 谱（600 MHz，CD$_3$OD）：见图 6.4.7。

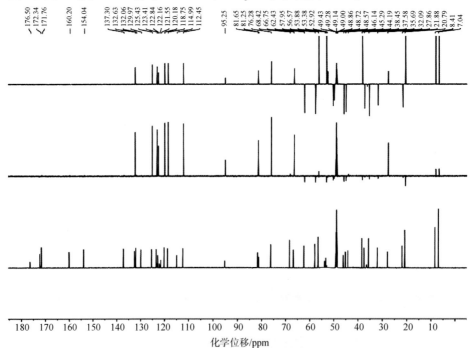

图 6.4.7　长春碱 ^{13}C NMR 及 DEPT 谱

2）长春新碱核磁共振谱

A. ^{1}H NMR 谱（600 MHz，CD$_3$OD）：见图 6.4.8。

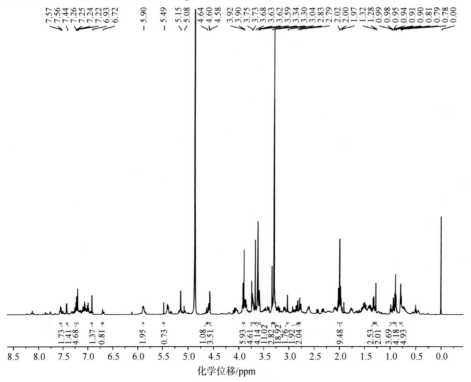

图 6.4.8　长春新碱 ^{1}H NMR 谱

B. ^{13}C NMR 及 DEPT 谱（600 MHz，CD$_3$OD）：见图 6.4.9。

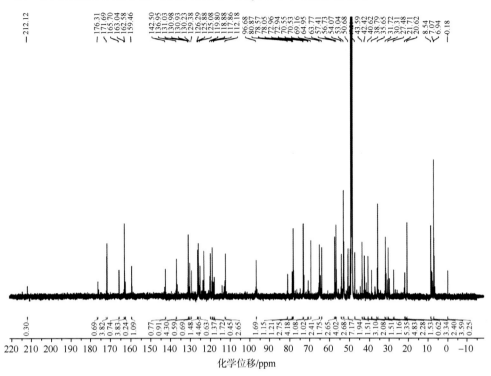

图 6.4.9　长春新碱 ^{13}C NMR 及 DEPT 谱

（3）质谱

1）长春碱质谱：见图 6.4.10。

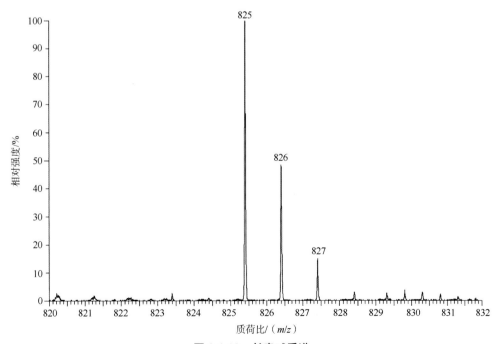

图 6.4.10　长春碱质谱

2）长春新碱质谱：见图 6.4.11。

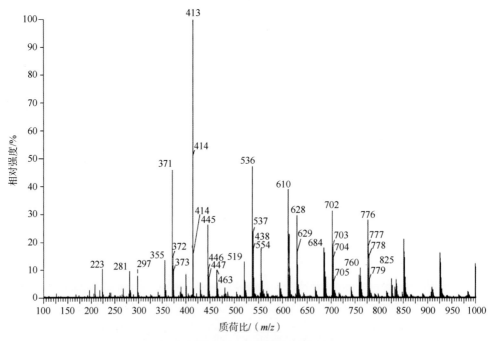

图 6.4.11　长春新碱质谱

参 考 文 献

[1] 蔡金艳, 赵林, 王义娜, 等. 文多灵和长春质碱的分离工艺研究. 中国药师, 2012, 15(7): 923-926.

第7章

动物类药材

7.1 蟾酥

Bufonis Venenum

【基原】 本品为蟾蜍科蟾蜍属动物中华大蟾蜍 *Bufo bufo gargarizans* Cantor 或黑眶蟾蜍 *Bufo melanostictus* Schneider 耳后腺和皮肤腺体的干燥分泌物。蟾蜍及蟾酥药材见图 7.1.1、图 7.1.2。

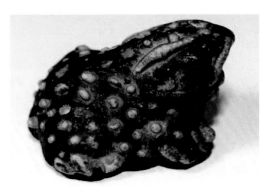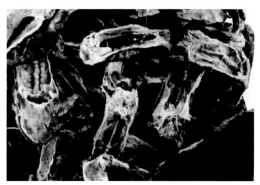

图 7.1.1　**蟾蜍**　　　　　　　　　　图 7.1.2　**蟾酥药材**

【产地】 中华大蟾蜍在中国分布最广，遍布于东经 102º 以东的除南亚热带区以外的广大平原丘陵地区。 黑眶蟾蜍是中国南方的广布优势种，主要分布于珠江南北的湿热地区。

【功效主治】 解毒、止痛、开窍醒神。用于痈疽疔疮、咽喉肿痛、中暑神昏、腹痛吐泻。

【主要毒性成分】 酯蟾毒配基（resibufogenin）、华蟾酥毒基（cinobufagin）、蟾毒灵（bufalin）。

酯蟾毒配基（$C_{24}H_{32}O_4$，385）

华蟾酥毒基（$C_{26}H_{34}O_6$，443）

蟾毒灵（$C_{24}H_{34}O_4$，387）

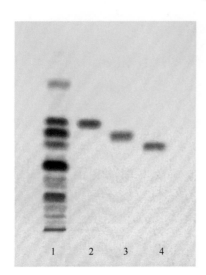

图 7.1.3 蟾酥提取物 TLC 分析

1. 蟾酥提取物；2. 酯蟾毒配基，$R_{f2} = 0.58$；
3. 华蟾酥毒基，$R_{f3} = 0.51$；4. 蟾毒灵，$R_{f4} = 0.46$

【色谱分析】

（1）薄层色谱分析

样品制备：取干燥原药材粉碎至粉末，过三号筛，取药材粉末约 0.2 g，加乙醇 25 mL，加热回流 30 min，冷却过滤，将提取液减压浓缩得提取物，将 2 mL 甲醇加入提取物中，使其溶解，制得所需供试品溶液。另取酯蟾毒配基、华蟾酥毒基、蟾毒灵对照品适量，分别加甲醇配制成浓度为 0.4 mg/mL、0.6 mg/mL、0.8 mg/mL 的对照品溶液[1]。

薄层层析板：硅胶 G 板。

检测方法：以环己烷 - 三氯甲烷 - 丙酮（4：3：3）为展开剂，预饱和 30 min 后，展开，取出，晾干，喷以 10% 硫酸乙醇溶液，在 110℃下加热至斑点显色清晰[1]。在日光下观察，供试品色谱中，在与对照品相同 R_f 值的位置上，显相同颜色的斑点，见图 7.1.3。

（2）高效液相色谱分析

样品制备：①供试品溶液的制备。取干燥原药材粉碎至粉末，过三号筛，取药材粉末约 0.1 g，加入甲醇 20 mL，超声处理 60 min，冷却，转移至 25 mL 容量瓶中，加甲醇定容至刻度，摇匀，经 0.45 μm 微孔滤膜过滤，取续滤液，即得所需供试品溶液。

②对照品溶液的制备。取酯蟾毒配基、华蟾酥毒基、蟾毒灵对照品适量，分别加甲醇配制成浓度为 0.4 mg/mL、0.6 mg/mL、0.8 mg/mL 的对照品溶液[2]。

色谱条件：

色谱柱：BDS HYPERSIL C_{18}，250 mm×4.6 mm，5 μm。

流动相：以 0.1% 甲酸溶液 - 乙腈（65 ∶ 35）为高效液相色谱分析流动相，洗脱 45 min。

流速：1.0 mL/min。

检测波长：296 nm。

进样体积：10 μL。

柱温：25℃。

分析结果见图 7.1.4。

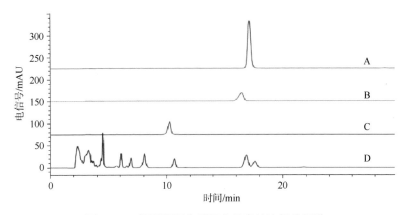

图 7.1.4　蟾酥提取物及标准品高效液相分析谱

A. 酯蟾毒配基，RT = 17.110 min；B. 华蟾酥毒基，RT = 16.444 min；C. 蟾毒灵，RT = 10.238 min；D. 蟾酥

【波谱分析】

（1）紫外光谱

1）酯蟾毒配基紫外光谱：见图 7.1.5。

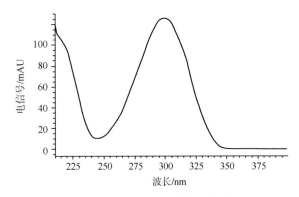

图 7.1.5　酯蟾毒配基紫外光谱

2）华蟾酥毒基紫外光谱：见图 7.1.6。

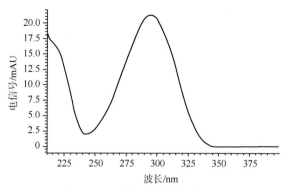

图 7.1.6　华蟾酥毒基紫外光谱

3）蟾毒灵紫外光谱：见图 7.1.7。

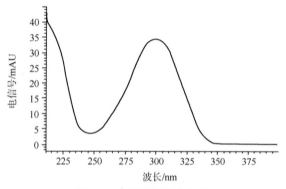

图 7.1.7　蟾毒灵紫外光谱

（2）红外光谱

1）酯蟾毒配基红外光谱：见图 7.1.8。

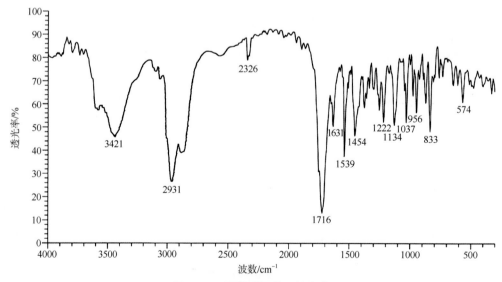

图 7.1.8　酯蟾毒配基红外光谱

2）华蟾酥毒基红外光谱：见图 7.1.9。

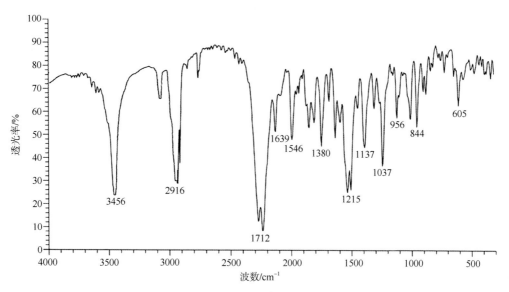

图 7.1.9　华蟾酥毒基红外光谱

3）蟾毒灵红外光谱：见图 7.1.10。

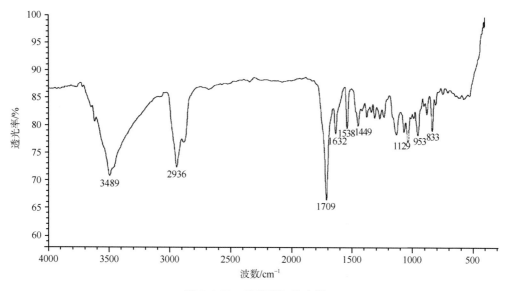

图 7.1.10　蟾毒灵红外光谱

（3）核磁共振谱

1）酯蟾毒配基核磁共振谱

A. ^{1}H NMR 谱（600 MHz，CDCl$_3$）：见图 7.1.11。

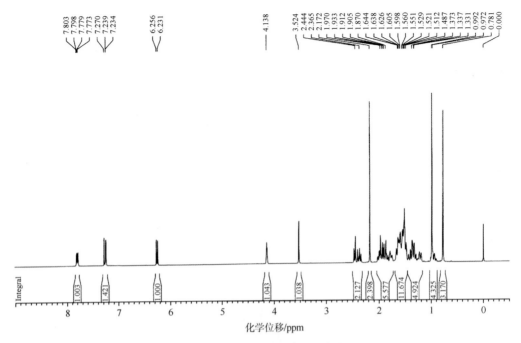

图 7.1.11 酯蟾毒配基 ^{1}H NMR 谱

B. ^{13}C NMR 及 DEPT 谱（600 MHz，CDCl$_3$）：见图 7.1.12。

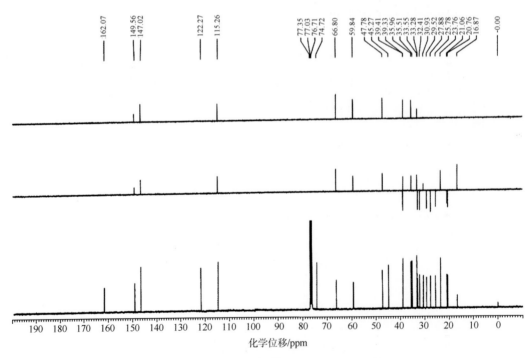

图 7.1.12 酯蟾毒配基 ^{13}C NMR 及 DEPT 谱

2）华蟾酥毒基核磁共振谱

A. ^{1}H NMR 谱（600 MHz，CDCl$_3$）：见图 7.1.13。

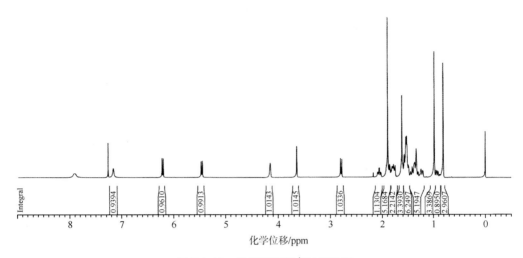

图 7.1.13　华蟾酥毒基 ^{1}H NMR 谱

B. ^{13}C NMR 及 DEPT 谱（600 MHz，CDCl$_3$）：见图 7.1.14。

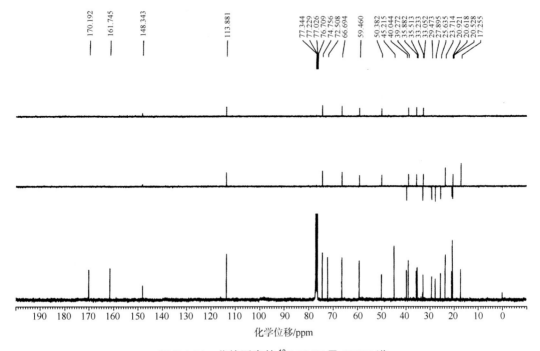

图 7.1.14　华蟾酥毒基 ^{13}C NMR 及 DEPT 谱

3）蟾毒灵核磁共振谱

A. ¹H NMR 谱（600 MHz，CDCl₃）：见图 7.1.15。

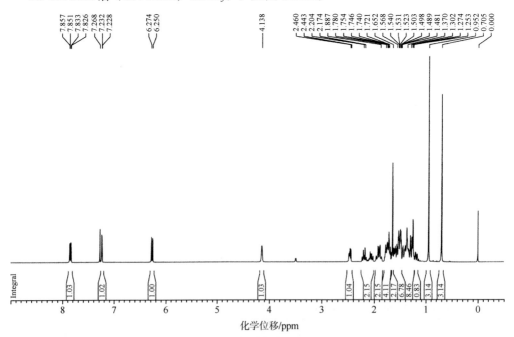

图 7.1.15　蟾毒灵 ¹H NMR 谱

B. ¹³C NMR 及 DEPT 谱（600 MHz，CDCl₃）：见图 7.1.16。

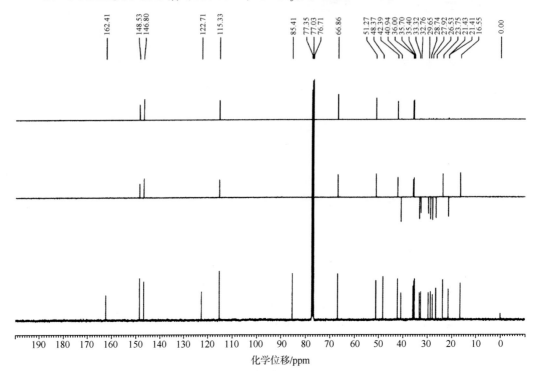

图 7.1.16　蟾毒灵 ¹³C NMR 及 DEPT 谱

（4）质谱

1）酯蟾毒配基质谱：见图 7.1.17。

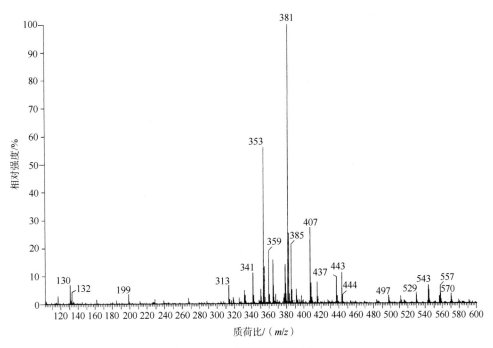

图 7.1.17　酯蟾毒配基质谱

2）华蟾酥毒基质谱：见图 7.1.18。

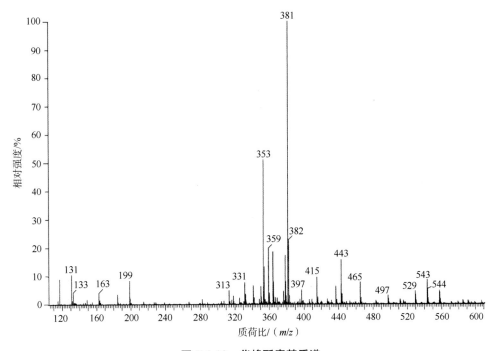

图 7.1.18　华蟾酥毒基质谱

3）蟾毒灵质谱：见图 7.1.19。

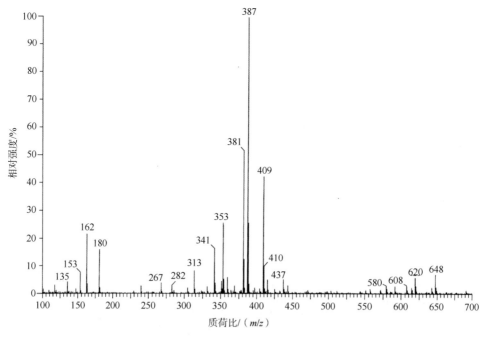

图 7.1.19　蟾毒灵质谱

参 考 文 献

[1] 国家药典委员会. 中华人民共和国药典 (2015 年版). 北京：中国医药科技出版社, 2015: 383, 384.
[2] 姬诚, 郭万周. 蟾酥的高效液相指纹图谱研究. 光明中医, 2016, 31(12): 1727-1729.

7.2　斑蝥

Mylabris

【基原】本品为芫青科芫青属昆虫南方大斑蝥 *Mylabris phalerata* Pallas 或黄黑小斑蝥 *Mylabris cichorii* Linnaeus 的干燥全体。斑蝥及斑蝥药材见图 7.2.1、图 7.2.2。

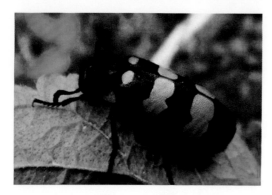

图 7.2.1　斑蝥

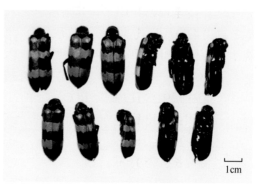

图 7.2.2　斑蝥药材

【产地】 全国大部分地区均产，以河南、广西、安徽等地较多。

【功效主治】 破血消症、攻毒蚀疮、引赤发疱。用于癥瘕肿块、积年顽癣、赘疣、痈疽不溃、恶疮死肌。

【主要毒性成分】 斑蝥素（cantharidin）。

斑蝥素（$C_{10}H_{12}O_4$，196）

【色谱分析】

（1）薄层色谱分析

样品制备：取干燥原药材粉碎至粉末，过三号筛，取药材粉末 2 g，加氯仿 20 mL，超声处理 15 min，过滤，滤液减压浓缩干燥，所得残渣用石油醚洗涤 2 次（每次 5 mL），小心倾去上清液，余下白色偏黄的晶体，用 1 mL 氯仿溶解，制得所需供试品溶液。另取斑蝥素对照品适量，加氯仿配制成浓度为 1 mg/mL 的对照品溶液[1]。

薄层层析板：硅胶 G 板。

检测方法：以氯仿-丙酮（49∶1）为展开剂，密闭预饱和 20 min，上行展开 8 cm，取出，晾干，喷以 0.1% 溴甲酚绿乙醇溶液，在 105℃下加热至斑点显色清晰，在紫外光（365 nm）下观察[1]。供试品色谱中，在与对照品相同 R_f 值的位置上，显相同颜色的斑点，见图 7.2.3。

（2）高效液相色谱分析

样品制备：①供试品溶液的制备。取干燥原药材粉碎至粉末，过三号筛，取药材粉末约 1 g，置于具塞锥形瓶中，加三氯甲烷超声处理 2 次，每次加三氯甲烷 30 mL，超声处理 15 min，过滤，合并两次滤液，用少量三氯甲烷洗涤滤渣，合并洗液和滤液，得总提取液，将总提取液减压浓缩至干，得提取物，加适量甲醇至提取物中，使其溶解，转移到 10 mL 容量瓶中，加甲醇稀释至刻度，摇匀，经 0.45 μm 微孔滤膜过滤，取续滤液，即得所需供试品溶液[1]。②对照品溶液的制备。取斑蝥素对照品适量，加甲醇配制成浓度为 1 mg/mL 的对照品溶液。

色谱条件：

色谱柱：BDS HYPERSIL C_{18}，250 mm×4.6 mm，5 μm。

流动相：以甲醇-水（23∶77）为高效液相色谱分析流动相。

流速：1.0 mL/min。

检测波长：230 nm。

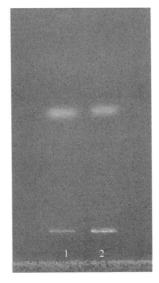

图 7.2.3 斑蝥提取物 TLC 分析

1. 斑蝥提取物；2. 斑蝥素对照品

进样体积：10 μL。

柱温：25℃。

分析结果见图 7.2.4。

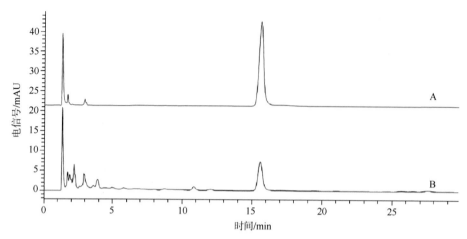

图 7.2.4　斑蝥提取物及标准品高效液相分析谱

A. 斑蝥；B. 斑蝥素，RT = 15.643 min

【波谱分析】

（1）斑蝥素紫外光谱：见图 7.2.5。

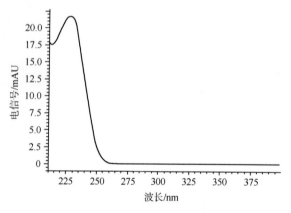

图 7.2.5　斑蝥素紫外光谱

（2）斑蝥素红外光谱：见图 7.2.6。

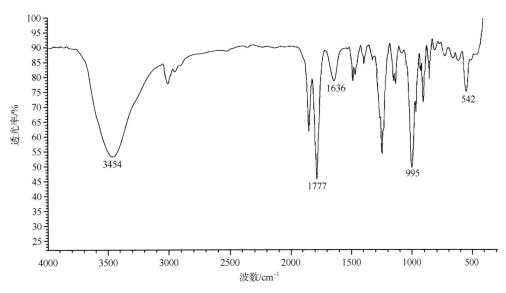

图 7.2.6　斑蝥素红外光谱

（3）斑蝥素核磁共振谱

1）^{1}H NMR 谱（600 MHz）：见图 7.2.7。

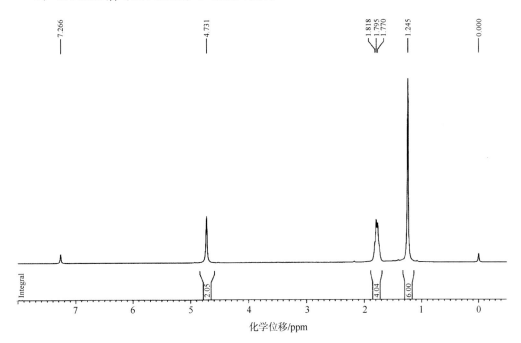

图 7.2.7　斑蝥素 ^{1}H NMR 谱

2）¹³C NMR 及 DEPT 谱（600 MHz）：见图 7.2.8。

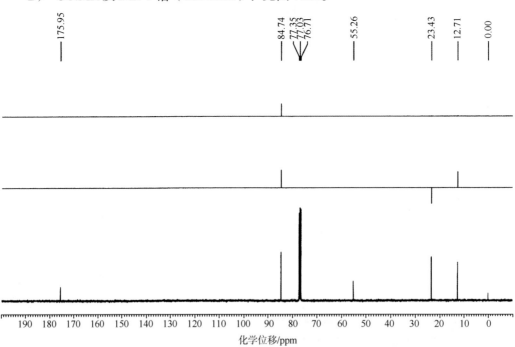

图 7.2.8　斑蝥素 ¹³C NMR 及 DEPT 谱

（4）斑蝥素质谱：见图 7.2.9。

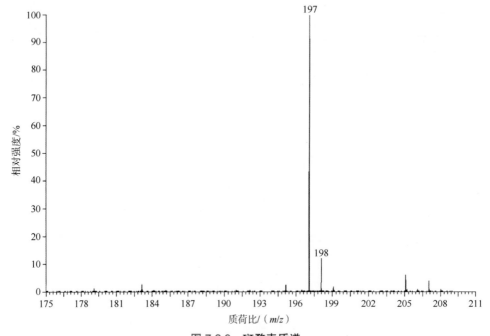

图 7.2.9　斑蝥素质谱

参 考 文 献

[1] 国家药典委员会 . 中华人民共和国药典 (2015 年版). 北京 : 中国医药科技出版社 , 2015: 331, 332.

附　录

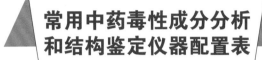

常用中药毒性成分分析
和结构鉴定仪器配置表

仪器	型号	厂家
分析型 HPLC 色谱柱	BDS HYPERSIL C$_{18}$ 色谱柱（4.6mm×250mm，5μm）	美国 Thermo
高效液相色谱仪	1260 Infinity	美国安捷伦公司
四元泵	G1311A	美国安捷伦公司
二极管阵列检测器	G1315D	美国安捷伦公司
超导核磁共振波谱仪	Bruker Avance Ⅲ 600MHz	布鲁克科技有限公司
飞行时间串联高分辨质谱仪	Waters Xevo G2-XS Qtof	美国沃特世公司
薄层色谱半自动点样仪	Linomat 5	瑞士 CAMAG（卡玛）公司
薄层色谱成像扫描仪	TLC Scanner	瑞士 CAMAG（卡玛）公司
薄层色谱成像仪	TLC Visualizer 2	瑞士 CAMAG（卡玛）公司
红外光谱仪	Bruker Alpha 2	布鲁克科技有限公司

序言 | Preface

　　全球频发的自然灾害给人类社会造成了巨大的生命和财产损失，是可持续发展面临的巨大障碍。1990～2000年联合国倡议的"国际减灾十年"是人类首次组织全球力量，开展的一场声势浩大、影响深远的防灾减灾行动。随后，联合国提出"国际减灾战略"作为21世纪的减灾活动，成为防灾减灾新的里程碑。国际减灾行动让人们清醒地认识到防灾减灾是一项长期、艰苦的任务，并倡导全球防灾减灾的重点应从灾害响应与恢复向风险管理和降低灾害风险转变，把自然灾害风险管理作为可持续发展不可或缺的组成部分。2015年3月，联合国在日本仙台举行了第三届世界减灾大会，会议通过的《2015～2030年仙台减轻灾害风险框架》，明确了7项全球性减轻灾害风险的具体目标，通过了四大优先行动领域。这一减灾框架的通过，翻开了全球防灾减灾与可持续发展新的一页。

　　我国是世界上自然灾害最为严重的国家之一，灾害种类多，分布地域广，发生频率高，造成损失重。1989年，我国成立了"中国国际减灾十年委员会"，之后，相继将其更名为"中国国际减灾委员会"和"中国国家减灾委员会"。在中国国家减灾委员会（及其前身）的综合协调管理下，我国开展了一系列重大的综合减灾行动，国家综合防灾减灾救灾能力得到全面提升。但是，全球气候系统正在发生显著变化，与此同时，我国社会经济正经历着快速城市化、经济增长和全球化的嬗变，气候和非气候过程致使极端事件的发生频率和强度不断增加，承灾体的暴露程度和脆弱性不断增大，导致我国面临的风险形势更加严峻。加强自然灾害风险评估和管理，从减少灾害损失向减轻灾害风险转变已成为我国灾害风险治理方略，成为我国社会经济可持续发展的重要组成部分。

　　综合防灾减灾需要科技先导，教育先行，自然灾害风险分析与管理是我国科研和教学中尚处于起步但快速发展的一个领域，亟待加强学科建设和人才培养。《自然灾害风险分析与管理导论》作者团队多来年活跃在该领域前沿展开研究，深感缺少相关教科书，遂以多年的教学和科研积累为基础，结合国内外最新的理论和实践编写了该书。该书以ISO国际风险管理框架和流程为主线和章节的逻辑结构，深入浅出地阐述了自然灾害风险分析与管理基本概念、原理、研究方法和前沿进展，内容涵盖了灾害与发展、致灾事件、承灾体与暴露、脆弱性、风险分析、风险评价与管理、GIS 和遥感在灾害与风险管理中的应用等,具有前沿和系统性的特点。

该书可作为相关高等院校、研究院所的本科生和研究生教材,也可以供灾害风险管理相关领域的科技人员和管理干部参考。我相信该书的出版对我国灾害风险科学的学科建立、发展、教育和普及有重要意义。

秦大河

中国科学院院士

2017 年 12 月

前言 | Foreword

　　自然灾害不断造成巨大损失,使个人、社区和整个国家的安全和福祉都受到严重影响。过去十年间,自然灾害造成全球 70 多万人丧生、140 多万人受伤和大约 2 300 万人无家可归,超过 15 亿人在多方面受到自然灾害的影响。妇女、儿童和弱势群体受到的伤害更严重。经济损失总额超过 1.3 万亿美元。2011～2015 年,我国因灾死亡、失踪 1 500 余人,紧急转移安置 900 多万人次,倒塌房屋近 70 万间,农作物受灾面积 2 700 多万公顷,直接经济损失 3 800 多亿元。气候变化也在加剧灾情,使自然灾害事件的发生频率和强度越来越高,严重阻碍了可持续发展目标的实现。降低自然灾害风险、减轻自然灾害的影响,已成为全社会关心的重要话题,成为社会经济可持续发展的重要组成部分。

　　自然灾害风险分析与管理是我国科研和教学快速发展的一个领域,但遗憾的是,目前还缺少相关的教科书。本书以作者在该领域多年的教学和科研积累为基础,结合国内外最新的前沿理论和实践进行编写。以国际通用的风险分析与管理框架和流程作为本书的主线和逻辑结构,把讲述的内容串在一起。

　　本书是编写组成员通力合作的成果。全书共七章,第一章概括地介绍自然灾害与风险管理等基本概念,防灾减灾理念从灾害管理向风险管理的转变,风险管理的基本框架和流程,以及本书的结构和主要内容。第二章至第五章为风险分析的相关内容,分别介绍风险三要素,即致灾事件(第二章)、承灾体与暴露(第三章)、脆弱性(第四章)和风险分析(第五章)的相关概念和分析方法。第六章概述风险评价和风险处理。GIS 和遥感在风险分析和管理中有着广泛的应用,故专设第七章给予介绍。全书由温家洪负责策划、构思。温家洪编写第一章、第七章和第二章第三节;李卫江编写第二章第一、二节;邱粲编写第三章;石勇编写第四章;杜士强编写第五章;徐慧编写第六章。最后由温家洪、石勇负责统稿。张振国参与了初稿撰写,古苁欢、张明、潘顺、嵇红霞、王丛笑、房永蔷、江琴、单薪蒙、焦思思参与了本书的资料收集、整理及部分图件制作等工作。

　　本书得以出版,首先要特别感谢上海师范大学兼职教授、加拿大罗德尔风险咨询公司(Rodel Risk Solutions Inc.)创始人颜建平博士。颜教授在自然灾害风险分析与管理领域有很高的造诣,曾长期任世界银行和联合国发展计划署的高级风险评估与管理专家。近十年来,他一直不遗余力地指导上海师范大学自然灾害风险评估与管理的研究,课题组的每一点进步都离不开他的无私帮助。同时,还非常感谢华东师范大学的许世远教授等老师多年来的支持与帮助。其次,本书得益于众多参考文献作者的知识贡献,特别是国际航天测量与地球学学院(ITC)的 Cees van Westen 博士编写的培训教材 *Multi-Hazard Risk Assessment: Distance Education Course Guide Book* (Version May 2009),给本书提供了有益的借鉴和参考。本书的编写和出版还得到了国家自然科学基金项目(41401603、41601566、71603168、41771540、5161101688),以及教育部人文社会科学研究项目(14YJCZH128)的资助。在此一并表示衷心的感谢!

　　自然灾害风险分析与管理涉及自然科学、工程科学、经济学和管理学,是一个学科跨度很大的新的研究领域。对我们来说,也有相当大的难度,书中难免存在不足之处,我们真诚地欢迎大家提出批评和建议。

作　者

2017 年 9 月

目录 | Contents

第一章　绪　论

作为全书的开篇,本章主要包括两方面的内容:首先,向读者说明灾害与风险等贯穿本书的基本概念,并让读者了解自然灾害对社会经济发展的制约和影响,以及降低灾害风险的必要性;其次,阐述国际社会防灾减灾理念从灾害管理向风险管理的转变,并概述风险评估过程和风险管理的流程步骤。以风险管理的流程框架为基础,设计本书的结构和主要内容。

第一节　灾害与风险

一、灾害与风险的概念

我们对灾害并不陌生,新闻媒体和互联网常常连篇累牍地报道灾害发生的消息。21世纪对人类冲击巨大的灾害包括印度洋海啸(2004年)、美国的卡特里娜飓风(2005年)、中国的汶川地震(2008年)、缅甸的纳尔吉斯飓风(2008年)、海地地震(2010年)、东日本大地震(2011年)和菲律宾的海燕台风(2013年)等。一方面,当发生重大自然灾害时,全世界的媒体会在较长时间内持续关注,特别是诸如地震、洪水和台风等突然发生并引起大规模损失和人员伤亡的灾害。时过境迁,历史上曾经发生过的、造成重大人员伤亡和财产损失的巨灾往往被人们淡忘。另一方面,由地质、地貌和气候变化等引起的缓发性危害,如海平面上升、水土流失、土地退化、荒漠化、地面沉降和山地冰川退缩等,因影响面积比较大、持续时间比较长,从长远来看可能会造成更大的影响,但受到媒体的关注较少。

联合国国际减灾战略(UNISDR)把灾害(disaster)定义为:一个社区或社会的功能被严重扰乱,造成广泛的人员、物资、经济或环境的损失和影响,且超出受影响的社区或社会能够动用自身资源去应对的能力。灾害通常表述为下述情形的综合:人们生产或生活的地区暴露于某种致灾事件(hazard),由于社会自身存在一定的脆弱状况,应对或减轻潜在负面后果的能力或措施不足,因此造成严重影响和巨大损失。灾害影响包括人员受伤、死亡以及对人的身体、精神和社会福利的其他负面影响,也包括财物的损坏、资产的损毁、服务功能的丧失、社会和经济运行的中断以及环境的退化等方面。

　　区分灾害和致灾事件这两个概念很重要。灾害是风险(risk)变为现实的结果,即当风险成为现实且影响社会安全时即为灾害发生。致灾事件是可能造成人员伤亡、健康影响、财产损失、生计和服务设施丧失、社会和经济混乱或环境退化等影响,具有潜在危险的现象、物质或人类活动。这些事件通常在给定的时间段、区域范围和强度内,以一定的概率发生。致灾事件在国内也常称为致灾因子。

　　致灾事件为具有潜在威胁的某种状况或条件,这些事件起源于各类地质、气象、水文、海洋、生物和技术,以及它们的共同作用。只有当潜在威胁现实发生或具体化之后,风险才成为灾害。例如,对于可能发生台风或地震的地区,该地区存在特定的致灾事件威胁,即台风和地震。只有当台风或地震易发区域存在脆弱的社会系统时,该地区才具有风险。该地区的风险源于未来台风或地震发生时可能会造成的人员伤亡和财产损失。当致灾事件真实发生并造成社会系统的财产损失和人员伤亡之后,才形成灾害。假如发生在无人居住的地区,则台风或地震之类的致灾事件本身并不被视为一场灾害。只有当它发生在人口聚居区,并带来破坏、损失时,才称为灾害。

　　风险是指潜在的损失,既包含负面的后果,即破坏和损失,也包含事件发生的概率。灾害风险(disaster risk)是指现在的某些过程或未来的事件导致社区或社会可能发生的生命、健康状况、生计、资产和服务系统等的潜在损失。估算风险是一门研究不确定性的科学,因为预测事件的时间、地点、强度等可能在很大程度上都是未知的。这种不确定性在数学上通常用概率来表示。灾害风险的描述,需从给定时间段内,结合具体致灾事件场景及其发生的概率或可能性,以及造成的负面后果等方面进行描述。一个致灾事件的影响取决于暴露(如人口或建筑物)及其相关的脆弱性,以及事件本身的强度和发生概率。灾害风险是致灾事件、暴露(exposure)、脆弱性(vulnerability)三个要素综合的结果(图1.1)。如果把风险的大小看成图1.1中三角形的面积,则其大小取决于三角形的三条边。如果某条边为零,就没有风险。在图1.1的风险三角形中,面积较大的深色区域把风险作为三要素(三条边)的函数,而面积较小的斜线区域则表示由于暴露和脆弱性减少一半,因此降低了总风险。

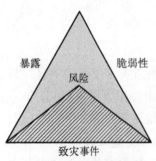

图1.1　灾害风险及其三要素的关系示意图

来源: Geoscience Australia. http://www.ga.gov.au/scientific-topics/hazards/risk-impact/risk

　　暴露,通常也称为承灾体,是指人员、财物、系统或其他要素处在危险地区,可能受到损害。通常以某个地区有多少人或多少资产来衡量暴露程度,包括人口、财产、经济活动、公共服务,或任何其他在特定区域内暴露于灾害的可定义的价值量,也称为资产。脆弱性是指一个社区、系统或资产的特性和状况,使其易于受到某种致灾事件的损害。一个地区的脆弱性通常由物理、社会、经济和环境等因素或过程所决定,例如,建筑的粗劣设计和建造,对资产不恰当的保护,缺乏灾害风险信息和意识,政府对风险和备灾措施认识有限,以及缺少科学的环境管理等。根据暴露在某种致灾事件下特定的承灾体脆弱性,结合暴露的资产量,可以定量估算某一地区该致灾事件的灾害风险。

二、灾害与发展

自然灾害风险与人类发展过程紧密关联。灾害使发展处于风险中。从古至今,严重的自然灾害是影响社会发展、造成社会不稳定的重要原因。重大的自然灾害导致大批灾民、饥民死亡,造成重大经济损失,每一次重大灾荒的发生,都必然对当时的社会经济生活产生巨大的深刻影响。经济的凋敝必然冲击社会的稳定,这往往成为历代社会动荡的根源,成为社会发展的重要制约因素。自然灾害成为各国面临的共同挑战。与此同时,人类社会经济的发展有助于减少人类面对自然灾害的脆弱性,从而可极大地降低灾害风险。

(一)全球灾害概况

在历史的长河中,人类社会经受了许多重大的自然灾害,遭受过严重损失。一些重大灾害甚至摧毁了一些城市和国家。例如,维苏威火山在公元 79 年的一次猛烈喷发,摧毁了当时拥有 2 万多人的庞贝古城;1556 年发生在陕西华县的大地震,是有记载的世界上伤亡人数最多的大地震,死亡人数近 83 万,超过 97 个县在地震中遭受损失;1988 年,亚美尼亚发生强烈地震,这次地震破坏了整个国家的经济体系,损失的价值达到该国当时 GDP 的 9 倍。

20 世纪以来,是人类历史上自然灾害活动特别强烈、破坏和损失尤其严重的时期之一,全球频发的自然灾害给人类社会造成了巨大的生命和财产损失。全球每年有大量的人口遭受暴雨、洪涝、干旱、台风、风暴潮、地震、火山、滑坡、泥石流等自然灾害的严重威胁。近百年来,一次死亡 10 000 人以上的致灾事件发生了数十起。根据瑞士再保险公司(Swiss Re-insurance Company)Sigma 灾害数据库的统计,自 20 世纪 70 年代以来,全球的重大自然灾害数量平均每年约增加 5%,由 20 世纪 70 年代的年均 39 起,到 21 世纪后的年均 139 起。1970 年以来,25 起全球最严重的自然灾害中,有 14 起发生在 2001～2012 年(图 1.2)。1975～2008 年,在中、高收入水平国家,灾害使政府的财政支出平均增加了 15%,而财政收入因灾减少了 10%,两者致使预算赤字增加了 25%。在发展中国家,由于缺乏保险等风险转移手段,经济损失的 60%～80%转嫁为政府的支出。

根据世界卫生组织流行病研究合作中心(CRED)维护的紧急事件数据库(EM-DAT)统计,自 20 世纪 70 年代以来,自然灾害发生的次数、影响人数和灾害损失的上升速度明显加快。1995 年以后,损失超过 1 000 亿美元的年份就有 5 年,如 2005 年,受美国卡特里娜飓风的影响,全球灾害损失超过 2 000 亿美元。

联合国国际减灾战略(UNISDR)发布的《2015 年减轻灾害风险全球评估报告》中的数据显示,就全球而言,目前预计因地震、海啸、热带气旋和洪水造成的年平均损失高达 3 140 亿美元。

20 世纪以来,自然灾害非常严重,不仅是地球自然环境变化的反映,更与这一时期人口急剧增长、快速城镇化、经济全球化和环境的严重破坏有着密切关系。世界人口由 20 世纪初的约 16 亿增长到 2015 年的 73 亿,人口数量大约增长了 3.5 倍。由于人口的增长、社会经济和技术的发展,以及人类利用自然资源、改变自然环境的速度和规模迅速增加,

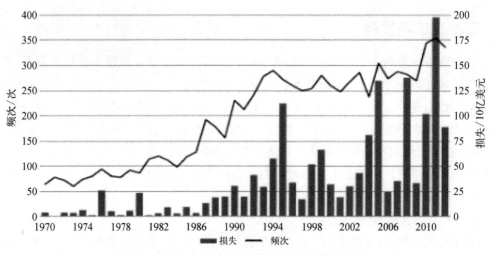

图 1.2   1970 年以来的全球灾害发生频次和损失

来源：Swiss Re,2013

地球环境趋于恶化,灾害发生的频率不断增高,损失不断增大。与此同时,全球的城市化水平超过了 50%。现代城市既是国民经济和社会发展的战略中心,也是各类灾害易发和频发的区域。当灾害袭击城市时,更容易形成巨灾。随着城市人口、建筑物、基础设施、生命线工程和财富的高度集中,风险高度集中,要素之间关联的承灾系统复杂,相伴而生的灾害隐患不断增多,成灾频率和损失呈非线性上升。在全球气候变化的背景下,极端致灾事件日趋增多,随着全球化程度日趋加深,全球已经进入系统性风险社会,灾害风险更具有高度复杂性和全球联动的特点。例如,2011 年的东日本大地震、泰国洪灾以及 2012 年的美国桑迪飓风等,这些巨灾都对世界经济、国际贸易、全球产业链产生了重大影响。

发展水平和灾害损失之间的一般关系见图 1.3。深色实线为经济损失的绝对值,表明随着发展水平的提升,经济损失呈增加趋势。这是由于发展水平越高,处于风险中的承灾体绝对价值量越大,在灾害中被损坏的也越多。不过,就相对值而言,即损失值占 GDP 的比例,该趋势是反向的,如虚线所示,随着发展水平的提高,相对损失呈现逐渐降低的趋势。人员伤亡也呈下降趋势,如灰线所示。

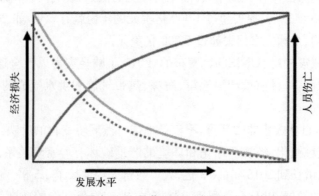

图 1.3   发展水平、人员伤亡和经济损失之间的关系

专栏 1.1　近 20 年来全球自然灾害概况

1994～2013 年,EM-DAT 记录了在全球发生的 6 873 次自然灾害,共导致 135 万人死亡,平均每年死亡人数达 6.8 万人,年均受灾人数为 2.18 亿人,造成的总损失达 26 000 亿美元。

20 世纪 90 年代自然灾害的发生频率显著增大,之后相对平稳,并在 2005 年达到峰值,然后,有所下降(图 1.4)。总体而言,在 1994～2013 年的后期,EM-DAT 每年记录的次数要比前期高得多。气象水文灾害发生次数占全球自然灾害发生次数的绝大部分,达 91%。灾害发生频率增大主要是由于气象水文灾害,如风暴和洪水的数量持续上升。2000 年以前,EM-DAT 每年记录的气象水文灾害平均近 240 次,之后,年均达 341 次,增加了 44%,而 1980～1989 年,气象水文灾害年均仅为 140 次。与此同时,地球物理灾害(主要是地震、海啸和火山喷发)的数量在 20 年中大致保持稳定。

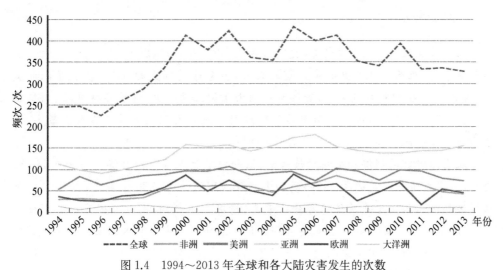

图 1.4　1994～2013 年全球和各大陆灾害发生的次数

来源:CRED,2015

洪灾发生的次数最多,约占灾害总数的 43%(图 1.5),也是受灾人数最多的灾种,影响了近 25 亿人,占总受灾人口的 55%。风暴发生的频率排第二位,导致 24.4 万人死亡,9 360 亿美元的损失,是造成损失最严重、死亡人数居第二位的灾种。地震(包括海啸)造成了 75 万人死亡,占总死亡人数的 55%,死亡人数比其他所有灾种加起来还要多。尽管干旱发生的次数只占灾害总数的 5%,但受灾人数超过 10 亿人,约占全部受灾人数的 25%。

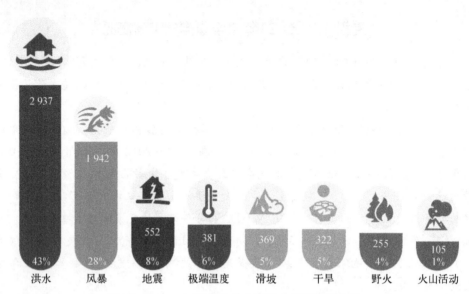

图1.5　1994～2013年自然灾害各灾种发生的比例

来源：CRED,2015

亚洲共发生了2 778次灾害,受灾人数达38亿人,并造成近84.1万人死亡。从各大陆来看,亚洲是自然灾害最严重的大陆,占全球总损失的50％,其次是南北美洲,占35％。从绝对数量来看,美国和中国由于国土面积大、环境多样复杂、人口密度高,灾害发生的次数最多。而中国和印度两个人口大国的累计受灾人次最多,达33亿人次,占全球总受灾人次(43亿)的76％。

从自然灾害的经济损失绝对值来看,低和中低收入国家的经济损失为2 440亿美元,只占经济总损失的10％,而高和中高收入国家为23 380亿美元,占90％。但从经济损失占国内生产总值的百分比来看,情况大不相同,高收入国家经济损失只占GDP的0.3％,而低收入国家要占到5.1％,表明低和中低收入国家的经济规模较小,自然灾害对这些国家影响更严重。贫困国家与富裕国家相比,遭受了由更沉重的自然灾害损失带来的经济负担,以及高得多的因灾死亡率,这表明贫困国家需要着力加强和改进减灾措施。

(二) 发展可能增加承灾体的暴露程度和脆弱性

个人、社区和国家的发展会产生新的风险。人类在发展过程中,不适当的决策或缺乏合理的规划,以及不合理的发展方式,都会增加灾害发生的可能性,加大灾害发生时的损失。洪泛平原、地震带和其他高风险区的发展,增大了一般自然致灾事件引发重大灾害的可能性。

1. 在易灾地区启动新项目

在易发生洪水的河漫滩、海岸带的低洼地区兴建居民点,在可能发生地震的活动断裂带兴建大型项目,都会增加人员和资产在自然灾害中的暴露程度,导致损失的增加。在坡度大、岩体组成疏松的地区修建新项目,如建铁路或公路、修厂房等,将增加发生滑坡的隐患。

2. 人口增长与城市化

21世纪被称为城市的世纪,2014年城市人口占世界总人口的50％,城市化和城市人口增长仍将继续,预计到2050年,全球城市人口将再增加25亿,城市人口比例将达到66％。人口增长与城市化,使人口密度增大、财富集中,可能增加灾害造成的人员伤亡和财产损失。人口激增和高速城市化还导致非正规居民区和城市贫民区的增长,不少定居点往往位于峡谷、陡峭的山坡、洪水泛滥的平原或邻近有危险工业和交通设施的区域,并缺乏安全规划和风险评估,增大了生活环境的不稳定性与面对自然灾害的风险。

3. 环境退化导致更多的灾害发生

人口的增长使得人类利用自然资源、改变自然环境的速度和规模迅速增加,资源过度开采,开发方式不合理,地球环境趋于恶化。灾害发生的频率越来越高,损失越来越大。例如,为了扩展农业,增加放牧用地,采伐薪柴等,造成森林的破坏,结果使土壤侵蚀,极易产生崩塌和泥石流灾害,并导致河流中下游的河床抬升,增加了洪水风险。

4. 某些工程措施可能增加灾害风险

防洪堤坝被看作拦截洪水的屏障,是一种重要的防洪工程措施。但是仅仅依靠大坝,难以完全防患于未然。如果堤坝年久失修,一遇洪水,反而更危险。虽然堤身可以不断加高,但溃决后损失可能更大。因此,为保险起见,必要的分洪工程是配合大堤防洪的重要措施,将使洪泛地区更为安全。

(三) 灾害对发展造成的破坏

由灾害造成的损失严重阻碍了许多国家发展目标的实现。灾害不但直接导致基础设施的破坏、人类生计的丧失,还间接影响金融、政治、健康和环境,并使之恶化。这种灾难性损失可能会使旨在改善贫困和饥饿、提供基础设施、保护环境以及提供就业与增加收入的社会经济投资事业遭遇挫折。

1. 人员伤害

灾害往往造成大量的人员伤亡。中国每年因各类自然灾害死亡的人数在数千到上万人,重大灾害一次就能造成数万乃至数十万人死亡。例如,1976年7月28日,唐山市发生7.8级大地震,造成24万多人死亡,数十万人受伤;1975年8月4~8日,河南省驻马店地区发生特大暴雨洪水,造成3万多人死亡;2008年5月12日,汶川发生8.0级地震,造成6.9万多人死亡,近1.8万人失踪。随着社会进步和经济发展,以及科学技术在减灾中的应用,我国因灾死亡人数呈明显下降趋势。

灾害还对人们的健康产生消极的影响,食品不足、水源污染、正常生活秩序被打乱等都能影响人的健康,特别是对老年人、病弱者、残疾人和妇女儿童等群体的影响更大。

2. 人类生存条件破坏

突发性灾害造成住房损毁倒塌、粮食减产甚至绝收,各种生活用品及食品被冲走或被压埋。灾害对生命线(如通信、供电、供气、上下水管网、采暖等)的破坏,会造成城市功能部分或全部丧失,甚至使城市瘫痪,并可能引起一系列的次生灾害(如火灾、有毒物质散溢等),进一步破坏人类的生存条件,造成吃、穿、住、医等条件的全面恶化。

3. 对社会稳定和人们心理的影响

重大自然灾害使大批的灾民缺乏基本生活保障时,必将出现逃荒、乞讨及成批外流等现象;灾害过后,各种有机物及人畜尸体腐烂,造成水源污染,极易发生大规模疫病流行;严重的灾害还会导致人体的生理反应,并产生相应的心理活动,出现诸如恐惧、焦虑等状况,灾后危害社会的违法犯罪事件增多,正常的社会秩序被打乱,这一问题在比较贫困的发展中国家尤为突出。

4. 灾害可能削弱发展的势头

灾害造成巨大的经济损失,破坏了经济发展的基础设施(包括农田、各类工矿企业、通信、能源、生产设施等),对发展造成更长远的影响。灾害对经济的影响主要表现在以下方面:农业减产乃至绝收;工矿企业或能源受损,造成工业减产或停产;原料等减产影响工业生产;通信交通等设施被破坏,从而影响生产;基础设施等遭受严重破坏,恢复重建需要增加经济投入;旅游业萧条造成对服务业的影响;购买力降低;失业等。

对于遭受巨大创伤的灾区,人民生命财产、国民经济蒙受巨大损失,公共设施在短期内难以全面恢复,这一地区的所有发展规划都可能延缓或取消。这不仅是财力的原因,还由于整个发展的基础、环境不复存在。

发展需要良好的投资环境、生态环境及一定的建设规模,灾害的重创,使得原有的成果不复存在,一切需要从头开始,再恢复到原有的规模尚需要一定的积累和时间。因此,灾害的发生,对整个发展进程是一个极大的打击和削弱,它不仅影响直接受灾地区,还可能波及周边更远的区域,甚至动摇整个国家的经济基础。

灾害的影响仍然是可持续发展面临的最大威胁,防灾与可持续发展和消除贫困具有密切的关系。

第二节　自然灾害的特点与管理

一、自然灾害分类

按照灾害的触发因素,可把自然灾害分为地震灾害、台风灾害、洪水灾害等。

按照灾害持续时间的长短,可把自然灾害分为突发灾害和渐发灾害。突发灾害是指形成和发生时间比较短、难以预测和监控的灾害,如地震、海啸、洪水、台风等。渐发灾害有时也称缓发性灾害,是指通过不断积累而逐步成灾的灾害,如干旱、厄尔尼诺、海平面上升、荒漠化等。

根据灾害造成的损失和影响的严重程度,可将自然灾害分为巨灾、大灾、小灾等类型。

例如,史培军等认为巨灾指由 100 年一遇的致灾事件,造成的人员伤亡多、财产损失大和影响范围广,且一旦发生就使受灾地区无力自我应对,必须借助外界力量进行处置的重大灾害。《国家突发公共事件总体应急预案》规定,各类突发公共事件按照其性质、严重程度、可控性和影响范围等因素,一般分为四级:Ⅰ级(特别重大)、Ⅱ级(重大)、Ⅲ级(较大)和Ⅳ级(一般)。

根据灾害影响的目标系统的尺度规模大小,可分为国家、省、县市、社区、家庭和个体灾害。

根据自然灾害成因和我国涉灾部门管理责任,可将我国常见的自然灾害分为七大类,即水旱灾害、气象灾害、地震灾害、地质灾害、海洋灾害、生物灾害和森林草原火灾,每类中又包括若干种。

二、灾害的地理分布

自然灾害在空间上分布不均,这是因为灾害是风险现实化的结果,而风险是由致灾事件、暴露和脆弱性构成的,灾害的发生及造成的损失与影响的严重程度是三个要素综合的结果。不同的致灾事件集中发生在某些特定地区(图 1.6)。以地震为例,全世界的地震主要集中在两个地带:一个是环太平洋地带;另一个是从西太平洋开始,向西经过印度尼西亚、中国、中东地区直到地中海的喜马拉雅—地中海地震带。

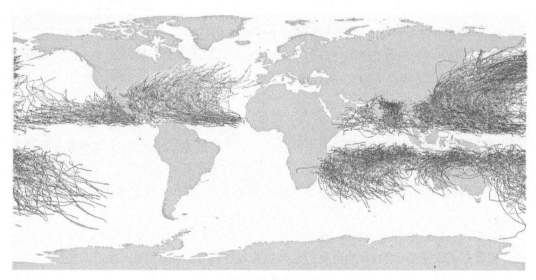

图 1.6 全球自然致灾事件分布图

地震以黄色-棕色表示,并划分为五个等级。热带风暴用绿色表示,绿色箭头代表主要气旋轨迹。颜色最深意味着致灾事件的危险最高。其他致灾事件包括温带风暴(灰色)和活火山(小的黑色符号)

来源:MunichRe,2011

暴露包括人类本身及生命线系统、各种建筑物与生产线系统和各种自然资源,例如,可以用某个地区有多少人或多少资产来衡量暴露程度。自然灾害造成的损失与承灾体的暴露程度密切相关。例如,近 20 年来,中国和印度两个人口大国累计受灾人数最多,达33 亿人次,占全球总受灾人数(43 亿)的 77%。从绝对数量而言,自然灾害的总经济损失美国排第一,其次是日本和中国。这与中国和印度是人口大国,美国、日本和中国的资产及经济总量巨大相关。

EM-DAT 数据显示,四组不同收入国家的收入水平影响因灾死亡人数。平均来看,低收入国家每次灾害死亡人数(332 人)是高收入国家(105 人)的三倍以上,低收入国家遭受了 44% 的灾害,但死亡人数占到 68%。而且,低收入国家每百万人的因灾死亡人数为 43 人,而高收入国家仅为 9 人。这说明经济发展水平是因灾死亡的主要决定因素,而不是暴露本身。

三、灾害损失与影响扩散

灾害损失是灾害对人类社会造成的人员伤亡、社会财产损失,以及对社会生产和居民生活造成的破坏与为修复被破坏的灾区所进行的投入。灾害损失可以用损失大小和损失程度两个指标来描述。前者反映的是灾害损失的绝对量,而后者反映的是灾害损失的相对量。

(一) 灾害损失分类

灾害损失通常可分为经济损失、社会损失和环境影响(图 1.7)。

1. 经济损失

经济损失是指灾害对经济活动造成的破坏情况与损失程度,一般用货币形式表示。经济损失通常分为三类,即直接经济损失、间接经济损失和宏观经济影响。

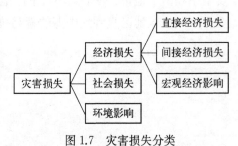

图 1.7　灾害损失分类

(1) 直接经济损失

有时简称直接损失,为各种致灾事件对物质资产存量造成的损失,主要表现为资产的损失,包括建筑、机器设备、各种交通工具、成品或半成品和准备收获的农作物等,如地震造成房屋倒塌、厂房或基础设施破坏等。直接损失往往是在致灾事件发生过程中产生的。

(2) 间接经济损失

直接损失的后果为商品和服务的流量损失。间接损失来源于灾害对生产能力的直接破坏或者基础设施的损毁,影响企业的正常生产,从而造成产量下降或停产。间接损失还包括由公共设施供给成本或费用的提高而导致的成本上升。例如,由洪水或持续干旱引起的未来收成的损失,由工厂损毁、原材料不足造成的产量下降,由运输路线、运输方式改变导致的成本提高。间接损失是在灾害发生以后的一段时间内产生的。

(3) 宏观经济影响

灾害对宏观经济的影响,主要指对一个国家或地区的价格水平、财政、失业率、国际收支和国内生产总值等经济变量的影响。它反映了直接经济损失和间接经济损失的宏观效应,可以预测不发生灾害的情况下宏观经济变量的数值,来判断灾害在多大程度上影响了应该达到的宏观经济目标,以及这些宏观经济变量的变化又在多大程度上影响了灾后的恢复重建等。研究灾害对宏观经济的影响是从不同的角度研究灾害对经济的影响,是对直接损失和间接损失评估的补充,两者角度不同,不能与直接损失和间接损失相加,实际上也无法相加。灾害对宏观经济的影响经常以一个国家为单位,在更小的区域范围内也可以进行类似的分析。

2. 社会损失

社会损失指人员生理心理损伤和对人类正常生活、社会组织和社会发展造成的影响等。灾害不仅会造成大量人员伤亡、许多人无家可归,而且在灾害期间个人健康也会受到直接影响。在灾害发生过程中,老人、妇女和儿童等脆弱性人群对灾害的反应更为明显,会普遍出现身体的健康状况下降甚至死亡;大灾之后往往形成传染病易于流行的条件,对人类生存构成极大的威胁。灾害还会给人们带来严重的心理伤害,影响人的行为和精神健康。由于自然灾害破坏了人们的生存条件和环境,人们的生活方式和行为方式也会发生巨大变化,尤其是痛失亲人和家园被毁,人们的心理往往出现消极、悲观和扭曲现象。灾害对心理的负面影响包括灾害所带来的苦难、失去亲人的悲伤、不安全感和对当局应对不力的愤怒情绪等。

3. 环境影响

一场大的自然灾害往往会对人类所依赖的生态环境和资源构成巨大破坏。灾害对环境和资源造成的破坏,有些可以恢复,有些则难以在短期内恢复。矿产资源属于不可再生资源,受灾被毁后无法或很难恢复;水资源属于可再生资源,但受灾被污染后,恢复过程非常缓慢;生物资源种类繁多,但一个物种灭绝后就永远消失且不会再生;土地资源虽属可再生资源,但一旦受灾,将导致森林被毁、土壤破坏、草地退化等一系列环境问题。自然灾害不仅破坏当时的社会经济发展,而且危及子孙后代的生存发展条件。

专栏 1.2 5·12 中国汶川 8.0 级特大地震

汶川大地震发生于北京时间 2008 年 5 月 12 日 14 时 28 分 4.1 秒,震中位于中国四川省阿坝藏族羌族自治州汶川县境内,距离四川省成都市西北偏西方向 90 km。根据中国地震局监测数据,此次地震的面波震级达 8.0 Ms、矩震级达 8.3 Mw,破坏地区超过 10 万平方千米,地震烈度达到 11 度,是 1949 年以来影响最大的一次地震。截至 2009 年 3 月 22 日 12 时,中国地震局监测到地震余震 50 095 次,最大余震为 2008 年 5 月 25 日 16 时 21 分的 6.4 级地震。

根据中国地震局的有关资料,本次地震的主要成因是印度洋板块向亚欧板块俯冲,造成青藏高原快速隆升。高原物质向东缓慢流动,在高原东缘沿龙门山构造带向东挤压,遇到四川盆地刚性地块的阻挡,造成构造应力能量的长期积累,最终在龙门山北川—映秀地区突然释放,形成逆冲、右旋、挤压型断层地震。本次地震发生在地壳脆-韧性转换带,震源深度为 10~20 km,持续时间较长,破坏性巨大。地震造成连接青藏高原东部山脉和四川盆地之间大约长 275 km 的断层。

距离震中 50 km 范围内的县城和 200 km 范围内的大中城市受灾最为严重。我国除黑龙江、吉林、新疆外,均有不同程度的震感,其中以陕甘川三省震情最为严重。港澳地区在地震发生 3 min 后有震感,越南河内、泰国曼谷、台湾台北和巴基斯坦分别在地震后的 5 min、6 min、8 min 和 10 min 有震感。

本次地震造成了严重的人员伤亡、财产损失和自然环境破坏。据不完全统计,截至 2009 年 4 月 25 日,本次地震造成全国遇难人数 69 225 人,受伤人数 374 640 人,失踪人数为 17 939 人。截至 2008 年 9 月 4 日,地震造成直接经济损失 8 451 亿元人民币,其中四川占总损失的 91.3%,甘肃占总损失的 5.8%,陕西占总损失的 2.9%。

2005 年美国卡特里娜飓风

卡特里娜(Hurricane Katrina)是 2005 年 8 月出现的一个五级飓风,其引发的风暴潮对美国地区造成空前的灾难。整个受灾范围几乎与英国国土面积相当,被认为是美国历史上损失最大的自然灾害之一。

卡特里娜于 2005 年 8 月中在巴哈马群岛附近生成,8 月 25 日在美国南部的佛罗里达州以 1 级强度飓风登陆。飓风穿越佛罗里达州南部后进入墨西哥湾,在湾区超过 32℃ 的海水温度、弱垂直风切变和强高空辐散下,迅速增强为一个 5 级飓风,近中心最高风速达到 280 km/h,最低气压达到 902 hPa。8 月 29 日凌晨,再次以 3 级飓风的强度,以 233 km/h 的风速在美国墨西哥湾沿岸新奥尔良外海岸登陆。登陆超过 12 h 后,才减弱为强烈热带风暴。

卡特里娜 8 月 29 日在新奥尔良登陆时,引发的风暴潮造成路易斯安那州、密西西比州及阿拉巴马州灾难性的破坏。用来分隔庞恰特雷恩湖(Lake Pontchartrain)和路易斯安那州新奥尔良市的防洪堤因风暴潮而决堤,新奥尔良市 80% 的区域遭洪水淹没。卡特里娜造成至少 1 836 人丧生以及 750 亿美元的经济损失,成为美国史上破坏最大的飓风。

卡特里娜造成国际原油市场和宏观经济的大幅波动。墨西哥湾附近 1/3 以上的油田被迫关闭,7 座炼油厂和 1 座美国重要原油出口设施不得不暂时停工。纽约商品交易所原油价格于 8 月 29 日开盘时每桶飙升 4.67 美元,美国政府不得不动用战略石油储备以帮助严重破坏的原油加工厂恢复生产,国际能源机构宣布所有成员国每天将战略储备的 200 万桶原油投放市场以帮助解决因飓风造成的市场紧张局面。此外,飓风还造成密西西比州、路易斯安那州、亚拉巴马州和佛罗里达州至少 230 万居民受到停电影响,大规模的通信设施被毁,有些城市甚至 90% 的建筑物遭到毁坏,政府宣布完全恢复到灾前水平需要数年的时间。

（二）灾害影响扩散

灾害的损失和影响并不局限在灾害发生的地区,由于社会、经济、技术和环境是一个复杂的巨系统,某一致灾事件对区域系统的扰动或破坏,其间接损失和宏观影响将通过社会、经济与技术网络系统传递、扩散,这一过程往往是非线性的,导致灾难的影响具有放大与连锁效应,也称为灾害影响的涟漪效应或多米诺骨牌效应。

灾难不仅在空间和时间上传播,而且影响着一个系统的各个部分。它也可能引发另一种灾难。例如,地震可能导致停电、火灾、山体滑坡、洪水或供水短缺,雷暴可能导致停电、火灾、山体滑坡或洪水,洪水可能导致饮用水短缺、停电、山体滑坡或流行病(图1.8)。

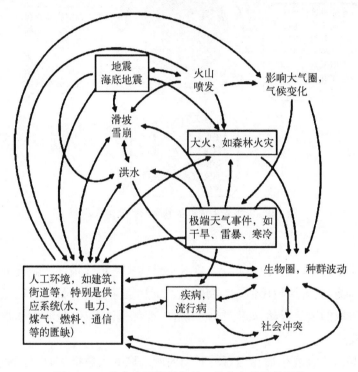

图 1.8 一种灾害可能引发另一种灾害的因果网络

来源:Helbing,2006

灾害往往从一个大的扰动或系统的某个部分损毁开始,并通过网络传播到系统的其他部分。大多数灾害造成严重的交通、运输和供应问题,日常贸易可能会中断。在灾难中,停电相当普遍,这可能导致许多严重的影响,例如,通信中断,公共交通中断,许多房屋没有供暖、无法烧水(即可能会发生缺少饮用水等情况),自动取款机和超市的收银台无法工作,在一定时间内医院无法正常工作或需要撤离。

三、灾害管理

灾害管理是指在灾害应对的各个阶段,采取一系列措施减轻灾害造成的人员伤亡、财产损失,以及对社会和环境的影响。灾害管理是一项覆盖灾害全过程的系统性的活动。

它具有连续性,是一种连续不断且相互关联的活动,同时,灾害管理又具有周期性,其基本形式如图1.9所示。灾害管理过程分为备灾、应急救灾、恢复重建、减灾四个阶段。在管理过程的不同阶段,工作侧重点有所区别。

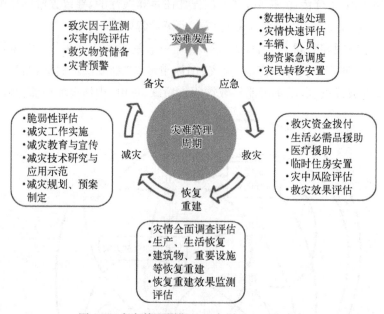

图1.9   灾害管理周期的基本形式和工作内容

(1) 备灾

备灾阶段是指政府、社会团体和个人在灾前针对灾害风险情况所做出的响应措施,它包括致灾因子监测、灾害风险评估、灾害预警、救灾物资储备等。另外,备灾还包括收到灾害预警信息后采取的紧急行动,如突击加固堤防、船舶进港避风、抢收农作物等。

(2) 应急救灾

应急救灾是指灾害发生后相当短的时期内所采取的紧急措施,以处理某一灾害的直接影响,保护人员生命财产的安全。灾害应急响应包括救助物资、人员和交通工具的应急调度、灾民的搜救与紧急转移安置、综合信息快速处理、灾情快速评估等。

根据灾区需求,拨付救灾资金和物资,为灾民提供必要的食品、清洁水、医疗援助、心理干预治疗、救灾帐篷等援助,临时性地解决灾民短期内的生活问题,救助因灾导致的贫困人口和需要救济的人口开展救助,并进行灾害趋势预测、灾中风险评估、救灾效果评估等相关工作。

(3) 恢复重建

灾情稳定后,需要对灾区进行恢复重建工作。恢复重建是一个过程,需要政府、社会团体、企业和个人各尽其责、携手合作,以尽快恢复原有的社会功能。在恢复重建阶段,要对人员、建筑物、农作物、生命线工程进行全面调查和评估,修复和重建损毁设施,使灾区的生产、生活、社会经济秩序等情况逐步恢复到正常状态。恢复重建的时间主要取决于受灾程度。一般地,农村地区的恢复重建时间较短,城市的恢复重建时间相对较长。

（4）减灾

减灾阶段的目的是减少灾害事件的发生或预防灾害对人类社会造成的影响。其工作包括:制定减灾的法律、法规、政策、预案和建筑物设防标准;进行风险区的调查、评估和减灾规划;通过兴建减灾工程设施,降低灾害风险;在社区和校园等开展减灾公众教育和减灾知识的普及、培训与演练,以提高公众的减灾意识,增强减灾能力;进行灾害信息常规监测;开展减灾技术创新、技术转化和应用示范等工作。

可以看出,灾害管理的各个阶段之间相互联系,同时又相互交叉重叠,往往会出现不同阶段并行的情况,因而不能机械地理解灾害管理的阶段,要根据灾种的不同和灾区的实际情况,确定工作的优先顺序,有计划、分步骤地进行灾害管理工作。灾害管理的周期性还说明,灾害管理是一个连续不断的过程,政府和社会都必须长期持续高度重视和考虑减灾问题,了解灾害管理的连续性和周期性,这对于防灾减灾具有重要意义。

第三节 灾害风险管理

一、范式转变

第二次世界大战后,全球社会经济逐渐复苏,和平和发展成为全球的必然主题。20世纪六七十年代,国际社会学家和科学家开始注意到发展中出现的全球性资源短缺、人口膨胀、环境恶化、生态破坏、灾害频发等一系列威胁人类生存与发展的新问题,于是可持续发展提上了人类发展的日程。世界环境与发展委员会在《我们共同的未来》中将可持续发展定义为"能满足当代人的需要,又不对后代人满足其需要的能力构成危害的发展"。世界上无论是大国或小国、富国或穷国,都会受到自然灾害的严重影响,灾害已成为受灾国家、区域和世界可持续发展的巨大障碍。在此背景下,1987年联合国大会第四十二届会议上通过决议,明确提出了1990~2000年为"国际减轻自然灾害十年",确定了"国际减轻自然灾害十年"的目标,号召全球及各国政府积极参与并支持这一行动。"国际减轻自然灾害十年"的主要目的是最大限度地减少因自然灾害造成的生命和财产的损失以及对经济与社会的干扰。

专栏 1.3 2030 年可持续发展议程与降低灾害风险

2015 年 9 月联合国发展峰会一致通过由联合国大会第六十九届会议提交的决议草案——《变革我们的世界:2030 年可持续发展议程》(以下简称 2030 议程)。联合国 2030 议程中的可持续发展目标(sustainable development goals, SDGs)将取代

21世纪初联合国确立的千年发展目标(millennium development goals,MDGs)。该议程兼顾了可持续发展的三个方面:经济、社会和环境,是为人类、地球与繁荣制订的行动计划。议程共包括17个可持续发展目标和169个具体目标,这些目标寻求巩固千年发展目标,完成千年发展目标尚未完成的事业。这些目标将促使人们在今后15年内,在那些对人类和地球至关重要的领域中采取行动。

可持续发展目标包括以下17个。

目标1:在全世界消除一切形式的贫困。

目标2:消除饥饿,实现粮食安全,改善营养状况和促进可持续农业。

目标3:确保健康的生活方式,促进各年龄段人群的福祉。

目标4:确保包容和公平的优质教育,让全民终身享有学习机会。

目标5:实现性别平等,增强所有妇女和女童的权能。

目标6:为所有人提供水和环境卫生,并对其进行可持续管理。

目标7:确保人人获得负担得起的、可靠和可持续的现代能源。

目标8:促进持久、包容和可持续的经济增长,促进充分的生产性就业和人人获得体面工作。

目标9:建造具备抵御灾害能力的基础设施,促进具有包容性的可持续工业化,推动创新。

目标10:减少国家内部和国家之间的不平等。

目标11:建设包容、安全、有抵御灾害能力和可持续的城市和人类居住区。

目标12:采用可持续的消费和生产模式。

目标13:采取紧急行动应对气候变化及其影响。

目标14:保护和可持续利用海洋和海洋资源以促进可持续发展。

目标15:保护、恢复和促进可持续利用陆地生态系统,可持续管理森林,防治荒漠化,制止和扭转土地退化,遏制生物多样性的丧失。

目标16:创建和平、包容的社会以促进可持续发展,让所有人都能诉诸司法,在各级建立有效、负责和包容的机构。

目标17:加强执行手段,重振可持续发展全球伙伴关系。

这些发展目标都与灾害风险紧密地相互作用和影响。灾害使发展处于风险中,由灾害造成的损失可能会严重阻碍许多国家实现可持续发展目标。同时,这些目标的实现也将有助于减少人类面对自然灾害的脆弱性,从而极大地降低灾害风险。可以说,17个可持续发展目标均与降低灾害风险密切相关。其中,目标9提出建造具备抵御灾害能力的基础设施,目标11提出建设包容、安全、有抵御灾害能力和可持续的城市和人类居住区,目标13提出采取紧急行动应对气候变化及其影响,更是直接与减灾降险关联。169个具体目标中,也有多条是具体降低灾害风险和灾害影响的。

例如,目标1的具体目标之一是到2030年,增强穷人和弱势群体的抵御灾害能力,降低其遭受极端天气事件和其他经济、社会、环境冲击与灾害的概率及易受影响程度;目标14的具体目标之一是到2020年,通过加强抵御灾害能力等方式,可持续管理和保护海洋和沿海生态系统,以免产生重大负面影响,并采取行动帮助它们恢复原状,使海洋保持健康、物产丰富。

联合国的"国际减轻自然灾害十年"具有划时代的意义。它是人类首次组织全球的力量去应对各种自然灾害,就这一战略意义而言,足以把它视为人类防灾减灾的一个里程碑。在"国际减轻自然灾害十年"期间,全球在减灾方面取得了显著成就。但是,因灾产生的损失仍呈上升趋势,人类社会仍面临着各种灾害的严重挑战,特别是贫困国家、地区以及处于贫困状态的人群,贫困加剧了灾害的风险,在减灾中要特别关注。另外,有些居民点还处在致灾事件影响较严重的地区,要特别加强减灾基础设施建设和安全条件下的土地利用规划。目前,有关灾情的数据、信息仍然十分有限,标准也很不统一。要应用先进的科学技术和信息手段,尤其是要把自然科学和社会科学结合起来,开展多学科、跨学科的灾害研究。加强自然灾害风险以及防灾行动的宣传、教育与培训,特别是要提高政策决策者对防灾减灾的重要性的认识,使他们深切领会到减灾比救灾更重要。无论如何,必须改变观念,将侧重点从灾后反应变为灾前灾害风险,因为减轻风险不仅比救助更人道,而且更经济,要把长期以来以救灾为主的战略逐步转变为以降低灾害风险为主的战略,改变各国目前还普遍存在的被动型应对灾害的思想和行动。

"国际减轻自然灾害十年"的结束,标志着一场全球声势浩大、影响深远的防灾减灾行动结束了。为了继续开展21世纪减灾的工作,在1999年9月举行的联合国大会第五十四届会议上,联合国秘书长做了关于"国际减轻自然灾害十年"后续安排的报告,明确提出联合国国际减灾战略作为全球新世纪的减灾行动。国际减灾战略,既是战略,又是能够推动高效益降低灾害风险的协作行动,成为防灾减灾新的里程碑。国际减灾战略让人们清楚认识到防灾减灾是一项长期、艰苦的任务,并倡导由应急救灾为主向风险管理为主的减灾意识转变。国际减灾战略旨在建立灾害韧性社会,以减少自然灾害以及技术和环境相关灾害造成的人类、社会、经济和环境损失,加强对减灾重要性的认识,并把它作为可持续发展不可或缺的组成部分。

减灾在气候变化和可持续发展之间起着重要的"桥梁"作用,也为减灾提供了切实的行动和方向,是许多气候变化适应行动的关键。没有减灾,发展的可持续性就无从谈起,人们在极端事件冲击中若没有得到保护,他们的生计会受到破坏,区域可持续发展的能力也会受到影响。

20世纪90年代以来,全球防灾减灾的关注重点逐渐从灾害响应与恢复向风险管理和降低灾害风险转变。防灾减灾的途径,也由把致灾事件作为风险主要致灾因素,主要依靠物理保护措施的做法,转变为将关注重点放在社区或社会脆弱性、通过消除贫困、能力建设、备灾和预警等途径来达到减灾的目的。1994 年,在横滨举行的第一届世界减灾大会把社会经济因素作为有效预防灾害的有机组成部分。人们认识到,诸如文化传统、宗教、经济地位和政治责任与信任等社会要素,是判断社会脆弱性的必要条件。为了降低社会脆弱性,并减少由此带来的自然灾害后果,这些因素都需要加以考虑,因此,充分了解当地情况,掌握当地知识,成为做好灾害预防的基础性工作,多数情况下,这有赖于当地人的参与。

1990 年以来,"国际减轻自然灾害十年"及其后继者国际减灾战略,强调从自上而下的灾害管理,强调从恢复与备灾的循环向更综合的防灾减灾路径转变的必要性,即在灾害发生之前试图避免或减轻风险,同时培养更强的风险意识、更多的公众责任、更有效的知识共享和合作,最终落实各项减灾战略。这种更积极的理念称为风险管理循环,即从灾害和风险评估获得的知识可以刺激适应性变化并修改发展规划,而不是简单地重建灾前的社会和物质环境。

专栏 1.4　第三届世界减灾大会

2015 年 3 月,第三届世界减灾大会在日本仙台举行,此次会议是有史以来有关减灾问题的最高级别会议。会议通过了《2015—2030 年仙台减轻灾害风险框架》,明确了 7 项全球性减轻灾害风险的具体目标。这 7 个具体的目标是:① 到 2030 年大幅降低灾害死亡人口,使 2020~2030 年的年平均每十万人全球灾害死亡率须低于 2005~2015 年;② 到 2030 年大幅减少全球平均受灾人数,为实现这一具体目标,使 2020~2030 年年平均每十万人受灾人数须低于 2005~2015 年年平均受灾人数;③ 到 2030 年,使灾害直接经济损失占全球国内生产总值(GDP)的比例有所减少;④ 到 2030 年,大幅减少因灾造成的重要基础设施的损坏和服务的中断,特别是要通过提高综合防灾减灾救灾能力,降低卫生和教育设施的受损程度;⑤ 到 2020 年,已制定国家和地区减轻灾害风险战略的国家数目大幅度增加;⑥ 到 2030 年,提高发展中国家的减灾国际合作,为执行本框架的发展中国家完成其国家行动提供充足和可持续的支持;⑦ 到 2030 年,大幅增加人们可获得和利用的多灾种预警系统,以及灾害风险信息和评估结果的机会。通过的四大优先行动事项包括:理解灾害风险;加强减轻灾害的治理工作,提升管理灾害风险的能力;增加降低灾害风险的投资,提升综合防灾、减灾、救灾能力;加强备灾以提升有效响应能力,在恢复、安置、重建方面做到让"灾区明天更美好"。此项新减灾框架的通过翻开了可持续发展的新篇章,因为它提供了切实的减灾目标和优先行动事项,这将有助于大幅降低灾害风险以及减少生命健康的损失。

二、灾害风险管理过程

风险管理(risk management)是指在一个存在风险的环境里,通过计划、组织、协调、指挥、控制等活动,把风险减至最低的管理过程。灾害风险管理(disaster risk management)是风险管理定义的延伸,将风险管理的理论与方法应用于灾害领域,力求解决相关问题。灾害风险管理是一个系统过程,通过动用行政命令、组织和运行技能与能力,执行战略、政策,改进应对能力,以减轻由致灾事件带来的不利影响和可能发生的灾害损失。灾害风险管理的目的是通过防灾、减灾和备灾活动与采取相应的措施,避免、减轻或者转移致灾事件带来的不利影响。与之相近的一个术语是"减轻灾害风险(disaster risk reduction)",即通过系统的努力来分析和控制与灾害有关的不确定因素,从而形成减轻灾害风险的理念并进行实践,包括减少承灾体的暴露程度,减轻人员和财产的脆弱性,科学地管理土地和环境,以及改进应对不利事件的备灾工作。它期望的成果是"实质性地减少灾害对社区和国家的人民生命、社会、经济与环境资产造成的损失"。灾害风险管理相比还在使用的传统术语"减灾","减轻灾害风险"对不断变化的灾害风险的实质和减轻灾害风险的机遇具有更全面的认识。

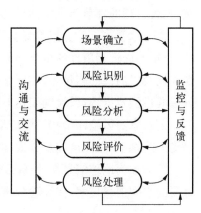

图 1.10　灾害风险管理过程

灾害风险管理过程如图 1.10 所示,主要包括明确背景信息,从而确立场景、风险评估、风险处理、监督与反馈、沟通与交流。其中,风险评估包括风险识别、风险分析、风险评价三个步骤。

通过明确背景信息,相关组织可明确风险管理的任务和目标,确定内部和外部参数与风险管理的范围,设定风险评价的标准等。风险识别是通过识别风险源、影响范围、事件及其原因和潜在后果等,生成一个全面的风险列表。风险分析是根据风险类型、获得的信息和风险评估结果的使用目的,对识别的风险进行定性和定量分析,为风险评价和风险应对提供支持。风险分析要考虑导致风险的原因和风险源、风险事件的负面后果及其发生的可能性,包括风险的三要素(致灾事件、暴露和脆弱性)分析,以及损失和风险的估算。风险评价是将风险分析的结果与组织的风险准则进行比较,或者在各种风险分析结果之间进行比较,确定风险等级,以便做出风险应对的决策。风险应对是选择并执行一种或多种改变风险的措施,包括改变风险事件发生的可能性或后果的措施。

灾害风险管理强调全程的沟通与监控,以确保实现有效、动态的风险管理。① 沟通与交流:风险管理过程中强调风险各利益相关者共同参与管理的全过程,这样才能理解和支持管理通过的各项方案和措施。沟通与交流有三点好处。一是提高人们对风险和风险管理原理的理解力;二是确保可以充分考虑各利益相关者的不同观点;三是让所有参与者清楚自己的角色和责任。② 监控和反馈:由于风险很少是静态的,外部环境的改变将影响风险处理所采用的方法和措施的合理性,因此要对风险系统的每个关键点建立持续的监控和反馈机制,以保证风险管理的有效性。风险管理周期中要对每个环节进行反复的监控,特别是下列现象出现的时候。例如,一种新的方法应用到管理中;一个新要求加入到管理中;增加新的管理理念和经验;新的数据输入系统中。

三、本书结构

本书共七章,以国际公认的灾害风险分析与管理的框架为主体结构体系,系统地阐述灾害风险管理的基本概念、理论基础,风险分析与评估,风险与灾害管理的基本理论、方法和技术。

从章节上看,第一章为绪论,简要说明灾害与风险的概念,灾害与发展的关系,灾害的起因、分类、地理分布,灾害造成的直接损失,灾害的影响扩散和间接损失,灾害的宏观影响,灾害管理的环节与主要活动,灾害风险管理过程,本书结构。

第二章至第五章分别介绍风险三要素(致灾事件、暴露、脆弱性)的相关概念、分析方法,包括不同极端事件的量级与频率分析、暴露和脆弱性的概念模型、暴露分析、物理脆弱性和社会脆弱性的测量等,在此基础上,向读者说明风险的内涵及类别,损失评估与风险分析的模型及方法,风险的表达与可视化。

第六章为风险评价和风险应对。首先介绍风险管理的框架,然后说明风险感知和可接受风险水平,减灾措施及其成本效益。

第七章为地理信息系统(GIS)和遥感在灾害与风险管理中的应用。GIS 和遥感作为重要的空间信息技术,在风险分析和管理中有着广泛的应用,故专列一章给予介绍。

思考题

1. 风险三要素是指哪三个要素?并简述三要素的概念及其关系。

2. 简述灾害与发展的关系,灾害对发展会造成什么样的影响?社会经济发展能降低灾害损失吗?

3. 通过互联网等,查找并分析 21 世纪的某次重要自然灾害,探讨其发生原因、造成的损失与影响。

4. 简述国际社会为什么倡导从应急管理转向灾害风险管理。

主要参考文献

王昂生. 2007. 中国可持续发展总纲(第 18 卷):中国减灾与可持续发展. 北京:科学出版社.

中华人民共和国国家质量监督检验检疫总局,中国国家标准化委员会. 2009. 风险管理:原则与实施指南 (GB/T 24353—2009).

CRED. 2015. The human cost of natural disasters 2015:A global perspective. http://emdat. be/human_cost_natdis[2017 - 6 - 30].

Helbing D, Ammoser H, Kühnert C. 2006. Disasters as extreme events and the importance of network interactions for disaster response management// Extreme Events in Nature and Society: Part III. Berlin: Springer : 319 - 348.

Munich Re. 2011. NATHAN: world map of natural hazards (2011 version). https://www. munichre. com/site/touch-naturalhazards/get/documents ＿ E756103778/mr/assetpool.shared/Documents/0＿Corporate＿Website/Publications/302 - 05972＿en. pdf [2017 - 6 - 30].

Swiss Re. 2013. Natural catastrophes and man-made disasters in 2012: A year of extreme weather events in the US. sigma No2/2013. http://www. biztositasiszemle. hu/files/201303/sigma2＿2013＿en.pdf[2017 - 6 - 30].

UNISDR. 2017. UNISDR terminology. https://www. unisdr. org/we/inform/terminology[2017 - 10 - 13].

United Nations. 2015. The Sendai framework for disaster risk reduction 2015 - 2030. http://www.preventionweb.net/files/resolutions/N1514318.pdf[2017 - 6 - 30].

第二章 致灾事件

风险是致灾事件、暴露和脆弱性共同作用的结果,致灾事件是风险发生的前提和诱因。本章将重点介绍致灾事件的概念、特征和分类,致灾事件量级-频率分析,气候变化对致灾事件影响等问题。

第一节 致灾事件概述

一、致灾事件定义

致灾事件是一种具有潜在破坏性的地球物理事件或现象,它可能造成人员伤亡、财产损失、自然环境或社会经济系统的破坏等。在特定的时间段和区域内,这种事件具有一定的发生概率和强度。

致灾事件的定义包括四个重要方面。

1) 可以表述为一种概率,即未来事件发生的可能性。在什么时间、什么地点、有多少?虽然这些问题可能是不确定的,但是可以分析和判断特定致灾事件更可能发生的地方。

2) 需要限定于特定的时间段。致灾事件发生的可能性通常以年为单位,可以表述为年发生概率(annual probability)。如果没有时间段限制,概率将没有任何意义。此外,人们往往关心的是在即将到来的今后若干年致灾事件发生的概率,例如,2012 年日本内阁府地震专家委员会曾预测,之后的 10 年内日本南海地震发生的概率为 10%～20%,30 年内达到 60%,50 年内达到 90%,地震震级达到 8.4 级左右。

3) 需要限定于特定区域。地震发生在断层区域,洪水发生在洪泛平原,滑坡发生在陡坡区域。特定的地理位置是致灾事件发生的重要条件。

4) 具备一定的量级和强度。致灾事件必须具有一定的量级和强度才会造成人员伤亡和财产损失。量级可以表示为地震或者火山爆发释放的能量,洪水水位、流量、流速,滑坡的面积、体积、速度等。很显然,事件释放的能量越大,其潜在破坏性就越大。

致灾事件是自然过程持续的结果。有些过程通常不会引起注意,例如,地质构造运动。有些过程经常注意到,但是看作一种正常现象,如河水的流动。如果这些过程运行在特定范围,不会被认为是一种致灾事件。而当波动偏离平均水平达到某一阈值,超过正常的承受范围时,就会形成灾害。图 2.1 反映了某地区逐年降雨量的分布,其值围绕平均水平呈现一定的波动性。当波动在可接受范围时,降雨是一种有用的资源。当波动超过破坏性的阈值时,就会产生过多或者过少的降水,并导致负面作用。降雨过少会降低农作物的生产率并增加灌溉成本,过多则会导致大量农田被淹并引发河流洪水。当降雨波动超过地方社区有效应对的阈值,通过自身力量和手段无法使生产、生活恢复正常状态时,就会形成极端事件,即洪涝和干旱。

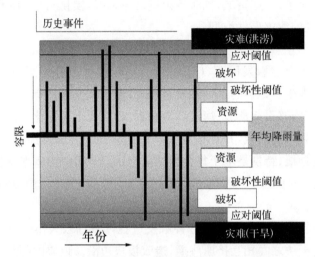

图 2.1 降水异常形成洪涝(干旱)灾害示例

再以滑坡为例,其潜在过程与边坡动力学有关。如图 2.2 所示,重力持续作用于边坡物质,产生应力,应力与边坡物质强度实现平衡。然而,强度并不是恒定的,它与土壤的含水量及地下水位有很大关系。此外,风化过程也会改变边坡物质的特性,增加边坡的不稳定性并形成滑坡。与河流过程相比,这些过程很少被人们注意到,然而它们一直是活跃的。

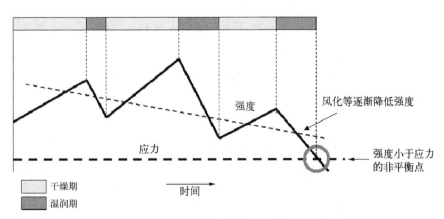

图 2.2 边坡物质相互作用力变化导致滑坡示例

同样,对于地震和火山爆发,它们是上地幔软流圈驱动板块运动的表现。在板块边界,运动的不连续性导致应力的积聚。一旦应力超过它们之间的摩擦阻力,就会造成板块突然而快速地移动,形成地震或火山爆发。运动过程中,积聚的应力越大,释放的能量就越大。

二、致灾事件的特征

致灾事件范畴涵盖了广泛的各类现象,从局部事件(如龙卷风)到洲际尺度事件(如气候变化),从快速变化事件(如雷电)到缓慢渐进现象(如沙漠化)。本节通过 7 个方面的特征,描述和表达不同的致灾事件类型。

1. 触发因素

致灾事件发生的自然触发因素(triggering factors)可以分为两类:外生因素和内生因素。外生因素是发生在地表的各种触发过程,大多与大气条件有关,如降水、风、温度和其他大气参数,它们能够引起滑坡、河流和沿海洪水,以及土地退化等。近些年来,与气象有关的现象已经得到广泛研究,并且在致灾事件预测预报方面已经取得长足进展。现在各种技术用于天气预报,特别是基于集合预报系统(EPS)的中期概率预报技术,使得天气预报时间可以达到 8～10 天。尽管如此,由于天气现象的复杂性,预报问题仍然受各种不确定性因素的影响。

内生因素包括发生在地表以下的各种触发过程,如地震、火山爆发等。以地震为例,它是地球上板块与板块之间相互挤压碰撞,造成板块边沿及板块内部产生错动和破裂,在快速释放能量过程中造成振动并产生地震波的一种自然现象。与天气过程相比,这类过程无法以同等的精度和时间分辨率进行预测。相比而言,外生因素引发的自然致灾事件比内生因素更具有预测性。

自然和人为触发因素的界限有时很难界定清楚。例如,暴雨可能引发滑坡,但是森林砍伐、修路等在滑坡的形成中同样也会起到很大的作用;极端流量或溃坝情景下,河流水坝会引发更大洪水。总之,触发因子的识别是致灾事件评估工作的第一步。

2. 发生空间

为了更好地认识各种自然和人为致害事件的发生机制,需要分析致灾事件的空间特征(spatial occurrence)。致灾事件的空间特征具有两层含义。一方面是指特定致灾事件发生的地理位置,以及发生地的区域特征和具有的各种触发因素。另一方面是指致灾事件影响的区域。

灾害风险分析的主要目的是在综合考虑地形、地质、水文和气候特征的基础之上,识别易于遭受致灾事件影响的区域。自然致灾事件发生的地理位置不是随机的,它们通常遵循一定的模式,并且可以通过一些现状特征识别出来。以滑坡为例,它只会发生在具备一定坡度的区域,而不是所有边坡。可以根据区域内以前块体运动的情况,并结合其他的稳定性影响因素(如土地覆被和土地利用、内部和外部排水系统、降水率等),预测未来区域滑坡发生的可能性。历史致灾事件对于认识和预测未来同类事件的发生位置具有关键性作用。

就致灾事件的影响范围而言,集中性事件,如山洪、小型滑坡、雷电等,一般局限在特定区域;其他一些蔓延性事件,如荒漠化、厄尔尼诺及其他气候变化有关现象,往往会影响区域和洲际尺度。致灾事件的区域尺度特征是合理进行地图制图和分析的重要依据。单个滑坡体的体积区域从几立方米到数百万立方米。洪水事件既可以是山区小山洪(由季节性流水引发),仅影响一个小村庄,也可以是洪泛平原大范围洪水,影响达到数万平方千米。当然,这些事件的影响范围是无法与洲际或者全球尺度致灾事件相比的。致灾事件的监测、分析与制图必须和其类型、区域尺度相匹配,同时考虑研究的目的。图 2.3 表达了主要自然致灾事件的时空尺度分布。

3. 持续期

致灾事件的持续期(duration of the event)也就是事件发生的时间跨度。为了量化持续期,需要定义事件的开始和结束时间点。对于突发性现象,如地震、滑坡等,很容易定义开始和结束时间。但是对于其他长时间持续性事件,则更加复杂。例如,河流洪水的大流量、正常流量和小流量会周期性地交替。在大流量期间什么时候会演变成洪水?什么时候结束?通常情况下,当水位超过满槽条件时,大流量情形会演变成洪水致灾事件。对于缓慢过程,如荒漠化和土壤侵蚀,判断其持续期则更加困难。根据持续期特征,可以把致灾事件分为两类,即快速过程和缓慢过程。快速过程如龙卷风、地震及其引发的海啸,其发生和持续时间非常短,从数秒(如雷电)到数天(如火山爆发)。由于它们的突发性,只能依靠公众来感知灾情形势。相反,在气候变化背景下,一些缓慢过程,如海平面上升、土壤荒漠化和土壤退化,持续期从数月到数百年。由于它们时间跨度较长并且缓慢发展,因此通常在逐渐变化的过程中被监测和感知。在图 2.3 中,纵轴表示事件的持续期,灰色虚线表示缓慢过程和快速过程的边界。

当然,在同类致灾事件中,持续期也会有很大的差异。例如,火山爆发通常被认为是

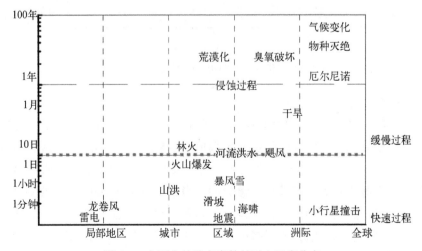

图 2.3　主要自然致灾事件的时空尺度分布

一种突发的快速事件,但是其内部又有不同的分类,持续期和爆发能量也会呈现差异性。

4. 孕育时间

孕育时间(time of onset)是指致灾事件从第一个前兆发生到集中爆发的时间间隔。致灾事件集中爆发前,前期的一些现象具有预示作用,称为前兆。致灾事件类型不同,前兆信号的发生会提前数天、数小时、数秒,甚至根本就没有。例如,暴雨、地震、土地风化、表面积雪荷载增大等因素会引发滑坡。在一些易于发生滑坡的区域,往往存在一些前兆现象,预示着滑坡的发生。特别是暴雨过后,坡面会出现一些新的裂缝,以前较为干燥的边坡区域会出现一些泉眼和沼泽地,小河水位呈现忽升或忽降,这些现象都是滑坡即将发生的前兆。

洪涝大多由持续的大暴雨引发。降雨可以看作洪灾的触发因素和前兆。当观测到大暴雨时,很有可能在短期内会发生洪涝。在暴雨发生和洪峰来临之间有个时间延迟,它取决于整个流域的地形特征和土地利用状况。图2.4反映了某个季风区域降雨量和流量之间的时间关系。图中记录了第11天和第29天的两个洪水事件(后者规模相对小一些),主要是由第8天和第21天的降雨引起的。降雨量峰值和地面河道流量峰值之间的延迟就是洪水的孕育时间。

对地震而言,孕育时间非常短,甚至没有。

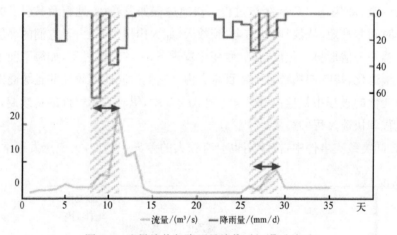

图2.4　流量峰值与降雨量峰值时间滞后关系

5. 量级和强度

致灾事件是一种强度异常而且有害的自然现象。例如,降雨和风暴是一种随处可见的气象事件,但是如果它们的强度超过一定阈值,就会演变成灾害性的台风(飓风),并可能引发洪涝和地质灾害等。同样,据世界各地的地震台网记录数据统计,每年会有数以千计的地震发生,但其中致灾性事件是非常少的。当量级(magnitude)或强度(intensity)超过了一定的正常阈值,就会演变成致灾事件。地震的量级和强度具有不同的含义。量级是指致灾事件所释放的总能量,或者指事件的大小,可以通过不同量级和等级进行表达。强度是指致灾事件所造成的破坏,通常基于人为设定的阈值,用不同等级来表示。

根据研究目的不同,地震可以从里氏震级和麦加利地震烈度两个方面进行分类(表2.1)。里氏震级(Richter magnitude scale)反映地震释放的总能量大小,它由观测点处地震仪记录到的地震波最大振幅的常用对数计算而来,通常分为0～10级。麦加利地震烈度(Mercalli intensity scale)反映人员伤亡和各类建筑物遭受破坏的程度。同一地震发生后,不同地区受破坏程度不同,烈度也不同。通常根据人的感觉、家具及物品振动情况、房屋与建筑物受破坏程度和地面出现的破坏现象等综合判断地震烈度的大小,并划分为Ⅰ～Ⅻ级。

表2.1 里氏震级与麦加利烈度关系

里氏震级	麦加利烈度	不 同 烈 度 损 失 描 述
1.0～3.0	Ⅰ	Ⅰ度:无感——仅仪器能记录到; Ⅱ度:微有感——特别敏感的人在完全静止中有感;
3.0～3.9	Ⅱ～Ⅲ	Ⅲ度:少有感——室内少数人在静止中有感,悬挂物轻微摆动; Ⅳ度:多有感——室内大多数人或室外少数人有感,悬挂物摆动,不稳器皿作响;
4.0～4.9	Ⅳ～Ⅴ	Ⅴ度:惊醒——室外大多数人有感,家畜不宁,门窗作响,墙壁表面出现裂纹; Ⅵ度:惊慌——人站立不稳,家畜外逃,器皿翻落,简陋棚舍损坏,陡坎滑坡;
5.0～5.9	Ⅵ～Ⅶ	Ⅶ度:房屋损坏——房屋轻微损坏,牌坊、烟囱损坏,地表出现裂缝及喷沙冒水; Ⅷ度:建筑物破坏——房屋多有损坏,少数破坏路基塌方,地下管道破裂;
6.0～6.9	Ⅷ～Ⅸ	Ⅸ度:建筑物普遍破坏——房屋大多数破坏,少数倾倒,牌坊、烟囱等崩塌,铁轨弯曲; Ⅹ度:建筑物普遍被摧毁——房屋倾倒,道路毁坏,山石大量崩塌,水面大浪扑岸;
≥7	Ⅹ～Ⅻ	Ⅺ度:毁灭——房屋大量倒塌,路基堤岸大段崩毁,地表产生很大变化; Ⅻ度:山川易景——一切建筑物遭到普遍毁坏,地形剧烈变化,动植物遭毁灭

例如,根据中国地震局测定,2008年5月12日中国汶川地震的面波震级达8.0 Ms,矩震级达8.3 Mw,并对各地区造成了不同程度的破坏,其烈度分布如图2.5所示。

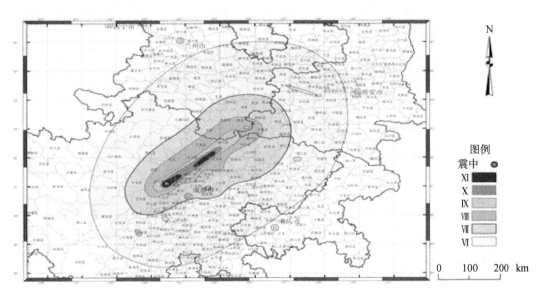

图2.5 5·12中国汶川地震烈度分布

来源:中国地震局官网

6. 频率

事件频率(frequency)是指在特定的时间段内事件发生的次数,它反映了发生率与时间跨度之间的关系。针对自然致灾事件,频率是指在特定的区域和时间段内(如年、十年、百年等),给定量级或强度事件发生的概率。频率是研究未来致灾事件发生概率的关键点。通过对历史记录数据及频率的分析,能够判断在特定区域内,给定强度致灾事件很可能会在什么时候发生。在大多数情况下,自然致灾事件发生的频率与量级之间存在确定的关系(图2.6)。从图中可以看出,小量级事件发生的概率高,而大量级事件发生的概率低。表2.2是基于历史记录数据计算出来的不同量级地震年均发生数量,它清楚地反映了图2.6中量级与频率之间的反向关系。极个别类型的致灾事件没有遵循这种反向关系,典型的就是雷电,它的量级和频率关系是随机的。

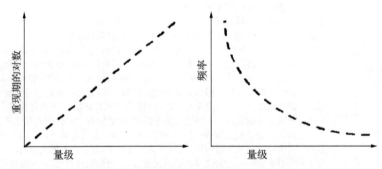

图2.6　大多数自然致灾事件的量级-频率关系

表2.2　1900~1990年观测地震的量级-频率关系

平均每年发生次数/次	里氏震级
1	≥8.0
17	7.0~7.9
134	6.0~6.9
1 319	5.0~5.9
13 000	4.0~4.9
130 000	3.0~3.9
1 300 000	≤2.9

资料来源:USGS。

通常利用超越概率(exceedance probability)表述致灾事件的频率,它是一年内大于或等于给定强度的致灾事件发生的可能性或概率,并可以用百分率来表示。根据历史资料统计,一个致灾事件每25年发生一次,则其超越概率为0.04(或者4%)。还有一种方法是计算重现期,它根据历史记录数据,推算在未来的多少年,给定强度的致灾事件可能会发生。百年一遇的洪水可以理解为,平均100年内可能发生1次,则其超越概率为0.01。

7. 次生事件

当致灾事件袭击某个地区时,不仅直接造成受灾地区的人员伤亡和财产损失,而且引发其他有害事件,造成间接损失。在分析某个致灾事件时,必须考虑与其他事件的相互作用。以 2008 年 5 月 12 日的中国汶川地震为例,共造成 69 000 人死亡。这些伤亡并不都是由地震本身直接造成的,还有其他各类次生事件(secondary events)。例如,地震极易造成山区滑坡,当滑坡点靠近河流时,阻塞河流形成堰塞湖,引发破坏性的洪水。此外,地震还引发其他致灾事件,如泥石流、城市火灾、生命线中断等。

三、致灾事件分类

致灾事件的概念范围庞大,涉及类型繁多,从不同因素考虑,可以有许多不同分类方法。许多研究尝试对致灾事件进行分类,其中较为典型的是把致灾事件分成三大类,即自然、技术和环境致灾事件(表 2.3)。自然致灾事件通常可分为气象(如暴雨、热带气旋、温带气旋、极端气温等)、气候(如厄尔尼诺、拉尼娜、海平面上升、干旱、野火)、水文(如江河洪水、山洪、内涝、海岸洪水等)、地质(如地震、泥石流、滑坡、雪崩、地面沉降等)、生物(如虫害、流行病、赤潮等)。然而目前还没有建立起明确、公认的分类系统。以滑坡为例,按照大多数分类方法,它属于地质致灾事件,但是有人认为属于水文致灾事件,因为多数情况下它是由降雨引起的,此外还可能由地震或者人类活动引起。

表 2.3 致灾事件分类

自然致灾事件	地质	地震、火山爆发、山体滑坡、雪崩
	气象	飓风、龙卷风、冰雹、暴风雪
	水文	河流洪水、海岸带洪水
	生物	流行病、虫害
技术致灾事件	交通事故	飞机、火车、轮船等交通工具失事
	工业事故	爆炸和火灾、有毒或放射性物质的释放
	公共建筑和设施事故	结构坍塌、火灾
	危险材料事故	储存、运输和不当使用
环境致灾事件	气候变化	海平面上升、极端事件发生频率的变化
	环境退化	森林砍伐、荒漠化、自然资源枯竭
	耕地压力	集约型城市化、基础设施的集中
	超级事件	灾难性的地球变化、小行星撞击地球

2012 年,我国国家质量监督检验检疫总局和国家标准化管理委员会共同制定和发布了由民政部国家减灾中心牵头起草的国家标准《自然灾害分类与代码》(GB/T 28921—2012),对我国自然灾害种类进行了系统划分和界定,以推动自然灾害风险管理、应急管理与恢复重建管理工作的规范化和标准化。该标准按照成因把自然灾害分为气象水文灾害、地质地震灾害、海洋灾害、生物灾害和生态环境灾害五大类,共 39 种。与此相对应,自然致灾事件分类体系见表 2.4。

表 2.4　中国自然致灾事件分类标准

代码	一级	二级	含　　义
10000	气象水文致灾事件		由于气象和水文要素的数量或强度、时空分布及要素组合的异常,对人类生命财产、生产生活和生态环境等造成损害的事件
10100		干旱	因降水少、河川径流及其他水资源短缺,对城乡居民生活、工农业生产以及生态环境等造成损害的事件
10200		洪涝	因降雨、融雪、冰凌、溃坝(堤)、风暴潮等引发江河洪水、山洪泛滥以及渍涝等,对人类生命财产、社会功能等造成损害的事件
10300		台风	热带或副热带洋面上生成的气旋性涡旋大范围活动,伴随大风、暴雨、风暴潮、巨浪等,对人类生命财产造成损害的事件
10400		暴雨	因每小时降雨量 16 mm 以上,或连续 12 h 降雨量 30 mm 以上,或连续 24 h 降雨量 50 mm 以上的降水,对人类生命财产等造成损害的事件
10500		大风	平均或瞬时风速达到一定速度或风力的风,对人类生命财产造成损害的事件
10600		冰雹	强对流性天气控制下,从雷雨云中降落的冰雹,对人类生命财产和农业生物造成损害的事件
10700		雷电	因雷雨云中的电能释放、直接击中或间接影响到人体或物体,对人类生命财产造成损害的事件
10800		低温	强冷空气入侵或持续低温,使农作物、动物、人类和设施因环境温度过低而受到损伤,并对生产生活等造成损害的事件
10900		冰雪	因降雪(雨)导致大范围积雪、暴风雪、雪崩或路面、水面、设施凝冻结冰,严重影响人畜生存与健康,或对交通、电力、通信系统等造成损害的事件
11000		高温	由较高温度对动植物和人体健康,并对生产、生态环境造成损害的事件
11100		沙尘暴	强风将地面尘沙吹起使空气混浊,水平能见度小于 1 km,对人类生命财产造成损害的事件
11200		大雾	近地层空气中悬浮的大量微小水滴或冰晶微粒的集合体,使水平能见度降低到 1 km 以下,对人类生命财产特别是交通安全造成损害的事件
19900		其他	除上述以外的气象水文致灾事件
20000	地质地震致灾事件		由地球岩石圈的能量强烈释放剧烈运动或物质强烈迁移,或是由长期累积的地质变化,对人类生命财产和生态环境造成损害的事件
20100		地震	地壳快速释放能量过程中造成强烈地面振动及伴生的地面裂缝和变形,对人类生命安全、建(构)筑物和基础设施等财产、社会功能和生态环境等造成损害的事件
20200		火山	地球内部物质快速猛烈地以岩浆形式喷出地表,造成生命和财产直接遭受损失,或火山碎屑流、火山熔岩流、火山喷发物(包括火山碎屑和火山灰)及其引发的泥石流、滑坡、地震、海啸等对人类生命财产、生态环境等造成损害的事件
20300		崩塌	陡崖前缘的不稳定部分主要在重力作用下突然下坠滚落,对人类生命财产造成损害的事件
20400		滑坡	斜坡部分岩(土)体主要在重力作用下发生整体下滑,对人类生命财产造成损害的事件
20500		泥石流	由暴雨或水库、池塘溃坝或冰雪突然融化形成强大的水流,与山坡上散乱的大块石、泥土、树枝等一起相互充分作用后,在沟谷内或斜坡上快速运动的特殊流体,对人类生命财产造成损害的事件

（续表）

代码	一级	二级	含　义
20600		地面塌陷	因采空塌陷或岩溶塌陷,对人类生命财产造成损害的事件
20700		地面沉降	在欠固结或半固结土层分布区,由于过量抽取地下水(或油、气)引起水位(或油、气)下降(或油、气田下陷)、土层固结压密而造成的大面积地面下沉,对人类生命财产造成损害的事件
20800		地裂缝	岩体或土体中直达地表的线状开裂,对人类生命财产造成损害的事件
29900		其他	除上述以外的地质致灾事件
30000	海洋致灾事件		海洋自然环境发生异常或激烈变化,在海上或海岸发生的对人类生命财产造成损害的事件
30100		风暴潮	热带气旋、温带气旋、冷锋等强烈的天气系统过境所伴随的强风作用和气压骤变引起的局部海面非周期性异常升降现象造成沿岸涨水,对沿岸人类生命财产造成损害的事件
30200		海浪	波高大于 4 m 的海浪对海上航行的船舶、海洋石油生产设施、海上渔业捕捞和沿岸及近海水产养殖业、港口码头、防波堤等海岸和海洋工程等造成损害的事件
30300		海冰	海冰造成航道阻塞、船只损坏及海上设施和海岸工程损坏的事件
30400		海啸	由海底地震、火山爆发和水下滑坡、塌陷所激发的海面波动,波长可达几百千米,传播到滨海区域时造成岸边海水陡涨,骤然形成"水墙"吞没良田和城镇村庄,对人类生命财产造成损害的事件
30500		赤潮	海水某些浮游生物或细菌在一定环境条件下,短时间内暴发性增殖或高度聚集,引起水体变色,影响和危害其他海洋生物正常生存的海洋生态异常现象,对人类生命财产、生态环境等造成损害的事件。同 40550
39900		其他	除上述之外的其他海洋致灾事件
40000	生物致灾事件		在自然条件下的各种生物活动或由雷电、自燃等原因导致的发生于森林或草原,有害生物对农作物、林木、养殖动物及设施造成损害的事件
40100		植物病虫害	致病微生物或害虫在一定环境下暴发,对种植业或林业等造成损害的事件
40200		疫病	动物或人类由微生物或寄生虫引起突然发生重大疫病,且迅速传播,导致发病率或死亡率高,给养殖业生产安全造成严重危害,或者对人类身体健康与生命安全造成损害的事件
40300		鼠害	鼠害在一定环境下暴发或流行,对种植业、畜牧业、林业和财产设施等造成损害的事件
40440		草害	杂草对种植业、养殖业或林业和人体健康等造成严重损害的事件
40550		赤潮	海水中某些浮游生物或细菌在一定环境条件下,短时间内暴发性增殖或高度聚集,引起水体变色,影响和危害其他海洋生物正常生存的海洋生态异常现象,对人类生命财产、生态环境等造成损害的事件
40600		森林/草原火灾	由雷电、自燃导致的,或在一定有利于起火的自然背景条件下由人为原因导致的,发生于森林或草原,对人类生命财产、生态环境等造成损害的火灾
49990		其他	除上述之外的其他生物致灾事件
50000	生态环境致灾事件		由于生态系统结构破坏或生态失衡,对人地关系和谐发展和人类生存环境带来不良后果的致灾事件

（续表）

代码	一级	二级	含　义
50100		水土流失	在水力等外力作用下,土壤表层及其母质被剥蚀、冲刷搬运而流失,对水土资源和土地生产力造成损害的事件
50220		风蚀沙化	大风吹蚀引起的天然沙漠扩张、植被破坏和沙土裸露等,导致土壤生产力下降和生态环境恶化的事件
50300		盐渍化	易溶性盐分在土壤表层积累的现象或过程,对土壤和植被造成损害的事件
50440		石漠化	在热带、亚热带湿润、半湿润气候条件和岩溶极其发育的自然背景下,因地表植被遭受破坏,导致土壤严重流失,基岩大面积裸露或砾石堆积,使土地生产力严重下降的事件
59990		其他	除上述之外的其他生态环境致灾事件

四、常见自然致灾事件

本节将以洪涝、滑坡、地震、火山爆发、海岸带致灾事件为例,根据以上所讲述的致灾事件主要特征,进行描述和总结。

（一）洪涝

洪水按出现地区不同,大体上可分为河流洪水、海岸洪水和湖泊洪水等。河流洪水根据其成因,又可分为暴雨洪水、融雪洪水、冰凌洪水、冰川洪水、溃坝洪水等,其主要特点表现在具有明显的洪水产流与汇流过程、洪水传播、洪水调蓄与洪水叠加、洪水泥沙、洪水周期性和随机性等问题。海岸洪水是由大气扰动、天体运动、海底地震、海底火山爆发等因素引发的,大致可分为天文潮、台风风暴潮、海啸等。湖泊洪水是由河湖水量交换或湖面气象因素作用或两者同时作用而引发的。

雨洪主要发生在中低纬度地带,多由持续或高强度降雨形成。一般来说,大江大河的流域面积大,且有河网、湖泊和水库的调蓄,不同场次降雨在各支流形成的洪峰汇集到干流时,往往相互叠加并组合,形成历时较长、涨落较平缓的洪峰。小河的流域面积和河网调蓄能力较小,一次降雨就会形成一次涨落迅猛的洪峰。

山洪主要发生在山区溪沟,由于地面和河床坡降较大,降雨后产流、汇流较快,容易形成急剧涨落的洪峰。

融雪洪水是当高海拔或高纬度的严寒地区冬季积雪较厚、春季气温大幅度升高时,积雪大量融化而形成。

冰凌洪水主要发生在中高纬度地区,由从较低纬度地区流向较高纬度地区的河流（河段）在冬春季节,因上下游封冻期的差异或解冻期差异,可能形成的冰塞或冰坝而引起。

溃坝洪水是在水库失事时,存蓄的大量水体突然泄放,形成下游河段的水流急剧增涨甚至漫槽,并向下游推进的现象。

湖泊洪水是河湖水量交换或湖面大风作用或两者同时作用而形成的洪水。

天文潮是由海水受引潮力作用而产生的海洋水体的长周期波动现象,其中海面一次涨落过程中的最高位置称高潮,最低位置称低潮,相邻高低潮间的水位差称为潮差。

风暴潮是由台风、温带气旋、冷锋的强风作用和气压骤变等强烈的天气系统引起的水面异常升降现象,多出现在中低纬度沿海沿湖地区,它与相伴的狂风巨浪可引起水位上涨,又称风潮增水。

海啸是由水下地震或火山爆发引起的巨浪。

在海岸平原和河流盆地,地势低平、持续强降雨及台风风暴潮等综合因素影响会使河、湖等水位上涨,淹没土地,造成洪灾。中国的长江、黄河、闽江、汉江、珠江、淮河等沿江地区及东南沿海地区,菲律宾、印度、巴基斯坦、孟加拉国和泰国等南亚季风区,德国的莱茵河沿岸,美国的密西西比河沿岸,荷兰的沿海低地等,都容易遭受洪涝影响。

洪涝发生季节与气候密切相关,如亚洲季风区多发生在夏季,欧洲冬雨区多发生在冬季,反之则属罕见现象。

洪涝会造成人员伤亡、财物损坏、建筑倒塌等现象。洪涝发生时不仅会淹浸低洼地区,还会破坏农作物、淹死牲畜、冲毁房屋。此外,洪水泛滥使商业活动停止、学校停课、古迹文物受破坏、水电和煤气供应中断。洪水更会污染饮用水,传播疾病。

(二) 滑坡

滑坡的发生需要基于一定的地质地貌条件,同时受到内外营力(动力)和人为作用的影响。地质地貌条件包括岩土的类型、地质构造、地形地貌形态、水文地质等。一般来说,各类岩土都有可能构成滑坡体,其中结构松散、抗剪强度和抗风化能力较低、在水的作用下容易发生性质变化的岩土及软硬相间的岩层所构成的斜坡易于发生滑坡。组成斜坡的岩土体只有被各种构造面切割分离成不连续状态时,才有可能向下滑动。只有处于一定的地貌部位、具备一定坡度的斜坡才可能发生滑坡。此外,受地下水活动的影响,滑面(带)软化和强度降低的区域更容易产生滑坡。

地壳运动活跃和人类工程活动频繁地区是滑坡多发区。外界因素的作用,可以使滑坡产生的基本条件发生变化,从而诱发滑坡。主要的诱发因素如地震活动对斜坡构造稳定性的影响,降雨、融雪等形成的地表水对坡面的冲刷、浸泡,河流对斜坡坡脚的不断冲刷。不合理的人类工程活动,如开挖坡脚、坡体上部堆载、爆破、水库蓄(泄)水、矿山开采等都可诱发滑坡。此外,海啸、风暴潮、冻融等作用也可诱发滑坡。

我国的滑坡分布具有明显的区域性特点。西南地区(包括四川、云南、西藏、重庆、贵州等)为我国滑坡分布的主要地区,类型多、规模大、发生频繁、分布广泛、危害严重;西北黄土高原地区,面积超过 60 万 km^2,以黄土滑坡和崩塌为主;东南、中南等山地和丘陵地区,滑坡也较多,规模较小,以堆积层滑坡为主;西藏、青海、黑龙江北部的冻土地区,分布有与冻融有关、规模较小的冻融堆积层滑坡。

(三) 地震

地震是地壳快速释放能量过程中造成的震动,属地壳运动的一种特殊形式。地球板块与板块之间相互挤压碰撞,造成板块边沿及板块内部产生错动和破裂,是引起地震的主要原因。此外,爆破、核试验等人为因素也会引起地面震动。地球内部岩层破裂引起振动的地方称为震源,大多数位于地壳和上地幔顶部,即岩石圈内。根据震源的深度,地震可分为三类:浅源地震(深度在 70 km 内)、中源地震(深度在 $70\sim300$ km)和深源地震(深度在 300 km 以上)。震源在地表的投影点称为震中,是地表距离震源最近的地方,震动往往最为强烈,破坏程度最大。

统计资料表明,地震在大尺度和长时间内的发生是比较均匀的,但在局部和短期内有差异,表现为在时间和地理分布上都有一定的规律性。这些都与地壳运动产生的能量的积聚和释放过程有关。地震活动在时间上具有一定的周期性,表现为一定时间段内地震活动频繁、强度大,称为地震活跃期;而另一时间段内地震活动相对频率小、强度小,称为地震平静期。

地震的地理分布受一定的地质条件控制,具有一定的规律。地震大多分布在地壳不稳定的部位,特别是板块之间的消亡边界,形成地震活动活跃的地震带。全球主要有三个地震带(图 2.7)。一是环太平洋地震带,处在太平洋板块和美洲板块、亚欧板块、印度洋板块的消亡边界、南极洲板块和美洲板块的消亡边界上,是地球上地震最活跃的地区,集中了全世界 80% 以上地震。二是欧亚地震带,处在亚欧板块和非洲板块、印度洋板块的消亡边界上,大致范围从印度尼西亚西部、缅甸经中国横断山脉、喜马拉雅山脉,越过帕米尔高原,经中亚细亚到达地中海及其沿岸。三是中洋脊地震带,包括太平洋、大西洋、印度洋和北冰洋的中洋脊,约占全球 5% 的地震,并且多为浅层地震。

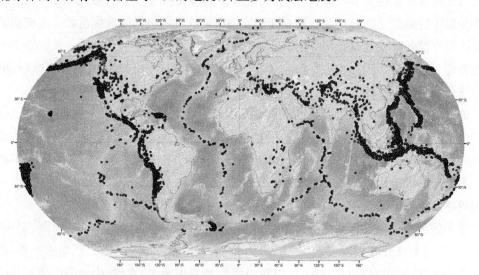

图 2.7   全球地震分布

资料来源:全球地震灾害评估计划,GSHAP
http://static.seismo.ethz.ch/GSHAP/global/gshapfin.gif

地震产生的地震波可直接造成建筑物的破坏甚至倒塌；破坏地面，产生地面裂缝、塌陷等；发生在山区还可能引起山体滑坡、雪崩等；而发生在海底的强地震则可能引起海啸。地震引发的次生致灾事件主要有建筑物倒塌、山体滑坡、土壤液化、海啸，以及管道破裂等引起的火灾、水灾和毒气泄漏等。此外，当死亡人员尸体不能及时清理，或污秽物污染了饮用水时，有可能导致传染病的暴发。次生致灾事件造成的人员伤亡和财产损失可能超过地震的直接破坏。

（四）火山爆发

地壳之下 100～150 km 处的高温熔融状岩浆，一旦从地壳薄弱地段冲出地表，就会形成火山喷发。火山活动常常伴随有地震活动。火山的活跃程度大致分为三种：活火山（存在地底岩浆库且正在活动）、休眠火山（存在地底岩浆库但暂不活动，也称睡火山）及死火山（地底岩浆库已不存在，已无任何活动）。火山的活跃周期非常不固定，短至数分钟，长至数百万年。有些火山活动只是非爆发性的，如气体溢散等。

板块学说建立的全球火山模式，认为大多数火山都分布在板块边界上，少数火山分布在板块内。前者构成了全球四大火山带，即环太平洋火山带、大洋中脊火山带、东非裂谷火山带和阿尔卑斯—喜马拉雅火山带。全世界有 516 座活火山，其中 69 座是海底火山，以太平洋地区最多。中国境内的新生代火山锥约有 900 座，以东北和内蒙古地区数量最多，有 600～700 座。

火山喷发过程中，会存在很多伴生现象，如火山熔岩流和火山碎屑流等（图 2.8）。其中，火山碎屑流是高温气体和未分选碎屑物质的混合物，可分为底层的重力流（pyroclastic flow）和上层的悬浮流（pyroclastic surge，又称为灰云浪），温度可达 1 500 ℉，速度可达 160～240 km/h，能击碎和烧毁许多生命和财物。火山爆发喷出的大量火山灰和暴雨结合，形成泥石流，能冲毁道路、桥梁、淹没附近的乡村和城市。火山喷发之后所产生的巨大震动，会导致火山周边的泥土松动，引发山体滑坡。

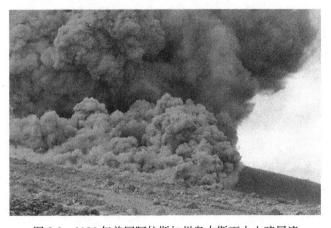

图 2.8　1986 年美国阿拉斯加州奥古斯丁火山碎屑流

（五）海岸带致灾事件

海岸带是世界上人口居住密度最高的地区之一，大约 70％的世界人口居住在海岸带环境中，大多数特大城市都位于三角洲地区或者河口海岸地区。海岸带通常受多种致灾事件的综合影响，如土地退化、地下水污染（例如，咸潮入侵）、沿岸洪水、岸线侵蚀与淤积、地面沉降等。由于各种致灾事件过程的相互作用强烈，并且对海岸带这一特殊区域的影响显著，因此对这些致灾事件逐一进行介绍。

海岸带致灾事件可以划分为两种类型，即快速过程事件（包括台风和海啸）和缓发过程事件（包括海平面上升、地面沉降、岸线侵蚀与淤积等）。

台风和海啸对海岸带人口和环境会造成强烈的、破坏性的影响，通常看作极端的危险事件，能在很短的时间内造成严重损失。

热带气旋是地球上破坏力最大的天气系统。台风和飓风是指中心附近最大风力达到 12 级或以上（即风速 32.6 m/s 以上）的热带气旋。只是因产生的海域不同而称谓有别。在大西洋、加勒比海地区和东太平洋叫作飓风，在西太平洋地区称作台风。

热带气旋产生于热带海洋，受温暖海水等因素影响会形成海面低气压区，并造成低压中心与周围大气的压力差。周围大气在压力差的驱动下向低压中心定向移动，同时受地转偏向力的影响而发生偏转，形成旋转气流。热带气旋会引起海平面波动，并伴随强风（超过 90 km/h），形成 5 m 以上的风暴潮，对沿海农业和基础设施造成严重损坏，甚至造成人员伤亡。大约全球每年会形成 80 个快速移动（速度可达 160 km/h）的热带气旋，影响大面积的海岸带地区。根据量级的大小，气旋持续时间从数小时到数天。它们通常在大洋上发展起来，在陆地上消亡。通过风速的增加和循环运动，可以从小的风暴演化为大的飓风。这种逐步变化的过程，有利于人员转移安置以及采取保护措施减少事件的影响。气旋的频率和量级呈现反向关系，小气旋发生的频率会更高一些。气旋会带来暴雨和强风，引发海岸洪水、滑坡、泥石流等相关的次生致灾事件。

海啸是海洋地震、滑坡、火山爆发引起的海平面异常扰动，它们会引发极端长度和周期的海波，从源地向各个方向传播，速度可以达到 500 km/h。当撞击海岸时，波高可以超过 30 m。持续时间从数秒到数小时，波与波之间的时间间隔 15～45 min，其中第一个波的危害性最大。海啸的发生频率与量级关系和触发因素有关。

缓发的海岸带致灾事件类型主要包括海平面上升（详见本章第三节）、地面沉降、岸线侵蚀和淤积等。

海岸带地面沉降是在人类工程经济活动影响下，地下松散、地层固结压缩，导致地表标高降低的一种局部的下降运动。处于地质年代新、地基松软的城市地区，地面沉降是一种严重的致灾事件，沉降速度可以达到 15 cm/a，甚至更多。地下水的过度抽取是地面沉降的主要原因。地面沉降地区更容易遭受海洋、河流洪水的共同影响。一个典型的例子就是印度尼西亚的三堡龙港市，地面沉降速度达到 11.5 cm/a。

岸线侵蚀和淤积基本上属于一种自然过程，它会影响海岸带的基础设施及其他各种类型的土地利用，如渔业养殖、水稻种植等。在海岸带地区，风浪、潮浪以及河流波浪的复合作用,会产生高度变化和复杂的近岸水文系统。通过海域和陆域的物质运动,动态、持续地改变着海岸线的形态。

第二节　致灾事件量级-频率分析

一、概述

风险可以理解为预期损失和概率的集合,本节将重点关注致灾事件的概率问题,分析事件量级与频率(概率)之间的关系。

图2.9(a)反映了多数致灾事件量级-频率的反向指数关系,即量级越小,发生频率越大;量级越大,发生频率越小。图2.9(b)反映了河流流量-频率之间的二项式分布关系,即小流量和大流量极端事件发生频率较低,而正常流量频率较高。小量级和大量级事件都会引发灾害(如干旱、洪涝等)。图2.9(c)反映了多数致灾事件发生的概率和量级之间的关系,但是由于事件类型及所处地理位置不同,又会呈现一定的差异性。以洪水为例,由于所处地理环境的差异,每个地点都有自身的水位-频率关系,整个流域范围内洪水也具

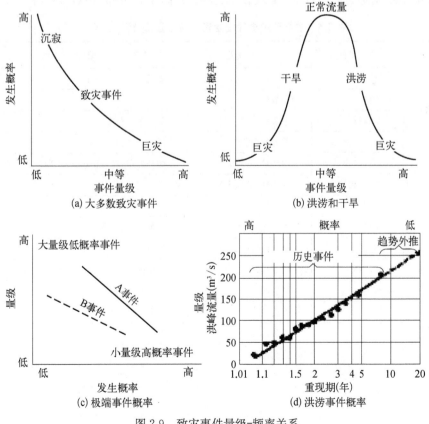

图 2.9　致灾事件量级-频率关系

有自身的流量-频率关系。

通常基于历史记录数据建立量级-频率关系,见图2.9(d)。具体数据来源包括:

1) 各种监测仪器记录的数据(例如,水文站数据、地震台站数据)和灾害地图等(例如,洪水淹没区域图、滑坡位置分布图)。

2) 各种历史资料(例如,新闻报纸、城市档案、地方志等)。

3) 社区尺度的参与式制图,通过实地调研和访谈等推断大量级历史致灾事件发生的状况。

历史资料通常是不全面的,只能获取某个时间段的数据和信息。历史记录的时间跨度对于估算量级-频率关系具有非常重要的作用。如果时间太短,而且没有包含主要典型事件,则很难评估更长重现期事件的发生概率。同时,评估的精度也依赖于给定时间段内数据记录的完整性,在很多事件记录缺失的情况下,也很难做出合理的评估。

根据各类致灾事件的量级-频率关系以及发生时间特征,进行初步的归类(表2.5)。从表中可以看出,量级-频率关系分布呈现多种不同的形式。有些分布是完全随机的,两者之间没有关系。有些分布是不规律的,意味着量级和频率之间有一定的关系,但是没有规律,在不同的地方呈现差异性,因此也很难建立两者之间的数学方程。有些分布遵循一定的函数,例如,对数正态分布、二项式分布、伽马分布、泊松分布、指数分布等。

表2.5　主要致灾事件发生可能性及量级-频率关系

	致灾事件	发生可能性	量级-频率关系
水文气象	雷电	季节性	随机分布
	冰雹	季节性	泊松分布、伽马分布
	龙卷风	季节性	负二项式分布
	暴雨	季节性(雨季)	泊松分布、甘布尔分布
	洪水	季节性(雨季)	伽马分布、对数正态分布、耿贝尔分布
	飓风(台风)	季节性(飓风季)	不规则分布
	雪崩	季节性(冬季)	泊松分布、伽马分布
	干旱	季节性(枯水期)	二项式分布、伽马分布
环　　境	林火	季节性(枯水期)	随机分布
	作物病害	季节性(生长期)	不规则分布
	荒漠化	渐进性	渐进性
地　　质	地震	连续性	对数正态分布
	滑坡	季节性(雨季)	泊松分布
	海啸	连续性	随机分布
	地面沉降	连续性	突发或渐进式
	火山爆发	间歇性	不规则分布
	海岸侵蚀	季节性(风暴潮期)	指数分布、伽马分布

以下将以洪水、地震和滑坡致灾事件为例,重点分析其量级和频率之间的关系。

二、洪水量级-频率分析

洪水事件量级(强度)与发生频率之间通常呈反向关系,即极端性事件的频率要低于一般性事件。水文数据频率分析的目标是利用概率分布模型建立极端事件量级和发生频率之间的关系。其基本前提是假设用于分析的水文数据相互独立并且均匀分布,同时产生水文过程的暴雨系统也是随机、空间和时间独立的。

在进行水文频率分析时,应当仔细选择水文数据以满足相互独立和均匀分布的假设。实践中,往往选择年最大变量(例如,年最大流量,它反映了一年内任何时候可能发生的最大即时洪峰流量),期望该逐年连续观测的变量是相互独立的。

洪水频率分析的结果可以用于很多工程性目的,例如,确定水闸、桥梁、涵洞及洪水控制设施的结构和防洪标准,估算防洪工程的经济效益,划定洪泛区,评估洪涝的潜在影响等。

1. 洪水重现期

当表示事件强度的某个随机变量 X 等于或大于特定阈值 x_T 时,定义为极端事件的发生;当再次发生 $X \geqslant x_T$ 时,时间间隔表示为 t。

表 2.6 记录了 1965～2008 年某河流的年最大流量数据。给定阈值 $x_T = 50\,000$ cfs ($1\,000$ cfs $= 28.316\,8$ m^3/s),则年最大流量共有 9 次超过阈值,时间间隔 t 从 1 年至 16 年不等,如表 2.7 所示。

表 2.6　某河流的年最大流量监测值序列

年份	1960	1970	1980	1990	2000
0		55 900	13 300	23 700	9 190
1		58 000	12 300	55 800	9 740
2		56 000	28 400	10 800	58 500
3		7 710	11 600	4 100	33 100
4		12 300	8 560	5 720	25 200
5	38 500	22 000	4 950	15 000	30 200
6	179 000	17 900	1 730	9 790	14 100
7	17 200	46 000	25 300	70 000	54 500
8	25 400	6 970	58 300	44 300	12 700
9	4 940	20 600	10 100	15 200	

表 2.7　大于等于阈值的年份及时间间隔

超过阈值年份	1966	1970	1971	1972	1988	1991	1997	2002	2007	平均重现期
重现时间间隔/年	1	4	1	1	16	3	6	5	5	4.7

事件 $X \geqslant x_T$ 的重现期 T 是时间间隔 t 的期望值 $E(t)$，可以利用大量发生过的历史事件数据计算它的平均值。对于表 2.6 中记录数据，共有 9 次最大流量超过了 50 000 cfs 的阈值，累计间隔 42 年，所以年最大流量为 50 000 cfs 的洪水重现期 T 大约为 $T = 42/9 = 4.7$ 年。重现期 T 可以进一步理解为等于或超过给定强度的事件再次发生的平均时间间隔。

对于任意观测值，致灾事件发生的概率是它的重现期的倒数。

$$P(X \geqslant x_T) = 1/T$$

上述河流年最大流量数据等于或超过 50 000 cfs 的概率约为 $P = 1/T = 1/4.7 = 0.213$，即 21.3%。

2. 洪水概率

假设某一洪水（F）年发生概率 $P_R(\mathrm{F})$ 为 10%，则意味着每年达到或超过该强度洪水的概率为 10%。从长期来看，平均每 10 年就会发生相应强度的洪水。所以，平均年重现期 T 可以定义为

$$T = 1/P_R(\mathrm{F})$$

同时具有以下关系：

1）F 在未来任意一年发生的概率为

$$P_R(\mathrm{F}) = 1/T$$

2）F 在未来任意一年不会发生的概率为

$$P_L = 1 - P_R(\mathrm{F}) = 1 - 1/T$$

3）F 在未来连续 n 年内不发生的概率为

$$P_L^n = (1 - 1/T)^n$$

4）F 在未来连续 n 年内至少发生 1 次的概率为

$$R = 1 - (1 - 1/T)^n$$

3. 水文极值分布

大量的水文过程事件属于右偏态分布，极端事件远离平均水平（图 2.10），这为描述和推断概率造成了一定的难度。当把这些点标注在线性-正态概率纸上时，右偏态分布表现为凹曲线。

针对右偏态分布，有三种方法可以估算极值分布，即耿贝尔（Gumbel）、弗雷歇（Frechet）和韦布尔（Weibull）分布函数（图 2.11）。这三种方法统称为极值方法（extreme value methods），它们都基于一个通用的方程，称为广义极值分布（GEV）。GEV 利用极值变换或者双指数变换去解决高度偏态分布问题，其概率分布函数如下，其中 x 为随机变量，$F(x)$ 为超越概率，k、u 和 α 为待定分布参数。

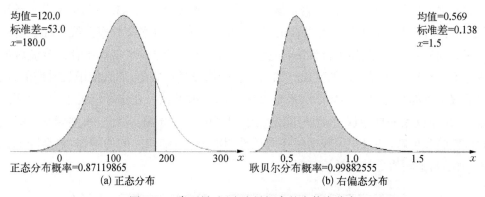

图 2.10　降雨量、河流流量概率的右偏态分布

$$F(x) = \exp\left[-\left(1 - k\,\frac{x - u}{\alpha} \right)^{\frac{1}{k}} \right]$$

图 2.11 中，横坐标为重现期，纵坐标为降雨量或流量。Gunbel 分布函数（EV1）的尾巴有轻微的上翘，通常会对实际情况低估。Frechet 分布函数（EV2）的尾巴有明显的上翘，并且具有无穷高阶矩。相对来说，Frechet 估计更好一些，但是需要三个变量，而 Gumbel 只需要两个，因此 Gumbel 方法更通用。Weibull 分布函数（EV3）具有有限的上尾，通常用于干旱概率估计，需要确定三个变量。

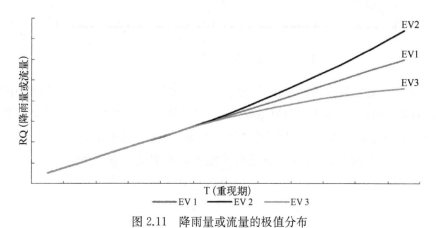

图 2.11　降雨量或流量的极值分布

4. 极端事件频率分析的几个问题

其一，目前主要利用统计方法，通过延长历史记录数据，评估洪水发生频率，并预测给定强度洪水在未来每年、每 10 年、每 100 年等发生的概率。在使用这些延长方法的时候，必须注意到可利用数据的有效性。例如，利用 30 年记录数据，通过各种方法去外推 100 年、甚至 1 000 年一遇的洪水强度，其结果是值得商榷的。一条基本原则就是，在记录数据小于 10 年的情况下，应该避免进行频率分析。同时，当估算的洪水的重现期大于记录数据的时间长度的 2 倍时，也不适宜频率分析。

其二，应该考虑随机事件的非周期性。例如，自 1960 年以来，东非的许多地区降水经历了显著性的变化(图 2.12)。能否把该时期前后的水文资料混合在一起构建洪水频率曲线,是值得商榷的。从图 2.12 可以看出,1960 年前后的两段水文频率曲线存在显著性差异。因此,必须对这种差异进行判断:它仅代表一个短期的丰水年? 或者是该流域的水文情势正在经历一次根本性的变化? 如果后者的假设是正确的,那么使用长时期的、混合的记录数据可能会导致新形势下洪水事件频率的严重低估。在这种情况下,短时间的记录,虽然存在较大的样本误差,但可能是用于规划的较好选择。因此,水文频率曲线应当及时地检验和更新,如果记录数据保持同质性(均匀性),随着时间的增加,将会降低标准误差,缩小与平均值之间的置信区间。

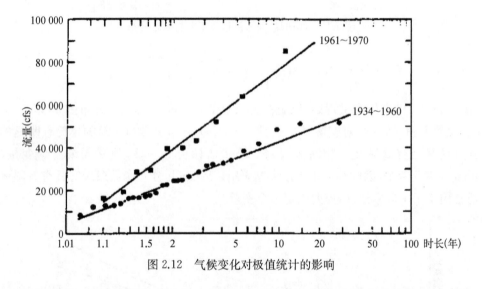

图 2.12　气候变化对极值统计的影响

其三,由于气象触发事件的变化,可能会引起水文记录数据缺乏同质性(均匀性)。在美国的新英格兰地区,每年洪水由夏季暴雨、秋季飓风、融雪、雨雪等各种因素引发。是否应该把所有类型的洪水都包含在频率分析中,还是一个有争议的话题。

其四,在某些时候,水文记录数据分布不能很好地满足频率曲线的拟合,而分析人员会刻意画出一条曲线去适应这些点。这时应该充分认识到其中可能存在的误差。同时,在洪水预测时,建议不要完全依赖于单一方法,而是综合使用多种方法,相互比较后得到合适结果。

三、地震量级-频率分析

衡量地震量级的指标是里氏震级,它利用对数刻度反映地震释放能量的大小。地震震级和频率之间呈反向的指数关系,震级大的地震发生频率更低(表 2.8)。例如,在特定时间段内,震级为 4.0 的地震发生的次数大致是震级为 5.0 的地震的 10 倍。按照里氏震级,每天都会发生许多地震,大多震级在 2.5 以下,并且不被感知。只有震级大的地震才会造成破坏。例如,虽然 6.0 级地震只比 5.0 级地震高 1 个等级,但是它释放出来的能量却大 32 倍,因而破坏性更大。震级在 6.0~6.9 的地震一般认为非常大。震级超过 7.0,则认为更加严重,可能会有大范围的破坏。震级越高,造成的伤亡可能会越大。人员伤亡和财产损失程度还与地震发生的位置有关(如接近居民区等),同时取决于建筑物的抗震性能。

表 2.8　里氏震级与发生数量的统计关系

里氏震级	年均地震数量	主 要 影 响
≤3.4	800 000	只有地震仪器才能监测到
3.5~4.2	30 000	只在室内感受到
4.3~4.8	4 800	多数人都能感受到,窗户嘎嘎作响
4.9~5.4	1 400	大家都能感受到,盘子碎裂,门晃动
5.5~6.1	500	建筑抹灰出现裂缝,轻微损坏,砖块脱落
6.2~6.9	100	建筑物有很多损坏,烟囱倒下,地基移动
7.0~7.3	15	建筑物损毁严重,桥梁扭曲,墙壁开裂,建筑物可能坍塌
7.4~7.9	4	破坏巨大,大多数建筑物坍塌
≥8.0	1 次/(5~10)年	建筑物全部损毁,能看到表面波,物品被抛到空中

在过去的几十年内,地震活动似乎有明显增强的趋势。20 世纪 60 年代,每年记录的地震大约 5 000 次。到 21 世纪,这个数量持续增加,超过了 20 000 次(图 2.13)。一部分解释认为,过去 20 年,由于世界范围内地震观测台站的普遍增加和全球通信能力的提升,使得一些小规模地震也被快速定位和探测。在 1931 年全世界约有 350 个地震台站投入运营,现在则超过了 8 000 个,而且监测数据会通过电子邮件、互联网和卫星通信等技术快速获取和汇集起来。过去几十年,大规模地震(震级 6.0 以上)的数量一直保持相对稳定的事实也进一步证明了这一解释。

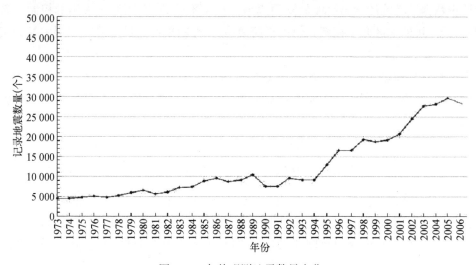

图 2.13　年均观测地震数量变化

资料来源：www.dlindquist.com

在地震学中,古登堡-里克特关系(G-R关系)表述了特定地区及时间段内,地震震级与大于和等于该震级的地震发生的次数之间的关系。

$$\log N = A - bM$$

或者

$$N = 10^{A-bM}$$

式中,M 为最小震级阈值;N 为最小震级 M 及以上的地震事件的个数;A 和 b 为系数,系数 b 一般取值为 1.0,这意味着 4.0 级地震的发生次数是 3.0 级地震的 10 倍,是 2.0 级地震的 100 倍。

四、滑坡量级-频率分析

滑坡是常见的地质致灾事件。按照规模的大小,滑坡通常分为五级:小型,小于 10 万 m³;中型,10 万~100 万 m³;大型,100 万~1 000 万 m³;特大型,1 000 万~10 000 万 m³;巨型,大于 10 000 万 m³。

滑坡的形成除了与边坡自身的岩土特性有关,还取决于许多外部触发因素,如地震、降雨和边坡的不合理开挖等。由降雨触发的滑坡在世界上分布最广,发生频率最高,给人类造成的危害最大。降雨型滑坡预测方法主要分为两类,即基于过程的预测模型(亦称为物理模型)和经验模型。雨水渗入导致岩土体内的孔隙压力增大、有效应力减小和岩土体的抗剪强度降低,这是降雨型滑坡发生的主要机制。滑坡预测的物理模型从上述机制出发,判断滑坡的状态,即充分考虑降雨数据、降雨入渗程及其对岩土体的影响,结合岩土体滑坡的稳定性分析,最终确定引发滑坡的降雨量,从而判定滑坡是否发生。由于该模型所需的输入信息,如局部地形条件、岩土的力学参数和水文学参数等都很难准确获得,因此阻碍了该模型的实际应用。经验模型则部分体现滑坡产生的机制,仅通过对降雨和滑坡的历史数据进行统计给出滑坡的降雨阈值。模型不同,降雨阈值所采用的控制变量亦不相同,所适用的地区亦不相同。但由于简便易行,经验模型是目前滑坡预测中最为实用的方法。

无论是物理模型还是经验模型,均是通过对比降雨数据和滑坡的降雨阈值来判定滑坡发生与否,只不过前者的降雨阈值是基于物理机制分析得到的,而后者则是通过经验统计给出的。

通常,滑坡发生概率 $P(L)$ 可表示为

$$P(L) = P(R > R_T)$$

式中,R 为随机降雨数据;R_T 为降雨阈值;$P(R > R_T)$ 为事件 $R > R_T$ 发生的概率。由于降雨型滑坡影响因素的复杂性,很难通过单一控制变量来判定,因此 R 和 R_T 均为向量。到目前为止,已经使用过的降雨控制变量包括日降雨量、前期累计降雨量、降雨强度和降雨持续时间等,共 25 种。

根据上式,当 $R > R_T$ 时一定会发生滑坡,当 $R \leqslant R_T$ 时则不会发生,发生概率 $P(L)$ 取

决于超越概率 $P(R>R_T)$。实际上,在某些时候,当降雨变量 R 超过阈值 R_T 时,并不一定会引发滑坡。这可能归因于其他一些诱发滑坡的局部性未知因素。因此,滑坡最终发生概率可以看作降雨强度超过特定阈值概率 $P(R>R_T)$ 以及相应概率下滑坡发生概率 $P(L)$ 的条件概率。因此,滑坡发生概率是以上两种概率的交集,并可以表示为

$$P[(R>R_T)\bigcap L]=P(R>R_T) \cdot P(L \mid R>R_T)$$

式中,可以通过分析区域历史降雨资料,计算概率 $P(R>R_T)$。当 $R>R_T$ 时,可以通过进一步分析区域滑坡灾害资料,计算概率 $P(L \mid R>R_T)$。通常利用泊松概率分布计算雨量监测资料的阈值年超越概率 $P(R>R_T)$,并把该模型扩展到计算滑坡发生的年超越概率。根据泊松分布模型,在时间段 t 内,发生 1 次或多次滑坡的超越概率计算方法为

$$P[N(t) \geqslant 1]=1-\exp(-t/u)$$

式中,u 为连续滑坡的平均时间间隔,可以从多时间序列的滑坡事件数据中获得。

第三节 气候变化与致灾事件

一、气候变化概述

政府间气候变化专门委员会(Intergovernmental Panel on Climate Change,IPCC)第五次报告指出,全球气候系统变暖的事实毋庸置疑。自 1950 年以来,气候系统观测到的许多变化是过去几十年甚至近千年以来史无前例的。全球几乎所有地区都经历了升温过程,主要体现在地球表面气温和海洋温度的上升、海平面上升、格陵兰和南极冰盖消融与冰川退缩、极端气候事件频率的增加等方面。近百年来,地球气候正经历一次以全球变暖为主要特征的显著变化(图 2.14)。1880～2012 年,全球平均地表温度升高了 0.85℃,1951～2012 年,全球平均地表温度的升温速率为每 10 年升高 0.12℃,几乎是 1880 年以来升温速率的两倍。过去 3 个连续的 10 年比之前自 1850 年以来的任何一个 10 年的温度都高(图 2.14)。气候变暖导致冰川退缩,北极海冰范围缩小,大多数地区多年冻土层的温度升高。1901～2010 年,由于海水热膨胀、冰雪融水和陆地储水进入海洋,全球海平面上升高了 0.19 m,平均上升速率为 1.7 mm/a,是过去三千年最高的。海平面的上升近期不断加速,1993～2010 年,全球海平面平均上升速率高达 3.2 mm/a。

全球气候变化是由自然和人为影响因素共同作用形成的,但对于 1950 年以来观测到的变化,人为因素极有可能是显著和主要的影响因素。IPCC 报告对近 60 年来的气温变化进行了定量化归因,发现 1951～2010 年,温室气体造成的全球平均地表增温在 0.5～1.3℃,包括气溶胶降温效应在内的其他人为强迫的贡献在 -0.1～0.1℃。自然强迫的贡献在 -0.1～0.1℃,气候系统内部变率的贡献在 -0.1～0.1℃。综合起来,所评估的这些

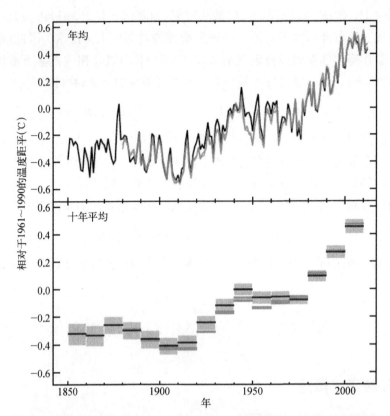

图 2.14　观测到的 1850～2012 年全球平均陆地和海表温度距平变化

上图为年均值,下图为十年均值,包括一个资料集(黑色)的不确定性估计
值。各距平均相对于 1961～1990 年的均值

来源:IPCC,2013

贡献与这个时期所观测到的 0.6～0.7℃ 的变暖相一致。由此表明,人类活动导致了 20 世纪 50 年代以来一半以上的全球气候变暖。

自从工业革命以后,越来越多的温室气体(GHGs)被排放到大气中,导致地球表层越来越多的热量被大气层捕获。这些气体主要是在煤、石油和天然气等化石燃料使用过程中排放出来的,或者是由土地利用和土地覆盖方式的改变所造成的。

GHGs 包括二氧化碳、甲烷、水蒸气、一氧化二氮、臭氧和卤烃。自 1750 年人类社会进入工业化以来,全球大气中 CO_2、CH_4 和 N_2O 的浓度分别达到 $400\ mg/m^3$、$1\ 819\times10^{-3}\ mg/m^3$ 和 $325\times10^{-3}\ mg/m^3$,分别比工业化前高出 43%、160% 和 20%,为近 80 万年来最高值。

如果以一切如常的方式继续燃烧化石燃料,到 2100 年二氧化碳浓度将达到 600～700 mg/m^3。即便整个世界都在努力减少排放,二氧化碳的浓度也难于降低到 $450\ mg/m^3$ 以下。因此,继续排放温室气体将进一步导致全球温度上升。与 1986～2005 年相比,预计 2016～2035 年全球平均地表温度将升高 0.3～0.7℃,2081～2100 年将升高 0.3～4.8℃(图 2.15)。

未来全球气候变暖对气候系统变化的影响仍将持续。在未来变暖背景下,高温热浪

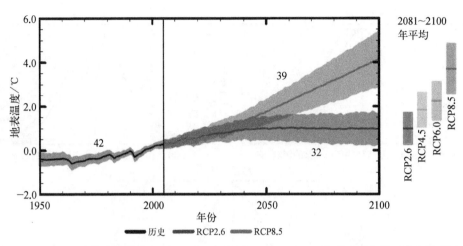

图 2.15　CMIP5 多模式模拟的 1950~2100 年相对于 1986~2005 年的全球年均地表温度的变化

典型浓度路径 RCP2.6(蓝色)和 RCP8.5(红色)情景下预估的时间序列和不确定性(阴影)。黑色(灰色阴影)是利用历史重建强迫模拟的历史演变。垂直色块是所有 RCP 情景下 2081~2100 年的平均值和相关的不确定性

来源:IPCC,2013

事件将进一步增多,极端冷事件将减少,热浪发生的频率更高,时间更长。中纬度大部分区域和湿润的热带地区的强降水强度可能加大、发生频率可能增加,全球降水将呈现"干者越来越干、湿者越来越湿"的趋势。多年冻土和冰川融化,动植物生存范围发生变化(向两极以及向更高处迁徙),植物开花时间、鸟类繁殖以及昆虫出现季节提早,珊瑚白化情况增多。北极海冰将继续消融,全球冰川体积和北半球春季积雪范围将减小,全球海平面将进一步上升。到 21 世纪末,9 月份北极海冰范围将减小 43%~94%,2 月份将减小 8%~34%;全球冰川体积将减小 15%~85%;北半球春季积雪范围将减小 7%~25%;全球海平面将上升 0.26~0.82 m。

二、气候变化对致灾事件的影响

气候变化会导致极端天气、气候事件的频率、强度、空间范围、发生时间和持续时间发生前所未有的变化。根据 IPCC 的报告,气象水文灾害的增加与气候变化的影响有着明确的关联性,这种联系非常复杂且空间变化极大。极端事件的变化与其概率分布的均值、方差和形态的变化相关(图 2.16)。一些极端气候事件(如干旱)可能是天气或气候事件积累的结果。

2000 年以前,EM-DAT 每年记录的气象水文灾害平均近 240 次。自 2000 年以来,EM-DAT 记录的气象水文灾害年均为 341 次,比 1994~2000 年上升了 44%,是 1980~1989 年的两倍多。在 1994~2013 年的后期,EM-DAT 每年记录的灾害次数要比前期高得多(图 2.17)。灾害发生的频率增大的原因主要是气象水文灾害,如风暴和洪水的数量持续上升。与之相比,地球物理灾害(主要是地震、海啸和火山喷发)的数量在 20 年中大致保持稳定(图 2.17)。灾害频率增大,同时伴随着急速增长的社会经济损失以及更多受

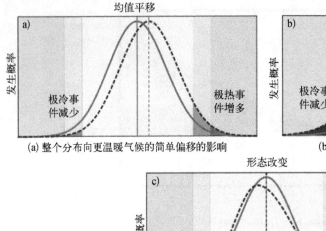
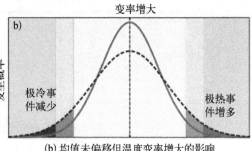

(a) 整个分布向更温暖气候的简单偏移的影响　　　　(b) 均值未偏移但温度变率增大的影响

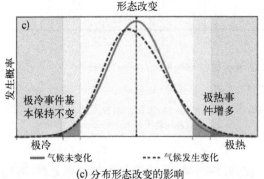

(c) 分布形态改变的影响

图 2.16　温度分布变化时对极端事件的影响

来源：IPCC，2012

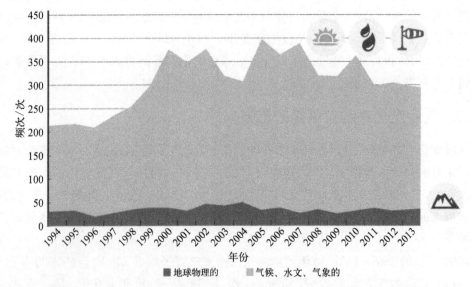

图 2.17　1994～2013 年主要灾害类型（地球物理、气象、气候、水文）的数量

来源：CRE，2015

影响的人。尽管从 1970 年以后，得益于更好的防灾与备灾，因自然灾害死亡的人口数量有所减少，但是在过去几年里这种减少趋势正逐渐减弱，甚至出现反转。

（一）极端温度

极端温度事件作为极端气候事件的重要组成部分，受气候变化的影响最为明显，直接影响社会经济、生态环境和人类健康，已经成为国内外气候变化和灾害领域关注的重要问题之一。随着全球气温的上升，暖期/热浪在大部分陆地上发生的频率和持续期也在增加。不同地区的最低气温升高趋势非常明显，在全球70％以上的陆地，冷夜日数呈明显的减少趋势，全球极端最低温度发生的频率和霜冻期长度出现了下降趋势，并表现出明显的日夜温度变化不对称性。尽管气温呈上升趋势，但大量研究证明，极端低温的变化要比极端高温的变化更剧烈，对全球气候变化的敏感性要高于极端高温。这些事件对于人们的健康和舒适度、自然生态系统以及农作物有着确定的影响。温暖期的延长也很可能导致用水需求和蒸发损失的增加，假如降水量没有增加，可能会使干旱强度增大和持续时间增长。长时间的干旱还可能增大热浪发生的概率。

（二）极端降水

1901年以来，北半球中纬度的陆地地区平均降水已增加，并且陆地上越来越多的地区出现强降水的频率、强度或降水量都在增加。在北美洲和欧洲，强降水事件的频率或强度可能均已增加。在其他各大洲，强降水事件变化的信度最高为中等。这些改变很可能导致许多地区暴雨山洪或江河洪水事件发生频率的增加，由于积雪和冰川消融的提前，这一状况会在某些地区加剧或者至少出现季节性的变化。相反，降水稳定或减少的地区会经历更加频繁的干旱，特别是地中海型气候以及中纬度大陆地区。

（三）海平面上升

海平面上升是由全球气候变暖、极地冰川融化、上层海水变热膨胀等引起的全球性海平面上升现象。自1880年起，全球平均海平面上升了21～24 cm，其中自1993年起上升了约8 cm。自1900年以来，全球平均海平面的上升速率至少比近三千年以来的任何时期都快。自20世纪初以来，全球平均海面上升速率在持续增加。由于气候变暖，平均海平面每年以将近3 mm的速率上升，这主要是冰川的融化以及海水温度上升引起海水体积增大所致。IPCC第五次评估报告预测了从1986～2005年到2081～2100年，在典型浓度路径RCP2.6、4.5和8.5情景下，全球平均海平面（GMSL）上升中位值和可能（66％的概率）的范围分别为0.44 m（0.28～0.61 m）、0.53 m（0.36～0.71 m）和0.74 m（0.52～0.98 m）（图2.18）。

具体来讲，某一地区的实际海平面变化，还受当地陆地垂直运动、缓慢的地壳升降和局部地面沉降的影响，全球海平面上升加上当地陆地升降值之和，即为该地区相对海平面的变化。地面的垂向运动是影响地方相对海平面变化趋势的一个重要因素。许多大河口三角洲已经或正在面临严重的相对海平面上升，例如，珠江三角洲的相对海平面上升可能超过7.5 mm/a，长江三角洲为3～28 mm/a。

海平面上升对沿海地区社会经济、自然环境及生态系统等会产生重大影响。首先，海

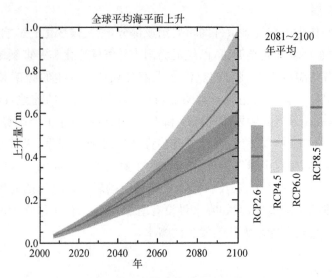

图 2.18　全球平均海平面上升

典型浓度路径 RCP2.6 和 RCP8.5 情境下,CMIP5 气候模式集合预估的相对于 1986～
2005 年的 21 世纪全球平均海平面上升。阴影带表示预估的可能区间。彩色柱表示所有
RCP 情景下预估的 2081～2100 年间平均海平面上升的可能区间,横线表示相应的中值

来源:IPCC,2013

平面的上升会淹没一些低洼的沿海地区,加强海岸线侵蚀。其次,海平面上升会使风暴潮强度加剧,频次增多,严重危及沿海地区安全。此外,海平面上升和海水内侵会加剧土地盐碱化,造成农业减产等。

(四) 野火

温暖期延长以及干燥天气增加将导致森林植被和可燃物类型与载量的变化,从而改变了野火行为,导致野火发生概率增大,发生区域扩大,森林防火期延长。在气候变暖背景下,可燃物干燥状况增加,特别是夏季可燃物干燥状况的增加,是近年来内蒙古大兴安岭林区夏季雷击火灾频发的主要原因之一。自 20 世纪 80 年代中期起,美国西部山林野火发生的频率突然增加了近 3 倍,野火平均覆盖面积也猛增 5.5 倍。厄尔尼诺和南方涛动(ENSO)影响野火的年际活动,根据美国、加拿大和澳大利亚等国家对森林火灾与ENSO 关系的研究表明,ENSO 影响这些区域的最小湿度等气象要素,从而影响森林火险的变化。森林是二氧化碳的主要存储区,森林被焚会导致土壤和生物圈累积的大量碳释放到大气中,从而增强全球变暖。

(五) 热带气旋

热带气旋(包括热带低气压、热带风暴、强热带风暴和台风)发源于大面积温暖水域,对沿海人口、基础设施、航运等造成重大威胁。随着海水表面温度的上升,热带气旋可能变得更强且影响范围更大。一些研究表明,自 1970 年以来,所有主要由大洋盆地产生的热带气旋强度明显增强,且均与海表面温度升高有关。但另一些研究质疑这些再分析数据的可靠性,部分原因是气候模型并没有预测出这么大的增幅。然而,气候模型由于空间分辨率的不足也可能会低估这些变化。这个问题到目前还没有得到解决。每年大约有 90 个热带气旋在全球发生,这个数字自 20 世纪 70 年代中期以来大致保持稳定。但有些研究资料表明,随着气候变暖,台风数量会增加,更强的风暴会造成更严重的影响。

海平面的上升伴随更强的海岸带风暴,特别是热带气旋,这将导致更加频繁和强大的风暴潮,并引发更加极端的陆地降雨和大风,从而造成更为严重的破坏和损失。

表 2.9　极端天气和气候事件的全球尺度评估

现象和变化趋势	对已经产生变化的评估(除另标明的外,通常是自 1950 年以来)	对观测变化中人类贡献的评估	未来变化的可能性	
			21 世纪早期(2016～2035 年)	21 世纪晚期(2081～2100 年)
大部分陆地地区的冷昼和冷夜偏暖和(或)偏少	很可能	很可能	可能	几乎确定
大部分陆地地区的热昼和热夜偏暖和(或)更加频繁	很可能	很可能	可能	几乎确定
暖期/热浪:在大部分陆地地区的发生频率和(或)持续增加	在全球尺度上是中等信度;在一些地区(如,欧洲大部、亚洲和澳大利亚)是可能	可能(通过一些热浪案例看到一些地方发生可能人类影响的概率大幅增加)	没有进行正式评估(模型预测近期的热浪和暖期的时期、强度和范围在增加)	很可能
强降水事件:强降水发生的频率、强度和(或)降水量增加	可能陆地上更多的地区是增加而不是减少;在北美中部是很可能的	中等信度	在许多陆地上是可能的	在一些地方是可能,但在中纬度陆地的大部分和湿润的热带地区是很可能的
干旱的强度和(或)干旱期增加	在全球尺度上是低信度;在一些地区是可能(干旱频率和强度在地中海和西非可能是增加,但在北美和澳大利亚西北部可能是减少)	低信度	低信度(由于土壤水分的预估低信度)	从全域到全球尺度是可能的(中等信度)
强热带气旋活动增强	在长期(世纪尺度)变化上是低信度;但自 1970 年以来在北大西洋是几乎确定的	低信度	低信度	在一些洋盆较有可能
由极端高海平面所引发的事件和(或)幅度增加	自 1970 年以来是可能的	没有做评估	没有做评估	很可能

注:IPCC 的第五次评估报告的预估是相对于 1986～2005 年,除了特别注明,情景使用新的典型浓度路径(RCP)情景。

思考题

1. 什么是致灾事件？其内涵包括哪些方面？
2. 致灾事件的主要特征有哪些？
3. 试分析气候变化对致灾事件有哪些影响。
4. 以某个地区水文实测资料为例，试计算其洪水超越概率和重现期。

主要参考文献

IPCC. 2013.决策者摘要//政府间气候变化专门委员会第五次评估报告第一工作组报告——气候变化 2013：自然科学基础.剑桥：剑桥大学出版社.

沈永平,王国亚.2013.IPCC 第一工作组第五次评估报告对全球气候变化认知的最新科学要点.冰川冻土,35(5)：1068-1076.

张宝军,马玉玲,李仪.2013.我国自然灾害分类的标准化.自然灾害学报,22(5)：8-12.

Guzzetti F, Peruccacci S, Rossi M, et al. 2007. Rainfall thresholds for the initiation of landslides in central and southern Europe. Meteorology and atmospheric physics, 98(3-4)：239-267.

IPCC. 2012. Managing the risks of extreme events and disasters to advance climate change adaptation//A Special Report of Working Groups Ⅰ and Ⅱ of the Intergovernmental Panel on Climate Change. Cambridge：Cambridge University Press.

Smith K. 2013. Environmental hazards：Assessing risk and reducing disaster. London：Routledge.

UNISDR. 2004. Terminology：Basic terms of disaster risk reduction. New York.

第三章　承灾体与暴露分析

本章主要内容包括承灾体和暴露的定义与分类、暴露分析，并以暴露的重要因素——建筑物和人口为例进行阐述。通过本章的学习，读者能够对暴露的定义、特征、分类形成基本的认识，掌握承灾体与暴露的关系、承灾体制图的方法，进而了解进行暴露分析时应掌握的基本知识和数据收集手段。针对暴露分析中最为关注的建筑物和人口暴露进行专节详细讲述，使读者能够了解调查和分析中的要点。

第一节　承灾体与暴露的定义和分类

一、承灾体和暴露的定义与关系

承灾体是指一个地区可能受到致灾事件影响或损害的人类社会-经济系统及其依赖的周围环境，简而言之，承灾体可看作灾害潜在影响地区的社会-生态系统，如人口、社会、经济、生态环境等。当灾害发生时，位于致灾事件影响范围内的承灾体称为暴露，包括可能受到损害的人员、财物、经济活动、公共服务和其他要素（图 3.1），常以处于致灾事件影

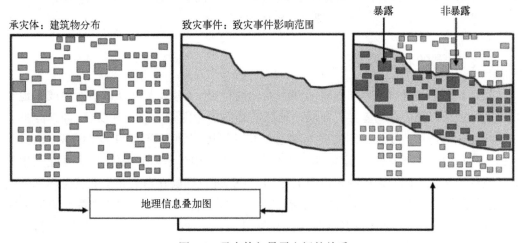

图 3.1　承灾体与暴露之间的关系

响之下,可能遭受损失的人口、财产、系统,以及其他社会-经济活动等要素的数量或可定义的价值量来表示。

当灾害发生地没有承灾体时,也就不存在风险。以台风灾害为例,图 3.2 为 2013 年28 号台风利奇马与 30 号台风海燕的路径图。利奇马台风从生成至消亡始终位于西北太平洋洋面,尽管最大风速达到了 240 km/h,却对人类社会关注的主体(如人员和财产)未造成任何损失。而海燕台风最大风速 315 km/h,受其影响的人口达到 1 100 万,其中,6 000 人伤亡,台风影响范围内累计经济损失达 15 亿美元。显然,两次台风造成的影响不同是由其路径不同决定的,换言之,当台风路径上无承灾体分布时就不存在暴露,也不存在灾害风险。

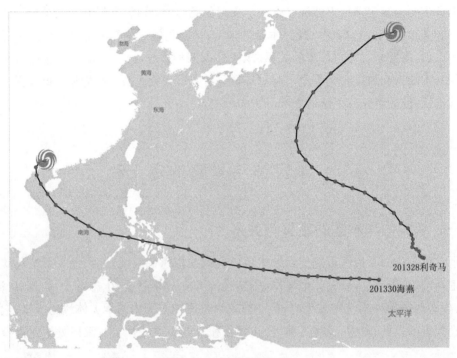

图 3.2　台风路径对比图

二、暴露的特征及分类

暴露具有空间分布差异和随时间动态变化的特点。例如,人口分布不均匀或用地类型不同反映了暴露的空间差异。而同一地区的暴露也会随着时间不断变化,即暴露具有随时间变化的特点。导致暴露的时间动态变化的原因多种多样,变化周期也有长有短。例如,人口增长、经济发展、城市化和土地利用变化都会引起暴露的变化,这些变化发生的时间往往较长。而同一地区的人口因上班、上学等,通过通勤在白天和晚上发生周期性变化,以及城市内外的人口流动则体现了暴露的短时间变化。2008 年初的中国南方冰雪灾害,灾区人口密度较大且正值春节前人流高峰,1 月 26~30 日,京珠高速公路封闭,京珠高速湖北南段滞留车辆长达 35 km,滞留车辆超过 2 万辆,滞留司乘人员超过 6 万人;

2008年1月30日,广州地区滞留旅客近80万人,即为人口短时间的聚集带来的临时性暴露,加剧了这场巨灾的形成。

广义的暴露包括直接暴露和间接暴露。直接暴露是指承灾体暴露在灾害发生的区域,由于灾害的发生将直接承受可能的损失。间接暴露是由于承灾体之间相互关联、相互依存(如相互关联的产业),或某种承灾体具有网络的特征(如电网、交通网等),位于灾区之外的承灾体也可能受到灾害的间接影响,这种现象称为间接暴露。如图3.3所示,位于洪涝灾害发生地的工厂厂房属于直接暴露。上下班的工人,其暴露具有时间性特点。厂房受损、生产停顿,引起供应链或产业链的断裂,由供应链或产业链中断导致间接受到灾害影响的产业,则属于间接暴露。当某产业部门因灾害遭到破坏时,则其上下游的关联部门可能因为间接暴露受到灾害的影响。值得注意的是,间接暴露的承灾体可能并不位于灾区,但也可能通过灾害"涟漪"效应的影响而造成损失。本章中着重介绍的是直接暴露。

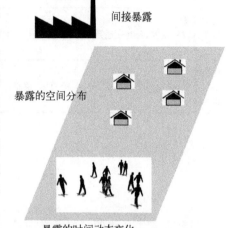

图3.3 暴露的时空动态分布

暴露要素具有不同的类型,通常根据不同行业可将暴露分为住房、基础生命线、健康、教育、农业、能源、基础设施、商业、工业、金融和电信等。这种分类方法主要是从政策角度提出的,根据行业分类可以更好地将职责分配给每个行业的私有或公共负责部门。此外,表3.1、表3.2分别给出了更为常用的暴露分类。表3.1将暴露分为物理、社会、经济和环境四类,表3.2是在此基础上更加细化的一种分类方式,将暴露分为八种类型。

我国在2016年发布实施了《自然灾害承灾体分类与代码》,将自然灾害承灾体划分为人、财产、资源与环境三大门类。然后,依据性别、年龄属性对人进行细分;财产根据其形态和所有权属性划分为固定资产、流动资产、家庭财产和公共财产四类;资源与环境承灾体划分为土地资源、矿产资源、水资源、生物资源和生态环境资源五个类别。在学习暴露的分类时也可结合国家标准的承灾体分类进行体会、理解。

表3.1 暴露分类(Ⅰ)

物理要素	社会要素
基础设施:道路、铁路、桥梁、港口、机场	脆弱的年龄组
关键设施:应急避难场所、学校、医院、养老院、消防局、 　　　　警察局	低收入群体
公共事业:供水系统、供电系统	没有土地/无家可归者
公共服务:交通运输、通信	残障人士
历史建筑和古文物	性别
	单亲家庭
经济要素	**环境要素**
商业贸易活动、就业、农业用地、劳动力影响生产成本、机 会成本	环境资源:空气、水、动物、植物、生物多样性、景观

表 3.2　暴露分类(Ⅱ)

物理要素 建筑物：城市土地利用、结构类型、建筑高度、建筑年限、总占地面积、重置费用、纪念碑和文化遗址	人口 人口密度、空间分布、时间分布、年龄分布、性别分布、残障人士、收入分布
关键设施 应急避难场所、学校、医院、消防局、警察局	社会经济方面 机构、治理、社区组织、社会经济水平、文化遗产和传统
交通设施 道路、铁路、地铁、公共交通系统、港口设施、机场设施	经济活动 经济活动空间分布、投入产出表、依赖性、冗余、失业、不同行业经济生产
生命线 供水系统、供电系统、供气系统、电子通信、移动电话网、排水系统	环境要素 生态系统、保护区、自然公园、环境敏感区、森林、湿地、含水层、植物、动物、生物多样性

第二节　暴　露　分　析

　　暴露是灾害风险的三要素之一,暴露分析是风险分析中的重要环节,暴露制图是暴露分析的主要手段。承灾体受灾害影响的程度可在 GIS 平台中,通过承灾体和致灾事件分布图叠加生成的暴露分布图来呈现和描述(图 3.1)。

一、暴露分析的尺度及要素类型

　　根据风险分析的需求,用于暴露分析的数据可以细化到各种不同的尺度。表 3.3 给出了四种不同的尺度(以比例尺划分,比例尺越大,对应的分析尺度越小),以及对应的暴露清单的详细信息。当风险评估的对象为城市时,通常会选择适合城市级别的中小尺度(表 3.3 中灰色区域),信息尽可能详细,当数据基础条件较好时,最好细化到独栋建筑的细节尺度,或是相同土地利用类型的地图单元。

表 3.3　暴露地图的尺度

暴露类型	尺度(比例尺)			
	大 (<1∶100 000)	中 (1∶25～1∶50 000)	小 (1∶10 000)	细节 (>1∶10 000)
建　筑	市政级 ● 建筑群	地图单元 ● 主要类型,(如居住、商用、工业用) ● 建筑群	建筑物分布 ● 用途 ● 高度 ● 建筑类型	建筑物分布 ● 详细功能 ● 高度 ● 建筑类型 ● 结构类型 ● 质量/年限 ● 地基
交通网络	交通网络总体分布	公路/铁路网络	所有细分的交通网络,包括高架桥等交通数据	所有详细工程和动态交通数据的交通网络

（续表）

暴露类型	尺度（比例尺）			
	大 （<1∶100 000）	中 （1∶25～1∶50 000）	小 （1∶10 000）	细节 （>1∶10 000）
生命线	主要的输电线	仅主要网络 ● 供水系统 ● 供电系统	详细网络 ● 供水系统 ● 排水系统 ● 供电系统 ● 通信 ● 供气	详细网络和相关设施 ● 供水系统 ● 排水系统 ● 供电系统 ● 通信 ● 供气
关键设施	市政级 ● 关键设施的数量	点级别 ● 总体特征 ● 建筑群	独立的建筑物 ● 一般特征 ● 建筑群	独立的建筑物 ● 详细特征 ● 每栋建筑
人口数据	市政级 ● 人口密度 ● 性别 ● 年龄	县、区级 ● 人口密度 ● 性别 ● 年龄	地图单元 ● 人口密度 ● 白天、晚上 ● 性别 ● 年龄	每幢建筑的人口 ● 白天/晚上 ● 性别 ● 教育程度
农业数据	市政级 ● 作物类型 ● 产量信息	均匀单元 ● 作物类型 ● 产量信息	地籍块 ● 作物类型 ● 轮作 ● 产量信息 ● 农业建筑	一年中特定时间的地籍块 ● 作物类型 ● 轮作/时间 ● 产量信息
经济数据	区域级别 ● 经济产量 ● 进口/出口 ● 经济活动类型	市政级 ● 经济产量 ● 进口/出口 ● 经济活动类型	地图单元 ● 就业率 ● 社会经济水平 ● 主要收入类型	建筑分布 ● 就业 ● 收入 ● 商业类型
生态数据	自然保护区	国家相关自然保护区	每个地籍块动植物总体情况	每个地籍块详细的动植物情况

二、暴露分析的基础单元

风险分析应基于某一级别的基础空间单元，可以是行政单元，如国家、省、市、区等，也可以是单个建筑。然而在基础单元选择时应该注意的是，细化到单个建筑的暴露分析通常较难实行，主要有以下几个原因：

1）风险分析所需的详细属性信息一般难于获取和收集。例如，在地震情况下，每个建筑的抗震能力受很多因素的影响，每幢建筑都不尽相同。需要针对每个建筑工程进行详细的结构评估，以确定特定的地震加速度下这栋建筑的表现。由于这种研究耗时费力过多，因此通常会采用建筑分类的方式进行研究。建筑的个体研究只针对诸如医院等重要的关键设施。

2）考虑到数据和模型的不确定性，给出每栋建筑的风险信息是不现实的。脆弱性研究通常的做法是使用脆弱性曲线，它代表某类建筑物的一般特征，而非单个建筑的特征。

3) 显示单个建筑的风险信息可能导致不良的法律后果,因为它可能对房地产价格造成显著影响,甚至可能产生保费。

三、基于土地利用的承灾体制图

由本章第一节讲述的暴露分类可以看出,暴露的要素很多,在实际的风险分析中可以根据项目目标和数据基础,筛选出最为重要的要素进行分析。一般来说,土地利用是承灾体制图最重要的方式之一。土地利用数据通常可以通过遥感影像解译得到,它在很大程度上决定单元内的建筑物用途、进行的经济活动、一天中不同时段人口的密度等。故本节主要针对大中尺度暴露分析中应用广泛的基于土地利用的承灾体制图进行介绍。

(一) 土地利用的分类

土地利用是人类为了经济和社会目的,通过各种使用活动对土地长期或周期性的经营。土地利用既受自然条件的影响,又受社会、经济和技术条件的影响,因此,土地利用是由上述因素的共同作用决定的土地功能。土地利用分类是区分土地利用空间地域组成单元的过程。这种空间地域单元是土地利用的地域组合单位,表现人类对土地利用、改造的方式和成果,反映土地的利用形式和用途(功能),也称土地利用现状分类、土地用途分类、土地功能分类等。科学合理的土地利用分类体系是进行土地评价、土地规划、土地利用、人口空间分布、灾害风险评估等研究的基础。土地利用分类有三种方式,即土地形式分类(又称作土地资源/土地覆盖分类)、土地利用分类(土地利用现状分类、土地功能分类、土地用途分类)、两者综合分类。土地利用着重从人类开发利用的角度对土地的社会-经济或功能层面进行描述,例如,住宅区、工业或商业用地、农业或林业用地、娱乐用地或保护区等。土地覆盖侧重于土地的自然属性,例如,不同地区的植被(树木、灌木、田野、草坪)、裸土、硬表面(岩石、建筑物)、湿地和水体(河道、湿地)。以林地的划分进一步说明两者的区别,土地利用从林地的利用目的和利用方向出发,将林地分为用材林地、经济林地、薪炭林地、防护林地等;土地覆盖则根据林地生态环境的不同,将林地分为阔叶林地、针叶林地、针阔混交林地等。

从世界各国的土地利用分类来看,不同国家的土地利用分类方式不同,即使是同一个国家,也可能存在几种不同的分类体系。目前国外的土地利用分类体系主要有美国地质调查局的土地利用分类体系、日本统计年鉴分类体系等。国内的土地利用分类体系有 1983 年中国科学院 1:10 万土地利用分类系统、2007 年颁布的《土地利用现状分类》(GB/T 21010—2007)、2012 年开始实施的《城市用地分类与规划建设用地标准》(GB 50137—2011)等。

2007 年的《土地利用现状分类》将我国的土地利用主要分为耕地、园地、林地、草地、商服用地、工矿仓储用地、住宅用地、公共管理与公共服务用地、特殊用地、交通运输用地、水域及水利设施用地和其他用地,共 12 大类。

城市常用的土地利用分类包括居民用地、商业用地、公共管理与公共服务用地、工业用地、绿地及广场、水域、未利用土地和附属用地等，图 3.4 为上海市静安区土地利用类型的示例。

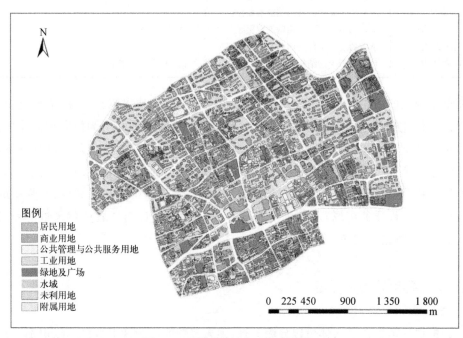

图 3.4　上海市静安区土地利用类型

在城市中，建筑物是人类进行各项活动的最主要承灾体。建筑物的分类方法有多种，可以根据用途进行分类、根据承重方式进行分类、根据建筑结构进行分类、根据楼层数进行分类等。表 3.4 给出的建筑物分类是"国际减轻自然灾害十年"提出的评估城市地震损失时采用的分类。表 3.5 为按建筑结构的分类。此外，国内研究中也有从使用性质和建筑结构对建筑物进行分类的，再附加上地址和台阶高度，作为区域建筑物数据库中的主要属性数据。

表 3.4　地震损失评估中采用的建筑物分类

编　码	特　征　描　述
RES_1	非正式建筑，主要有棚户区、排屋等，建筑材料以砖坯、泥灰砂浆为主，屋顶墙壁结构较松散
RES_2	未加固的砖石结构、混凝土结构，不符合当地建筑标准的构筑物；3 层以下
RES_3	砖混结构，古旧、腐朽建筑，不符合相应标准；4～6 层
RES_4	工程类混凝土结构-新建多层建筑物
EDU_1	学校建筑，2 层以下
EDU_1	学校建筑，2 层以上
MED_1	中低层医疗建筑
MED_2	高层医疗建筑
COM	购物中心
IND	工业设施

表 3.5　房屋建筑结构分类

建筑结构类型	主　要　特　征
钢结构	承重的主要构件是用钢材料建造的,包括悬索结构
钢筋混凝土结构	承重的主要构件是用钢筋混凝土建造的
砖混结构	承重的主要构件是用钢筋混凝土和砖木建造的
砖木结构	承重的主要构件是用砖、木材建造的
其他结构	凡不属于上述结构的房屋都归此类,如竹结构、砖拱结构、窑洞等

根据建筑物的使用性质,可将建筑物分为居住建筑、公共建筑、工业建筑和农业建筑等类型。居住建筑和公共建筑通常统称为民用建筑。居住建筑可分为住宅和集体宿舍两类。住宅习惯上不很严格地分为普通住宅、高档公寓和别墅。集体宿舍主要有单身职工宿舍和学生宿舍。公共建筑是指办公楼、商店、旅馆、影剧院、体育馆、展览馆、医院等。根据需要还可把公共建筑细分为公共服务建筑(如居委会及附属活动室等)和商业建筑(一般指商店和商业性质的市场)。工业建筑是指工业厂房、仓库等。农业建筑是指种子库、拖拉机站、饲养牲畜用房等。

(二) 主要用地类别介绍

1. 居住区

我国的居住类别建筑大体可以分为 5 种,绝大多数能从影像上直接加以识别。例如,图 3.5 中的 3 种为城市住宅区,从左到右依次为棚户区和违章建筑、中低层住宅区以及高层住宅建筑;图 3.6 为乡村住宅区和郊区独栋住宅。

风险分析中一个重要的城市土地利用类型是贫民窟区或棚户区,因为它们通常具有

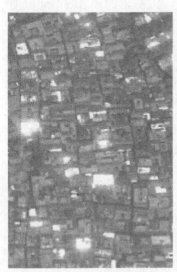 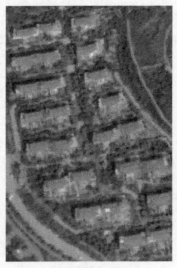 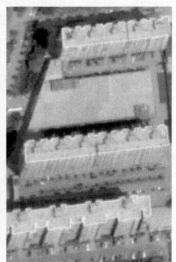

<table>
<tr><td>(a) 棚户区和违章建筑</td><td>(b) 中低层住宅区</td><td>(c) 高层住宅建筑</td></tr>
</table>

图 3.5　棚户区、中低层住宅区和高层住宅建筑

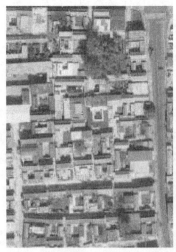 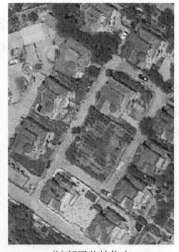

(a) 乡村住宅区   (b) 郊区独栋住宅

图 3.6 乡村住宅区和郊区独栋住宅

较高的自然灾害脆弱性。根据联合国人居署的数据,全球范围内 18% 的城市住房为非永久性构筑物,所有住房中至少有 25% 不符合城市建设标准。事实上,这一数字可能更高。在发展中国家的城市中,每 10 栋非永久性住房中,有 3~4 栋位于洪水、山体滑坡、台风和地震等自然灾害易发区。

联合国人居署使用以下五个标准来确定一个区域是否为一个棚户区:

1) 净化过的水(可供家庭使用的水源充足,价格合理,较易获取)。

2) 良好的卫生设施(拥有污水处理系统、独立厕所或可供合理人数共用的公共厕所)。

3) 耐久性住房(位于非危险性区域、结构合理的永久性建筑)。

4) 足够的居住面积(共用一个房间的人数不超过两人)。

5) 安全的使用权(拥有确保安全使用、不被驱逐的证明文件)。

棚户区通常没有建筑许可,不遵循施工标准,建筑构造拙劣,缺乏规划,这使得它们更容易受到地震和洪水等事件的影响。建筑密度非常高,高达 90% 以上的土地被房屋占据。人口密度也很高,受教育水平和收入水平较低,以及高比例的婴儿和失业人口,均导致人口脆弱性增大。楼房一般普遍缺乏空间秩序,这使得这些地区在高分辨率图像上很容易辨认[图 3.5(a)]。棚户区还具有进入难、基础设施数量少、质量差的问题,这使得救援工作和消防活动难于开展。棚户区缺乏公共设施(学校、医疗、墓地、公园及运动场),这导致可用于备灾和应急疏散的地方更少。许多棚户区位于危险区域,例如,在陡峭的山坡或经常出现洪涝的地区。

另外,棚户区往往距离非正规就业的主要场所(如城市中心)较近,这使得上班出行成本较低。许多棚户区本属于其他人或机构(无论是私人业主,还是政府),却被非法入侵。因此,棚户区不具备土地使用权,且其居民始终存在被驱逐的风险。

不同居住区类别的区分是很重要的,这是因为居住区类别往往与建筑类型有关,不同类的建筑物往往具有不同的质量,也就具有不同的脆弱性。居住区类别决定某个时间在该类别土地上的人口数量,这是人口损失估计所必需的。以多层公寓建筑为例,人口密度往往高于同样条件的单层建筑。

2. 商业用地类型

另一个重要的城市用地类型是商业建筑和活动区。商业活动大多具有在工作时间内人口密度相对较高、晚上较低的特点。例如,商店、写字楼和市场大多在工作时间内很拥挤,有时在晚上也是,但在夜间往往是空的。例如,图 3.7 中的商场,在它周边有大型的停车点,这代表着某个时期可能具有非常高的人口密度。酒店则正好相反,晚上和夜间人口密度较高,白天仅维持相对较低的人口密度。

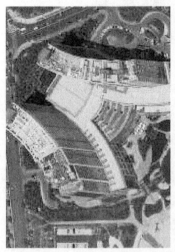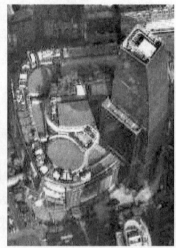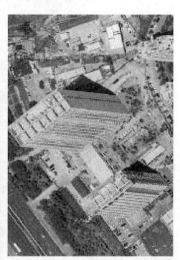

图 3.7   酒店、大型商场及写字楼卫星影像

鉴于价值量较高,商业用地的建筑物内部设施也应纳入考虑范围。可以观察到购物中心和图 3.8 中的农贸市场之间的差异很大。购物中心的建筑物及其内部设施的经济价值比市场高得多。

3. 高潜在损失的设施

高潜在损失的设施是指诸如地震等致灾事件会对其造成重大损失的设施。这种高潜在损失的设施包括:核电站、大坝、军事设施等对社会公众安全威胁性较大的大型建筑物。例如,地震导致的大坝溃决,可能使下游遭受灾难性洪水,从而带来巨大损失。同样,如果一个核电站或危化品工厂遭到破坏,则由有毒危险性物质排放或放射性物质泄漏带来的次生灾害损失会很大。

在进行风险分析时,应区分不同工业区及其人口分布特征。例如,危化品储藏与加工厂、仓库及车间、非危化品工厂。同一工业区中可划分出不同类别的区域,危化品储藏加工区属于高潜在损失设施,非危化品工厂可能存在大量作业工人,相对来说,仓库工人的密度会小得多。

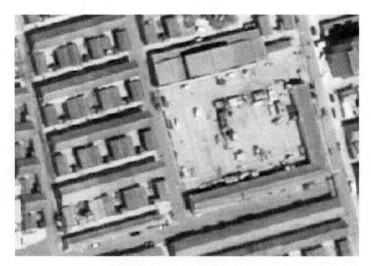

图 3.8　市场卫星影像

4. 关键设施

关键设施是提供社会服务的公共基础设施(图 3.9),在灾难事件后需要发挥其功能作用。关键设施包括医院、警察局、消防局和学校(表 3.6)。关键设施的损毁概率取决于该设施所在地的特定的条件,如该设施所在地的地震动参数。

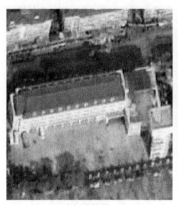 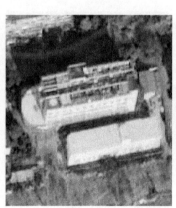 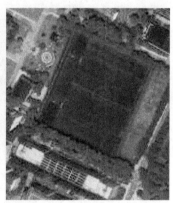

(a) 消防队　　　　　　　　(b) 医院　　　　　　　　(c) 学校

图 3.9　关键设施分类遥感影像

表 3.6　关键设施分类表

类　型	亚　类	特　征　描　述
医疗保健设施	小型医院	50 床位以下的医院
	中型医院	50～150 床位的医院
	大型医院	150 床位以上的医院
	医疗诊所	诊所、实验室、血库

（续表）

类　　型	亚　　类	特　征　描　述
应急响应	消　防　站	—
	警　察　局	—
	应急管理中心	—
学　　校	学　　校	小学/中学
	学院/大学	—

关键设施可再细分为应急响应关键设施（消防队、警察局、军营和民防建筑）和医疗保健关键设施。其重要性在于，灾难发生后，现有的医院可以在最初三天及时地为灾中受伤人群提供医疗救治。这确保了较轻的伤害可获得及时的救治，否则情况可能恶化，甚至暴发致命的流行病。因此，医院在灾害（如地震）发生时的状况，以及应急电源等准备情况是非常重要的。

学校、写字楼、文化建筑、场馆也可以被认为是必不可少的设施，但与应急响应和医疗设施相比，关键程度较低。重大灾害发生后，公共建筑可以作为避难所。另外，由于这些建筑物中存在脆弱性人口，故其在灾害发生时的状况也很重要。图 3.10 为几类休闲和空旷土地类型的遥感影像，这些用地类型可以在疏散中发挥作用，在风险分析中意义重大。

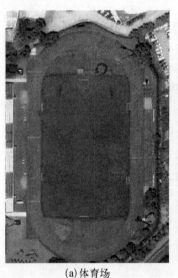 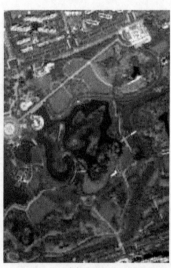 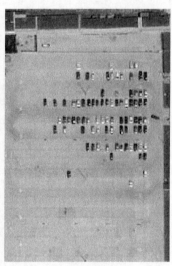

　　(a)体育场　　　　　　　　　　(b)公园　　　　　　　　　　(c)停车场

图 3.10　休闲和空旷土地类型的遥感影像

应该注意的是，只依据图像解译对建筑分类是不够的，例如，难于识别的危化品工厂、基础设施和其他用地类型，甚至即使图像上建筑物清晰可辨，土地利用类型也可能已经改变。此外，识别混合土地利用类型也很困难，例如，住宅及商业混合区。因此，要始终贯彻实地调查确定建筑特征，并尽可能地利用已有信息。

(三) 全球土地利用数据 GlobeLand30

通过遥感数据反演得到的全球土地覆盖产品很多,如 GLC‑SHARE、GlobCover 等。产品的分辨率和开发时间是限制其应用性的主要指标。全球第一个高分辨(30 m)土地覆盖数据是全球 30 m 地表覆盖遥感制图数据(GlobeLand 30)。这套数据覆盖南北纬 80°以内的陆地范围,包括 2000 年和 2010 年两个不同基准年的数据。产品包含 10 种用地类型,分别为耕地、森林、草地、灌木地、湿地、水体、苔原、人造地表、裸地以及冰川和永久积雪。这套数据主要的局限性在于人造地表(居民地、工矿、交通设施等)类型下的各类用地没有进行细分。数据详情和下载地址为 http://www.globeland30.org/Chinese/GLC30Download/index.aspx。

第三节 暴露要素——建筑物

建筑是暴露要素中最主要的一类,在一个灾害事件中,房屋中的人口和建筑物的状态决定了建筑物内的人员伤亡情况。为了能够评估暴露于某类灾害事件中的建筑的损害程度和潜在损失,有必要明确两方面:暴露于灾害的建筑可能受到的负面影响的类型,以及建筑物的特点,它决定了由灾害事件造成的破坏程度。

暴露遭受的影响有许多不同的类型,这取决于发生的致灾事件种类。图 3.11 给出了不同灾害发生过程的概要图,它们对建筑物有不同的影响,可以区分为以下类型。

1. 物质冲击

1) 物质移动速度。它可能非常缓慢,如移动缓慢的熔岩流,也可能非常快,如雪崩、崩塌、火山碎屑流等。

2) 作用的介质。它可以通过岩石(落石)、土壤或碎屑(滑坡)、泥(火山泥)、雪、水(如山洪)或物体(如飞机坠毁)等受到影响。

2. 风灾

建筑物受气流的影响,内部形成压力不足或超压,这将导致建筑物内爆或外爆破坏。它可以区分为不同的过程,如龙卷风、台风等。

3. 淘蚀

由地基下面的泥土被侵蚀(如沿着海岸线或河道)或发生滑坡造成的建筑物失去支撑。

4. 震动

地震中建筑物受到地面震动。

5. 洪水

建筑被洪水淹没,过程可能是快速而迅猛的,在这种情况下,主要的影响来自淹没本身(如山洪或海啸)。洪水淹没的过程也可能是缓慢而长期的,这将对建筑物的建筑材料产生严重影响。

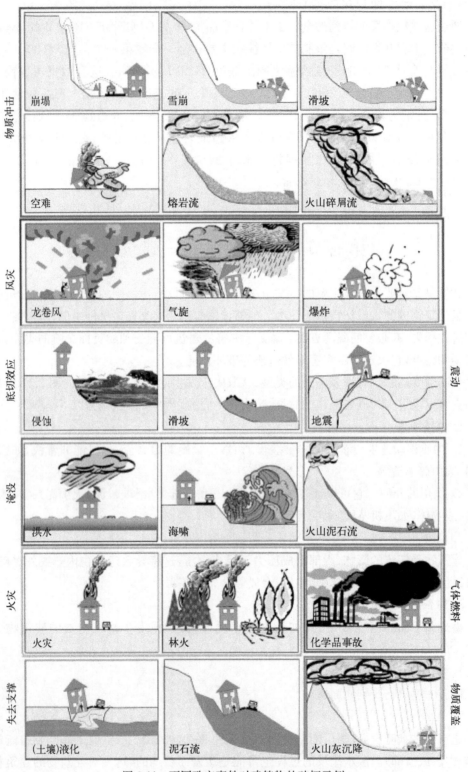

图 3.11   不同致灾事件对建筑物的破坏示例

6. 火灾

建筑物遭受火灾,如灌丛野火火灾、森林火灾或其他火灾事故。

7. 失去支撑

地下洞穴(如采矿)或土层液化导致建筑下沉,或者由于建筑本身位于不稳定斜坡或滑坡隐患点处。

8. 物质覆盖

建筑物被一些物质覆盖,导致屋顶坍塌,如积雪或火山灰堆积。

一、建筑物属性

建筑物有不同的组成部分,主要包括:

1) 结构要素。它是指那些对于维护建筑结构完整性至关重要的建筑要素,即建筑物的结构支撑系统(垂直和抗侧向力系统),如建筑物框架和墙体。如果这些要素在灾难影响下倒塌,那么极有可能导致整个建筑崩塌。

2) 非结构要素。它是指那些对于建筑结构完整性并非至关重要的建筑要素。非结构要素的破坏不会导致建筑物倒塌。例如,烟囱、填充墙、水箱,当然,所有建筑内部的要素都属于此类。

表 3.7 列出了建筑物的多种属性以及它们在面对不同灾种时的重要程度,表中的许多项目都与施工的质量相关。建筑材料、结构类型以及建筑物是否依据建筑规范进行施工决定了建筑物的强度。建筑年限可以作为依据判定特定区域内建筑物建设时间、建筑规范施行时间的先后顺序。年限和维护状况也可以表征建筑物当前的状态。即使建筑物所用的材料和结构相同,使用时间的长短、房屋的新旧也会导致灾害损失的程度不同。

表 3.7 评估建筑物属性对不同灾害类型的重要性的概要表

建筑属性	地震	洪水	滑坡	气旋
结构类型	很重要	很重要	很重要	很重要
建筑材料	很重要	很重要	很重要	很重要
建筑规范应用	很重要	次重要	不重要	很重要
年限	次重要	次重要	不重要	很重要
维护	很重要	很重要	不重要	很重要
屋顶类型	次重要	次重要	不重要	很重要
建筑高度	很重要	很重要	很重要	很重要
建筑面积	很重要	很重要	很重要	很重要
建筑容积	很重要	很重要	很重要	很重要
形状	很重要	次重要	次重要	次重要
接近其他建筑物	很重要	次重要	很重要	很重要

（续表）

建 筑 属 性	地 震	洪 水	滑 坡	气 旋
接近致灾事件源	次重要	很重要	很重要	很重要
接近植被	不重要	不重要	不重要	很重要
开口	次重要	很重要	很重要	很重要

1. 占地面积

占地面积是损失评估中一个非常重要的建筑因素。占地面积结合城市土地利用类型，可用于估算建筑物中的人数。占地面积可以从地籍图中获得，或者，使用高分辨率卫星影像或航片，通过屏幕数字化得到。屏幕数字化建筑足迹是一个劳力密集的工作，需要清绘成百上千个单独的多边形。有时可以使用已经数字化的建筑足迹地图。然而，出于以下原因，使用须谨慎。首先，非空间数据（如房屋数据）和空间数据（如建筑足迹）之间没有关联，缺乏拓扑结构，编辑这么多的多边形是非常困难的；其次，还应注意地图的时效性。

2. 建筑高度

另一个非常重要的建筑属性是建筑高度，这是评估地震和洪水灾害中建筑物的脆弱性时所必需的。此外，结合建筑面积，可计算制图单元内的总的楼面面积，或建筑容积。一般来说，大面积获得建筑物的高度是非常困难的，通常，需要一幢一幢地实地调查绘制。另一种方法是使用摄影测量、航片或高分辨率卫星图像。然而最好的技术是机载激光雷达，基于点云数据的多次折返，激光雷达可用于确定建筑物的顶部以及建筑物的整体高度。根据建筑物样本推算出楼层平均高度，进而将建筑物高度转换成楼层数。

3. 建筑成本

为了评估建筑的成本，需要区分下列数据来源：

1）房地产机构，代表市场"真实"价格。当然，建筑物的市场价格波动取决于经济形势。

2）绝大多数发展中国家的地籍部门，代表课税的"虚拟"价格，作为征税的依据。

3）工程学会，建造价格，可作为"替代"价格。

4）保险公司，自然灾害的建筑投保价格。

在实践中，建筑花费往往基于以上诸多数据源中可获取的数据进行确定。有时要获得地籍的建筑物价值数据很困难，获取房地产机构的价格更容易。在一些国家，建筑学会按月更新楼价指数。进行风险分析可以使用重置成本或现行市价，重要的是，要说明风险计算中使用了哪种数据及其来源。

另外，要注意贬值的可能性。在一些国家，如果房屋维护得当，房地产市场价值不断增长，价值可能以高达10%的速度增长，尤其在经济良性增长时期，对房地产的需求相当大。然而，在经济状况不好的时期，以及财产维护不当的情况下，建筑物会迅速贬值。

在获取建筑物价值时，一个常见问题是通货膨胀。例如，每月建材价格的上涨并不总是与月度通胀成正比。即使地籍价值相对可靠，其估值却是按前几年情况确定的，故而更新楼价也非常困难。

除了建筑成本,室内财产也是十分重要的,尤其是对于那些结构性损伤少的灾害,如洪水。图 3.12 给出了一个损失成本(建筑和物品)随洪水位升高而增加的案例。从图 3.12 可见,损失从地下室被淹开始估算,随着洪水位上涨,财产总价值量的损失百分比发生变化。

房地产价值量:€ 240 000

高度/m	损毁程度/%	损失值
+1.0	24	€ 57 600
+0.8	20	€ 48 000
+0.6	16	€ 38 400
+0.4	12	€ 28 800
+0.2	7	€ 16 800
0	5	€ 12 000
−0.5	4.5	€ 10 800
−1	4	€ 9 600
−1.5	3	€ 7 200
−2.0	2	€ 4 800
−2.5	0	0

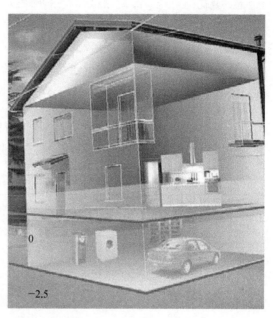

图 3.12　财产总价值量的损失百分比随着洪水位上涨而变化的案例

来源:法比奥卢伊诺

了解不同致灾事件中的建筑物表现有助于增进对建筑物属性的理解,针对特定灾害的暴露进行分析时,可明确暴露清单采集数据的重点和方向。下面就地震和洪水灾害中的建筑物表现做进一步阐述。

二、地震中建筑物表现

在强烈地震中,建筑物可能经历突然的垂直和水平运动。地震造成建筑物来回震动,而建筑物底座与地面连接部分实际上也是移动的。建筑物其余部分在这场运动中是滞后的,这使得建筑物内部产生巨大摩擦力。上层建筑物或屋顶的作用力 F,与其质量 m、加速度 a 相关,根据牛顿定律:$F=ma$。建筑物越大,受力也越大,因此,对于相同的加速度,一个高大、厚重、钢筋混凝土的建筑比一个质量轻、一层、木结构的房子受力更大。损坏可能是由结构要素(梁、柱)超负荷导致或由结构间不同部分的不同运动导致的。如果这些结构足够强大,能够抵抗这些力或运动,那么建筑损坏较小;反之,结构要素将被破坏,并可能出现倒塌。

地震是一系列波的复杂交织,有一定的频率。所有物体或结构有一种天然的振动倾向。物体振动时有其基本周期,对应的频率(固有频率)可以近似为

$$f_n = \frac{1}{2\pi}\sqrt{\frac{K}{M}}$$

式中，K 为劲度系数，单位为 N/m；M 为物体的质量，单位为 kg。

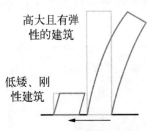

高大且有弹性的建筑

低矮、刚性建筑

图 3.13　地面震动时高低建筑物的弹性示意图

当建筑物较重（质量大）或弹性较好时，往往具有较低的自然频率。影响建筑物刚度的主要因素之一是它的高度。高大的建筑往往更具有弹性，所以相对于低矮的建筑，它们往往具有较低的自然频率（图 3.13）。

建筑物自然频率的一般经验公式为

$$F_n = 10/n$$

式中，F_n 为建筑物自然频率；n 为楼层数。

楼层数、自然频率和基本周期的关系见表 3.8。

表 3.8　根据经验值得出的楼层数、自然频率和基本周期的关系

建筑层数/层	自然频率/Hz	基本周期/s
1	10	1
2～5	2～5	0.2～0.5
5～10	1～2	0.2～1
10～20	0.5～1	1～2
20～40	0.25～0.5	2～4

地震时影响建筑物表现的因素主要有以下几个方面（示例见图 3.14）。

1. 地面震动的持续时间和严重程度

大地震会导致长时间剧烈的震动，并造成巨大的破坏。里氏震级小于 5 级的地震很少造成重大建筑物的损坏，因为加速度（除非该建筑物就位于断层上）以及地震持续时间均较小。除了地面震动造成破坏，也可由建筑物的地基毁坏、山体滑坡、火灾和潮汐浪（海啸）导致损害。

2. 土壤类型

土壤也有自然频率，它由土壤类型和土层厚度决定。如果土壤的自然频率和建筑物的自然频率一样，会产生共振。这和歌剧演唱家因为唱了与玻璃杯的自然频率完全一样的音调而把玻璃杯打碎相类似。软而松的泥土将放大地面运动，在很多情况中，共振会使持续时间延长，建筑物破坏将会更严重。

3. 建筑物高度

建筑物高度决定它的共振频率，低矮建筑有高的共振频率（更长的波长），高的建筑有低的共振频率（更短的波长）。这意味着，低矮建筑物很容易从较近的地震和（或）深度较浅的地震中受到高频地震波的破坏。高层建筑更易受低频地震波的影响，这种地震波可能源自更远的距离和（或）更深处。

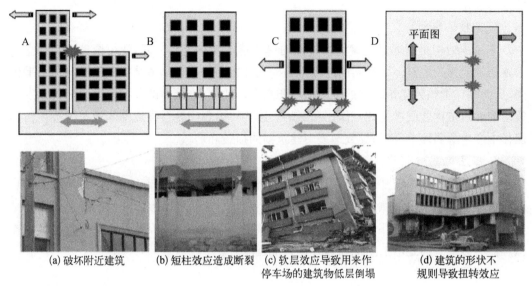

(a) 破坏附近建筑　(b) 短柱效应造成断裂　(c) 软层效应导致用来作　(d) 建筑的形状不
　　　　　　　　　　　　　　　　　　　停车场的建筑物低层倒塌　规则导致扭转效应

图 3.14　地震破坏建筑物的几个例子

4. 建筑物间距

高楼间距小,可能会因互相碰撞造成地震破坏。

5. 建筑材料

在小地震时,建筑物具有弹性,变形力的作用使建筑物返回到原来的形状。但是,如果晃动强烈,弹性达到极限时,延展性变得非常重要。延展性是失效前物质具有非弹性形变的性质。延展性材料(如木材、钢材、抗震钢筋混凝土)比所谓的脆性材料(如无筋砌体)抗震性能要好。

6. 结构类型

需区分下列结构系统。

1) 承重墙系统,指支撑着上部楼层重量的墙体。许多这样的承重墙也用来抵抗侧向力,叫作抗震墙。承重墙系统也可能会使用一些柱子,支持地板和屋顶的垂向荷载。

2) 房屋框架系统,用一个完整的三维空间框架支持垂向荷载,使用抗震墙或支撑框架来抵抗侧向力。例如,建筑钢结构或混凝土框架结构沿周边,从地板和屋顶的内部支持垂向荷载。房屋框架系统通常使用钢支撑框架、混凝土或砌体承重墙,抵抗侧向力。

3) 抗弯框架结构系统,它的构成材料包括钢材、混凝土或砖石。抗弯框架结构由梁和柱组成完整的总体空间框架,结合其他框架组件共同抵抗使用过程中出现的竖向荷载和水平荷载。这种结构的房屋没有承重墙,墙体仅起到围护和分隔的作用。混凝土浇筑或砌体剪力墙结构的建筑物刚度高、自振周期较小,而抗弯框架结构的建筑物弹性较高,具有相对较长的自振周期。在一般情况下,绝大部分的地震能量蕴藏在短波中。因此,相比较而言,刚度高、自振周期短的建筑物需抵抗的地震作用力更大。同理,对单个结构抗震组件的抗力要求也是如此,在相同的结构系统中,刚度较高的组件要满足相对高的抗力要求。

7. 连接体结构

连接体结构是指通过连接体将不同的单个建筑结构连在一起,使得原来彼此独立的单体结构成为一个整体。坚实的连接体结构允许力和位移在单体结构之间纵向和水平传递,从而增加了整体建筑结构的抗力强度和刚度。此外,连接体的存在使得原来独立发生震动的建筑结构之间产生相互作用和影响。连接体出现问题会导致整体建筑荷载在传递路径中产生薄弱环节,极易导致地震中建筑物的损毁和坍塌。

8. 阻尼

阻尼是指振动系统中由外界作用或系统本身固有的原因引起能量耗散,导致力的衰减或振动幅度的下降。例如,汽车上的减震器减弱了由道路颠簸而产生的振动。建筑结构原件的开裂及非弹性移动过程可以使建筑物获得阻尼。此外,可以通过安装建筑结构减震器等方式人为地增加阻尼以提升建筑抗震能力。

9. 质量分布

建筑物的质量分布也是影响其在地震中的表现的重要因素之一。就建筑立面布局来说,底层结构较宽的建筑物的重心较低,在地震中比头重脚轻的倒锤形建筑物稳固很多。与低矮且底层基础厚重的建筑物相比,倒锤形建筑在地震中更容易受侧向剪切力的影响而发生较大的偏移。

10. 建筑构造

就平面布置来说,简单、对称的正方形或长方形建筑物比不规则形状的建筑物的抗震性能好很多。结构平面布置得不规则,会导致质心和刚心不重合,容易在地震作用下产生扭转效应。

11. 建筑维护

建筑维护对于钢架和木质结构的建筑物显得尤为重要。疏于维护会直接导致框架的支撑力降低。例如,常年忽视防锈漆的涂刷,可导致钢架结构的强度严重减弱。

三、洪水中建筑物的表现

洪水对建筑物造成的破坏是由多种因素引起的。不同类型的洪水如海岸洪水、河道洪水和山洪,会造成建筑物及其内部不同程度的损坏。洪水类型决定了以下洪水事件的特征及其对建筑物的影响。

1) 流速。快速流动的水会影响建筑结构,洪水造成的侧向力会导致建筑倒塌。流速快的洪水会造成堤防、斜坡、堤坝和建筑地基的侵蚀或冲刷。

2) 水深。洪水深度是一个重要的因素,它决定了建筑物被淹没的程度,深度和速度一起决定了洪水的冲击力。

3) 持续时间。洪水持续时间也非常重要,它关系到建筑物的材料是否在水的淹没下腐坏变质。例如,海岸洪水发生时,咸水将对砌体房屋造成长期严重的影响。

4) 碎屑物。碎屑物的数量决定了建筑物和它内部受到破坏的方式,也决定了清理费用。

5）污染。被污染的水会对建筑及其内部产生腐蚀作用。

以下建筑物特点对洪水造成的破坏是至关重要的（图3.15）：

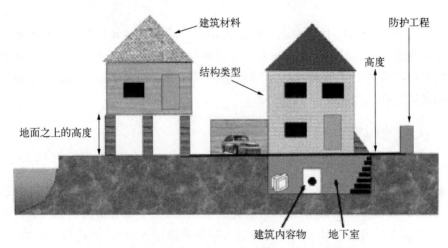

图3.15　洪水损失评估中的建筑物重要特征示意图

1）建筑用途。建筑物的用途，将决定不同时段存在于建筑物内部的人数、物品和价值量。

2）建筑材料。建筑材料类型将决定其被水淹没后的状况。与钢材和混凝土材料相比，木头和砌体材料遭受的破坏更大。

3）结构类型。前面提到的结构类型将决定建筑物是否能抵挡快速流动的洪水的影响。

4）距离地面的高度。建筑物距离地面的高度将决定洪水淹没程度和何种建筑的内部物品会被损坏。

5）维护状况。缺乏必要的维护会削弱建筑物的抗灾能力。

6）门和开口的位置。门和开口的位置决定了洪水能否进入建筑物，以及从何处进入。

7）地下室的存在。地下室的存在，以及是否有窗户决定了建筑物受破坏的程度，尽管有时洪水水位很低。

8）建筑高度。建筑高度决定了建筑物将被洪水影响的程度。如果建筑有很多层，居民的财产也会分配于更多的楼层中，这使得在洪水位较低时损失较少。这也有利于疏散人群，同时可以将有价值的物品转移到较高楼层。

9）距离河道的距离。距离河道的远近决定了建筑是否会遭受侵蚀力强的洪水的淘蚀，淘蚀会导致建筑物倒塌。此外，建筑物的地基也与此相关。

10）围墙壁和其他防洪结构的存在。建筑物周围墙体或小型防洪堤的存在可以延迟其被淹的时间。

第四节　暴露要素——人口

人口是重要的承灾体,具有静态和动态的特点。静态人口分布为每个制图单元的居民数量及其特征,如居民数量、人口密度和年龄组成,而动态人口分布则突出了人口在空间和时间上的移动和变化,反映了人群的活动模式和特征。人口分布的单位既可以是地图单元的人口数量,也可以是人口密度。

一、人口的时空分布

(一) 静态人口数量估算

静态人口数量通常利用人口普查数据来进行统计和预测。人口普查数据中包含年龄、性别、收入、教育等相关属性信息,这些特征在风险评价中极有价值。在没有普查数据的情况下,静态人口信息一般来自建筑物内人口数量的估算,通过土地利用类型、占地面积来确定一个特定的建筑内的人口数量。通常,在特定的土地利用类型下,建筑物的人口数量可通过经验方法估计,例如,住宅区的建筑物人口一般可用家庭数即户数和单个家庭平均人口数计算得到。但是对于学校、医院等,则无法使用这种方法,此时人口的估算应该考虑建筑面积因素。可以通过不同的土地利用类型下,建筑物内单位面积人口数乘以建筑物总面积得到该建筑物中的人口数量。获得单位面积人口数是比较困难的,获取这类型的信息需通过实地调查的参与式绘图方式,对于不同土地利用类型,采取分层抽样的方法对信息进行收集。

(二) 人口的动态时空分布

时间变化和空间差异是人口的重要属性,如上文中所提到的,人口具有动态和静态的特征。静态的人口数量、密度、年龄组成等较易理解,那么为什么说人口的时空分布是动态变化的呢? 例如,位于洪水高风险区的工厂,厂房是固定不动的,直接暴露于洪水风险中。但是,工厂的工人上班时在工厂,下班回家,其暴露是动态的。城市(或居民点)居民的居住空间与工作(学习)空间分离,造成暴露的动态分布。进行地震的损失评估时,需要白天和晚上的人口分布,用于估算白天或晚上发生地震时,造成的人员伤亡及分布情况。此外,灾害发生还有时间性,例如,台风、冰雪灾害、高温热浪的发生都有季节性,这就需要考虑人口分布的时间性问题。各类自然灾害,如地震、海啸、台风、暴雨、雷电等的影响强度、范围、频率差别很大,但都会对风险区域内的人构成生命威胁,开展风险识别、评估和灾害预警、应急响应,需要掌握风险人群的实时或准实时的空间动态分布。

参与式人口制图对于缺乏人口普查数据的地区,尤其是人口动态分布特征的获取是非常有用的工具。通过走访当地居民可以了解其家庭活动模式,建立起特定建筑物中的人口动态分布数据库。

二、人口数据库

(一) 人口普查数据

人口普查数据是人口数据的主要来源,是研究人口变化的基准数据,是人口、家庭、劳动力和就业估计与预测的关键信息。人口特征可以通过国家人口普查数据得到,数据收集的单位是家庭,收集的要素包括年龄、性别、收入、教育和移民状况等。人口普查数据是描述当地(社区、城市、国家)人口特征最为可靠和翔实的信息。

人口普查数据具有收集成本高且保密级别高的特征。在美国 2000 年的人口普查项目中,平均每户的花费大约为 56 美元。同时,由于数据包含大量私人信息,因此通常将原始数据处理后再用于各种统计分析。此外,人口普查的基础单元具有可变性。人口普查的基础单元通常以行政单元划分,两次普查之间的行政边界即普查基础单元的范围有可能发生改变。人口普查数据的采集成本很高,通常平均每 10 年进行一次。通过人口普查小区汇总普查数据,个人家庭层面的数据是保密的。这也是通常在普查小区层面进行风险评估的原因。人口普查小区将土地分区,通常含有 2 500～8 000 位居民,他们具有相对一致的人口特征、经济状况和生活条件。人口普查数据也可能包含其他可用于风险评估的特征,如年龄、性别、收入、教育及迁移等信息。

人口普查数据存在如下问题,首先,国家层面的人口普查一般是每 10 年进行一次,时间分辨率低,更新周期长。以行政区平均密度来表征的人口空间分布信息,不能反映精细尺度上人口分布的空间差异。其次,人口统计数据所依赖的行政单元与实际研究中的自然单元(如流域、洪水淹没范围)边界不一致,不利于多源空间数据的融合。人口通勤、流动和迁移,致使人口承灾体的时空动态分布变得更为复杂,阻碍了自然灾害风险的准确评价,以及防灾减灾和应急响应工作的开展。

(二) 人口密度网格化数据

人口密度网格化数据是人口时空分布最直观的表现形式之一。目前,众多学者在不同尺度上开展了人口密度网格化的研究,构建了全球尺度、国家与区域尺度以及城市精细尺度的数据库。其中,来自美国社会-经济数据与应用中心开发的世界人口栅格数据库(GPW)和美国能源部橡树岭国家实验室(ORNL)的 LandScan 全球人口数据库,是当今国际上最常用的栅格人口数据库。2016 年,GPW 发布了第 4 个版本的数据集(GPWv4),该数据库采用 2010 年前后(2005～2014 年)尽可能详尽的人口空间统计数据,然后插值生成了 2000 年、2005 年、2010 年、2015 年和 2020 年的全球人口栅格估计数据,空间分辨率为 30 弧秒(相当于赤道处的 1 km)。在 GPW 数据库的基础上,社会经济数据与应用中心还发布了分辨率为 30 弧秒的全球农村和城镇制图项目(GRUMP),根据人口普查数据和夜间灯光数据估算了农村和城镇人口数。LandScan 是目前可获得较高分辨率的全球人口网格数据库。该数据库基于道路、坡度、土地覆盖和夜间灯光数据等多层级数据,运用分区密度制图,估算每个空间格网单元的人口数据,空间分辨率为 30 弧秒,且每年对数据库进行更新。LandScan 数据库广泛地应用于各个领域,包括自然灾害、生物化学事故、恐怖袭击和其他事故的风险评估、备灾与应急响应,以及事故发生后对受影响人口及其损失的分析评估。此外,还有由欧盟委员会资助的全球居民点制图项目建立的 GHSL 数据库,这是一个重要的全球范围精细化人口居住区开放数据库。图 3.16 为根据该数据库绘制的全球人口暴露三维分布图。

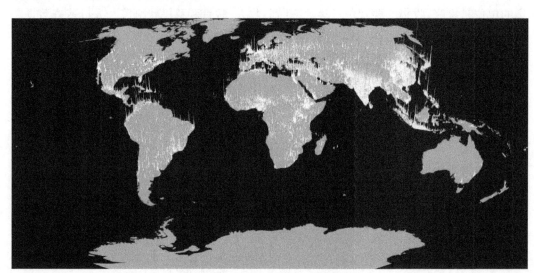

图 3.16　海岸灾害影响下 40 年间的全球人口暴露三维空间分布图

图片来源:Science for disaster risk management 2017;Knowing better and losing less, 2016

与全球尺度人口密度数据库不同,国家和区域尺度数据库更多地结合区域的人口分布特点和环境分析需求,更为灵活地构建数据库。其中,亚洲人口数据计划(Asia Pop)始于 2011 年 7 月,是一个空间分辨率为 100 m 的人口密度分布数据库。它基于开发的人口统计和预测数据库,以及高分辨率遥感影像的土地覆盖数据,建立人口分布模型,模拟了亚洲 2010 年和 2015 年的人口分布。基于类似方法构建的非洲人口数据计划(Africa Pop)同样具有 100 m 的空间分辨率,其目的在于为整个非洲提供一个详细的、可免费获得的人口分布数据库。由于非洲大部分地区快速城市化和人口急剧增长的现实特点,Africa Pop 数据库考虑了不同地区城市化和人口增长率对人口分布的影响,据此来调整人口的分布格局,提高人口数据的精度。此外,还有很多学者或机构利用高分辨率的卫星影像和地理空间数据制作了不同尺度的人口网格数据集,这些数据集已广泛应用于环境、社会经济、公共卫生、风险评估和灾害管理等各个领域。

三、人口时空分布模拟方法简介

目前,人口的时空分布模拟方法主要有两类,一类是基于人口空间分布模型或采用某种算法,利用人口统计数据、行政界线,以及对人口分布具有指示作用的建模要素等,对人口统计数据进行离散化处理,发掘并展现其中隐含的空间信息,获得人口分布格网表面,即人口数据格网化方法。人口密度网格化方法主要有平均分配法、格点内插法、人口分布影响因子分析法、人口分布规律法和遥感估算法五类。其中,人口分布影响因子分析法和遥感估算法是目前研究的热点,广泛应用于不同尺度人口密度网格化数据库的构建。人口网格化数据库已在前文中举例介绍。

另一类是在大数据驱动下,基于手机通话数据、公交卡刷卡记录、社交网站签到数据、出租车轨迹、银行刷卡记录等进行的人类移动时空动态模拟方法。主要包括基于众源地理数据和基于移动基站数据的人口动态时空模拟方法。例如,百度地图的春节人口迁徙大数据(简称百度迁徙),是百度公司在 2014 年春运期间推出的一个项目。百度迁徙利用大数据技术,对其拥有的基于位置服务(LBS)大数据进行计算分析,并采用创新的可视化呈现方式,在业界首次实现了全程、动态、即时、直观地展现中国春节前后人口大迁徙的轨迹与特征。这可用于观察当前及过往时间段内,全国总体迁徙情况,以及各省、市地区的迁徙情况,直观地确定迁入人口的来源和迁出人口的去向。

专栏 3.1　人口密度网格化方法

人口密度网格化方法以精细网格为单位刻画人口的时空动态分布,比传统的人口密度行政单元化更接近人口的实际分布。该方法易于整合多源数据,成本较低。从人口数网格化基本原理的角度出发,可将其划分为平均分配法、格点内插法、人口分布影响因子分析法、人口分布规律法和遥感估算法五类。

1. 平均分配法

平均分配法,又称加权平均分配法,是已知行政单元人口统计数据或普查数据的情况下,根据平均分配或加权平均分配的原则,将人口分配到规则的格网上的算法。该方法工作量小、操作相对简单、易于实现,可以用来粗略地估计人口的密度分布。然而,平均分配法的假设条件是人口在研究区域内是均匀分布的,模拟结果常常与实际的人口分布存在较大误差。

2. 格点内插

该方法将研究区划分为一定分辨率的格网,使用各种内插方法来计算各格网内的人口密度。在基础数据不足的情况下,利用内插法可以得到较高精度的人口密度分布。反比距离内插、局部内插、边界内插和克里金内插等是比较常见的格点内插方法,其中,最为常用的方法是面积权重内插法。

3. 人口分布影响因子分析法

该方法分析影响人口分布的一系列因子,如土地利用、地形、气候、道路、建筑物等,并对这些因子赋予不同的权重,得到各网格人口配分系数,修正各网格人口密度的分配。利用该方法得到的人口密度数据精度较高,也更符合人口的实际分布,因此,它已成为人口密度估算的主要方法之一。但该方法的缺点是基础数据多、工作量大、耗时费力。人口分布影响因子分析法可细分成基于土地利用的人口密度网格化方法、基于建筑物的人口密度网格化方法、居住单元估算法三类。

4. 人口分布规律法

根据经典的人口密度-距离衰减规律,模拟各网格的人口密度。该方法可追溯到 20 世纪 50 年代初期 Clark 的工作。Clark 通过对 20 多个城市的统计分析,以令人信服的证据提出,随着从城市中心向外围距离的增加,城市人口密度趋向于指数式衰减,即人口密度与距离之间呈负指数关系,这就是经典的城市人口密度空间分布的 Clark 模型(Clark,2015)。

5. 遥感估算法

通过遥感影像、夜间灯光数据等来估算人口密度的一种方法。随着遥感技术、理论和方法的日趋成熟,已广泛渗透于上述各方法之中,成为未来研究的重要手段之一。夜间灯光数据估算法是根据采集的夜间灯光数据,对人口密度进行估算的方法。灯光区内的人口密度估算是以灯光强度作为估算因子,灯光区外人口密度估算主要是基于人口密度-距离衰减规律和电场叠加理论。

思考题

1. 选择一种特定的灾害类型(洪水、滑坡、地震、风暴潮等),根据特定范围(所在小区或城市、国家)内的建筑、人口、经济活动等特征制定一张暴露表格,并思考各暴露要素是否能被地图化以及量化? 例表:

暴　　露	影　　响	能否地图化	能否量化

2. 利用谷歌地图认识土地利用类型,并使用缩放工具细致观察你所在的城市或社区范围内的主要土地利用类型,试采用合适的分类方法列出清单。

3. 主要针对建筑和人口建立暴露数据库。简要流程说明:

1) 选定范围(如小区)。

2) 假定详细的建筑信息。

3) 基于遥感影像判定的土地利用类型和每种土地利用类型下的建筑物平均楼面面积估算建筑物数量。

4) 根据建筑物信息估算人口。

4. 选择一种本章讲解的人口密度网格化方法,尝试建立某一范围内的人口分布图。

主要参考文献

李卫江,温家洪,吴燕娟.2014.基于 PGIS 的社区洪涝灾害概率风险评估.地理研究,33(1)：31-42.

李春华,李宁,李建,等.2012.洪水灾害间接经济损失评估研究进展.自然灾害学报,2012(2)：19-27.

梁亚婷,温家洪,杜士强,等.2015.人口的时空分布模拟及其在灾害与风险管理中的应用.灾害学,2015(4)：220-228.

Dilley M, Chen R S, Deichmann U, et al. 2005. Natural disaster hotspots：A global risk analysis. Uwe Deichmann, 20(4)：1-145.

Polijansek K, Marin F M, De Groeve T, et al. 2017. Science for disaster risk management 2017：Knowing better and losing less. Luxembourg：Publications Office of the European Union：59-70.

Shaw R, Takeuchi Y, Shiwaku K. 2011. Community, Environment and Disaster Risk Management. Bingley：Emerald Group Publishing Limited：115-142.

UNITAR. 2014. Components of Risk：Exposure. http://www.preventionweb.net/risk/exposure [2017-03-01].

第四章　承灾体脆弱性及其评估

　　20世纪初,科学界从自然系统的致灾事件着手研究灾害,从灾害发生的机制和规律上探求减灾的途径,但并没有取得很好的效果。20世纪80年代,灾害研究由致灾事件向脆弱性研究转移,把注意力更多地集中于灾害产生的社会经济系统。众多学者达成一致,自然致灾事件很难管控,人类社会的脆弱性才是灾害产生的关键,也是防灾减灾过程中人类可以有所作为的领域。不同区域的脆弱性程度各异是各地灾情产生差异的重要原因,因此,分析社会、经济、自然与环境系统的相互作用,以及这种作用对致灾事件的驱动、抑制和响应,从而想方设法地减少脆弱性,才是防灾减灾最为直接和有效的方法。

　　"自然灾害系统中的承灾体脆弱性到底指什么?"围绕这一问题,本章在厘清承灾体脆弱性概念的演化过程和基本内涵的基础上,对其主要概念模型进行介绍,并对承灾体脆弱性的特征、类别、结构进行探讨,认清脆弱性在灾害形成和降低风险中的关键性作用。之后,对应三种承灾体脆弱性的表现形式,举例说明相应的评估方法,回答"如何评估自然灾害系统中承灾体的脆弱性",并对三种脆弱性评估方法的使用步骤和适用范围等进行对比分析。针对物理脆弱性目前研究的热点——脆弱性曲线,对其主要的构建方法进行系统的归总,并对人口的物理脆弱性评估进行特别的说明。除物理脆弱性之外,常常使用指标体系结合专家意见开展综合的脆弱性评估。

第一节　脆　弱　性　概　述

一、脆弱性研究的领域

　　"脆弱性"源于拉丁文"vulnerare",原意为"伤害",属于社会学范畴。而今,"脆弱性"这一术语不只跨入自然科学领域、广泛应用于自然灾害研究中,还常用来描述相关系统及其各组分易于受到影响和破坏、缺乏抗拒干扰而恢复到初始状态(自身结构和功能)的能力,在环境管理、公共卫生、扶贫、可持续发展、安全、土地利用、气候变化等领域都频繁出现。不同的研究领域,由于学科背景、研究对象和视角不同,脆弱性概念的界定有很大的差异。

　　自然科学领域的研究,侧重于将脆弱性理解为系统由于受到各种不利影响而遭受损害的程度或可能性,强调各种外界扰动所产生的多重影响;社会科学领域则更多地认为,脆弱性是整个系统承受负面影响的能力,并注重从人类社会自身查找脆弱性产生和扩大的原因,旨在从根本上降低脆弱性、增强系统自身抵抗不利条件的能力。

自然灾害研究比较特殊,因为致灾事件本身是自然现象,但当这种自然现象对人类社会系统产生影响时,才会成为灾害。也就是说,自然灾害系统本身就是自然系统与社会经济系统的相互作用,因而,脆弱性研究既要考虑承灾体在致灾事件中遭受损失的程度或可能性,即结果,又要考虑脆弱性产生的社会经济要素,即原因,兼顾灾害影响和因素进行分析,融合自然及社会科学的研究特征。

过去数十年灾害风险内涵的演化也反映了脆弱性概念的产生与发展过程。

灾害风险研究初期,以技术专家为主导,仅从自然系统着手研究灾害,致力于致灾事件的自然属性,以认识极端事件的形成机制、变化规律和时空分异为主要目标,不同的灾害类型由不同领域的自然科学专家(地质学家、水文工程师、气象学家等)开展相关研究。该方法将所有灾害的责任都归咎于"大自然的暴力",政府和个人都依赖工程防御和物理保护来对抗致灾事件,脆弱性并不在灾害研究的视野之内,难以解释当人们面对同等致灾事件时社会产生不同灾情的原因。

20世纪后半叶,人们逐渐认识到,相对于人类很难左右的自然系统,作为致灾事件转化为灾害的关键环节,承灾体抵御致灾事件能力的社会属性更值得探讨与关注,脆弱性概念进入了风险领域。这时的脆弱性主要针对处在致灾事件中的建筑物,研究它们在地震地质、风、水等物理作用力下是怎样被毁坏的。这时的灾害防御工作已经开始强调,防灾减灾不仅需建立物理保护系统,而且要关注人们的行为,包括建立灾害预警系统、开展灾害教育项目和加强灾害应急管理等。这种模式持续了几十年,曾用于《横滨战略和行动计划》,致力于构建一个更安全的世界。

随着人类对自然和社会之间复杂互动关系理解的深化,脆弱性这一概念,已不只是跟群体或个体有关,同样也深植于复杂的社会关系和进程之中,成为人类可持续发展的关键环节。此时,减灾降险已成为系统工程,研究脆弱性旨在增强查找灾害产生原因的意识、了解灾害后果的科学知识,从而降低脆弱性,该视角还涵盖追根溯源以及能力建设,突出了社会的反馈与适应,该模式所强调的预防、风险管理与干预工具有利于降低脆弱性、提高社会适应能力。

总而言之,研究者的注意力已更多地集中于产生灾害的社会经济系统,脆弱性成为风险研究的重中之重,众多学者达成一致,是脆弱性而非仅致灾事件导致灾情的出现和不同区域灾情的差异,与掌握致灾事件发生的时空分布和演变规律同样重要的是,提高人类自身抵御致

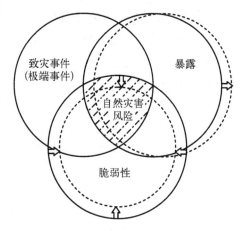

图 4.1　脆弱性在降低灾害风险中的作用示意图

灾事件的能力、降低承灾系统的脆弱性,有备无患,应该成为防灾减灾的根本立足点。如图 4.1 所示,极端事件如地震、台风往往难以减轻,但可以通过减少暴露、降低脆弱性来降低风险。

专栏 4.1　智利发生强烈地震为何伤亡很少?

智利是世界上发生地震最频繁、也是最强烈的国家之一,世界全部地震能量的 1/4 在智利释放,1970 年以后,智利至少经历过 13 次 7.7 级以上地震。1960 年 5 月 22 日发生在智利的 9.5 级地震,是人类有史以来监测到的最大震级的地震。

因此,日常生活中,智利人非常重视培养避险意识,公司、政府、学校等每年按规定至少进行 3 次地震逃生演习。楼房的抗震设计,也都在里氏 8 级以上。2010 年智利里氏 8.8 级地震是同年海地里氏 7.3 级地震威力的 120 倍,但智利死亡 750 人,且主要源于震后引发的海啸,而海地却死亡 20 多万人,这跟建筑的设计是否考虑防震有莫大的关系。

2014 年 4 月,智利北部发生 8.2 级地震,造成 7 人死亡,2007 年,安托法加斯塔(Antofagasta)发生 7.7 级地震,死亡仅两人;2005 年 Tarapacá 发生 7.8 级大地震,死亡也仅 11 人;1995 年安托法加斯塔发生 8.0 级大地震,死亡仅 3 人;1985 年首都圣地亚哥发生 8.0 级大地震,死亡也不过 177 人。智利历史上地震死亡最多的一次,是 1939 年发生在齐连的 7.8 级地震,死亡 3 万人,那已经是 78 年前的事了。

1960 年 5 月 22 日,智利发生人类有记载以来最严重的一次地震(9.5 级),导致重大损失和许多人员伤亡,当时许多受害者被倒塌的建筑物压死、压伤。地震过后,智利修改了建筑规范,要求新建筑必须能抗强震,能阻燃,并留有充分的逃生通道,旧建筑则必须通过改建达到抗震标准,否则就必须予以拆除。2010 年智利发生 8.8 级地震,这些高规格的建筑规范令许多建筑物在此次地震中摇而不倒,或倒而不溃,或极大延缓了倒塌时间,给人们带来更多的自救、互救余地。《时代杂志》评论此次智利 8.8 级地震时称,严格的建筑规范、踏踏实实的贯彻落实,是众多生命得以爬出鬼门关的关键。

二、灾害研究中承灾体脆弱性的内涵

事实上,自然灾害不仅是"天灾",由社会经济条件决定的人类社会脆弱性才是形成自然灾害的真正原因。不过,由于来自不同学科的研究人员、灾害管理机构、企业组织等对脆弱性的理解有不同的观点,自然灾害系统中的承灾体脆弱性也有不同的概念框架(表 4.1)。

表 4.1 承灾体脆弱性典型的定义

定 义	来 源
用来表示期望损失的程度,范围从 0 到 1,是致灾事件强度的函数	联合国救灾署(UNDRO,1991)
决定人们受到特定致灾事件影响的可能性和范围,由物理、社会、经济和环境因素所形成的人类处境和过程	联合国开发计划署(UNDP,2004)
遭遇伤害或损失的可能性,与预测、应对、抵抗灾害及从中恢复的能力有关	世界银行(2005)
易受负面影响的倾向或习性。脆弱性包括各类概念和因素,如对伤害敏感或易受伤害,缺乏应对和适应的能力	联合国气候变化政府间专家委员会(IPCC,2014)
由自然、社会、经济、环境因素或过程共同决定的状态,这一状态增强个体、社区、资产或系统面临灾害的敏感性	联合国国际减灾战略(UNISDR,2017)

众多承灾体脆弱性的定义可以区分为以下三类:

1) 承灾体脆弱性作为一种结果。以 UNDRO 所下的定义为代表,脆弱性主要指承灾个体(或系统)面临一定强度的致灾事件时的损失程度,常可通过调查或测量进行定量化,用来衡量承灾体抵抗致灾事件的能力,也可用来预测未来各种灾害情景下,区域遭受灾害损失的严重程度及分布状况。

2) 将承灾体脆弱性作为一种状态。以 ISDR 所下的定义为代表,在灾害风险研究中,脆弱性常指一定社会背景下,由物理、社会、经济和环境等共同决定的易于受到致灾事件损害的状态。承灾体脆弱性是区域致灾事件与人类社会相互作用的综合产物,常被定量或者半定量化,并进行区域间的对比与区划。

3) 承灾体脆弱性作为状态和结果的集合。状态决定结果,结果源于状态,目前的承灾体脆弱性研究多以区域为单位,既侧重损失程度分析,衡量致灾事件对承灾体造成的伤害程度,又兼顾脆弱性因素分析,揭示自然环境与社会条件相互作用下脆弱性发生的内因机制,查找承灾体呈现这种脆弱性状态的多重因素。

尽管人们对脆弱性的认识不同,但这一概念却在很大程度上有助于理解风险和灾害,将人们从"自然灾害的不可避免和不可控制性"的惯性思维中解脱出来。与致灾事件和孕灾环境导致的危险性、承灾体的暴露相比,脆弱性更侧重强调承灾体本身特性和灾害产生的人为因素,即:在一定的社会政治、经济、文化背景下,特定区域内的承灾体面对某种致灾事件表现出的易于受到伤害和损失的性质,使得灾害风险的研究重点从单纯的自然系统演化为以人和社会为中心、注重人和社会在脆弱性形成以及降低脆弱性中的作用,强调了人类的主观能动性和面临灾害时的"有所作为和大有可为"。

三、承灾体脆弱性的基本特征

1) 内部性。脆弱性是承灾体的内部属性。致灾事件是影响承灾体的外部因素,脆弱性则描述承灾体的本身属性,不论致灾事件是否发生,这些属性都存在。致灾事件对承灾体造成直接或者间接的冲击,其脆弱性特征也要通过承灾体本身来体现。脆弱性反映承灾个体或承灾系统面对致灾事件时造成损失或破坏的潜在能力。

2) 前瞻及预测性。与贫穷等表示现状的词语相比,脆弱性更注重前瞻和预测性,是对具体致灾事件和风险条件下特定致灾事件产生后果的解释。它着眼于未来可能出现的各种冲击,结合承灾体应对冲击的能力做出预测,是一种防患于未然的思维起点。对脆弱性的充分认识,可促使人们不断提高自身应对冲击的能力,促使政府不断完善体制机制、社会保障体系等,从而减轻各种由冲击造成的损失。

3) 系统性。脆弱性研究应该把握其系统性,无论是承灾个体、群体,还是区域,其脆弱性影响因素都应多方面、多领域、多角度地考虑。自然灾害系统中承灾体脆弱性的形成也涉及各个环节,呈现复杂性的特征,必须用系统的眼光去认识,才能把握此概念的实质,为开展相关研究奠定基础。

4) 动态性。脆弱性水平随着社会经济的发展而不断变化,但两者并不具有完全的负相关关系,也就是说,脆弱性并不总是随经济发展而降低的,两者的变化速度不一定同步,而且,脆弱性还会由于受到某种突发致灾事件的影响而显著发生变化,致灾事件连发或群发会强化该区的社会脆弱性,在贫困地区还会导致脆弱性累积,灾后若加强对灾害敏感部门、产业或地区的监视、防护,提高其灾害防御、救助和恢复能力,也会使该区的社会脆弱性弱化。

5) 可比性。脆弱性是个相对概念,是承灾体之间相互比较而呈现的性质。只是面对某种致灾事件时,某承灾体显示出比另一个承灾体更具有脆弱性或少具有脆弱性,反映不同承灾体面对致灾事件冲击时承受能力的差异。

6) 与灾种、具体承灾体的相关性。需要考虑具体致灾事件、具体承灾体,不能抽象探讨承灾体的脆弱性,也就是说,承灾体确定、灾种确定,才可以谈脆弱性。简单举例,对干旱呈现低脆弱性的钢筋混凝土楼房,却往往是受地震影响比较严重的承灾体。同样道理,对干旱敏感的农作物,受地震影响倒不大。

四、承灾体脆弱性的基本类型

依据不同的标准,自然灾害系统中的承灾体脆弱性常见的分类如下。

1) 按照承灾体不同,分为自然脆弱性、社会脆弱性和区域综合的地方脆弱性。

Cutter 提出的脆弱性地方模型(图 4.2)以区域为单位,把脆弱性定义为致灾事件使个人或群体暴露于不利影响的可能性,既考虑面对外部压力的暴露,又考虑系统面对压力的内部敏感性,指出综合脆弱性主要由自然脆弱性和社会脆弱性两部分组成。

该模型强调致灾事件和区域的相互影响,考虑了不同人群、文化和环境系统之间的相互作用,尤其在空间上的相互作用,因此不同地理区域之间的脆弱性评价结果可以相互进行比较。目前,这种模型在不同尺度的区域空间承灾体脆弱性评估中广泛应用,Cutter 等应用该模型对南卡罗莱纳州乔治顿县的多个灾种进行脆弱性分析,构造了该区域承灾体脆弱性的等级分布图,将承灾体脆弱性量化并进行展示,为应急管理者、政府部门开展灾害管理提供有效指导。

2) 按照脆弱性来源的不同,分为物理脆弱性(结构脆弱性)、经济脆弱性、社会脆弱

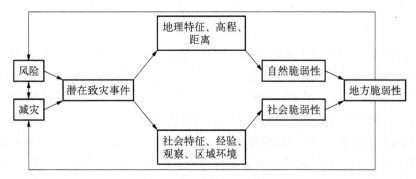

图 4.2　脆弱性地方模型示意

和环境脆弱性。

不同的承灾体类型都有其对应的脆弱性评估,因为损失类型不同,可以是直接的、间接的,也可以是针对人类社会的、物质的、经济的或者环境的,所以脆弱性的类别也不一样,如表 4.2 所示,其中有下划线的项为评估频率较高的。

表 4.2　承灾体脆弱性评估对应的主要损失类型

类　型	人类社会	物　理	经　济	文化/环境
直接损失	① 死亡 ② 受伤 ③ 收入损失或失业 ④ 无家可归	① 建筑的结构性毁坏或坍塌 ② 非结构性毁坏 ③ 基础设施的结构性毁坏	① 因建筑物和基础设施的毁坏导致的商业中断 ② 因死亡、受伤等造成的生产力的损失 ③ 应对及救援的资金成本	① 地面沉降 ② 污染 ③ 濒危物种 ④ 生态区的破坏 ⑤ 文化遗产的破坏
间接损失	① 疾病 ② 永久残疾 ③ 心理创伤 ④ 社区解体导致的社会内聚力的损失 ⑤ 政治动荡	未修复的受损建筑物和基础设施的进一步恶化	① 活动短期中断造成的经济损失 ② 长期的经济损失 ③ 保险金损失,削弱保险市场 ④ 投资减少 ⑤ 修复的资金成本 ⑥ 旅游业的减少	① 生物多样性的损失 ② 文化多样性的损失

① 物理脆弱性:灾害事件对建筑环境或人口造成物理影响的潜在可能性,可划分为 0(无损害)~1(完全损害),取决于建筑的内在品质,并不依赖于位置。

② 经济脆弱性:灾害对经济财产和进程的潜在影响(例如,业务中断,增加贫困和失业等二次影响)。

③ 社会脆弱性:灾害事件对群体的潜在影响如贫困、单亲家庭、怀孕或哺乳期妇女、残疾人、儿童、老年人;需考虑公众的风险意识、群体独立应对灾害的能力,以及帮助他们设计应对灾害的制度。

④ 环境脆弱性:灾害事件对环境的潜在影响。

3）按照研究层次不同，分为结构（物理）脆弱性、功能和经济脆弱性、社会和组织脆弱性。

从承灾体本身到社会经济系统，再到社会的上层管理系统等，反映了越来越高的社会结构层次对承灾体脆弱性的影响，也越来越强调人类的主观能动性对自然灾害系统中承灾体脆弱性的影响。目前，很多脆弱性评估基于区域尺度，反映的是从结构（物理）脆弱性、功能和经济脆弱性到社会和组织脆弱性的综合脆弱性。

灾害风险形成过程中，结构和物理脆弱性侧重于承灾个体，而整体社会经济环境的各种宏观条件决定的是区域承灾系统面临灾害时的系统脆弱性，常简称为社会脆弱性，自然灾害风险形成的过程（图 4.3）就是暴露在致灾事件冲击之下，由于承灾体个体的（物理）脆弱性及整体环境的社会脆弱性，无论最终导致应对能力之内的紧急事件，还是应对能力之外的灾难，最终存在潜在损失的都是风险。个体的物理脆弱性与整体的社会脆弱性，是本章介绍的重点。

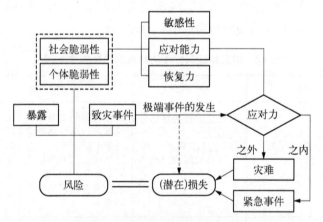

图 4.3　自然灾害风险的形成过程

社会脆弱性的结构应包括敏感性、应对能力和恢复力。其中，敏感性强调承灾体的本身属性，反映承灾体接触致灾事件时倾向受损的特征，是由其物理性质决定的，致灾事件发生之前就存在；应对能力主要表现为致灾事件发生时社会经济系统中表现出来的抗御致灾事件的特性；恢复力则为致灾事件发生之后表现出来的系统恢复能力，影响承灾系统恢复到原状态所需的时间、精力和效率。

4）根据研究灾种不同，分为洪水承灾体脆弱性、台风承灾体脆弱性和多灾种的承灾体脆弱性等类型。

同一种承灾体或承灾系统，面对不同致灾事件时的脆弱性特征不相同。针对同一种致灾事件，因考虑的致灾事件强度指标不同，脆弱性的表达方式也不同，例如，洪灾脆弱性有表达水深-损失率的脆弱性曲线，还有表达流速-损失率的脆弱性曲线。

5）不同空间尺度的脆弱性。

根据研究区域的空间范围不同，存在全球、大洲、国家、地方、社区、个体等不同尺度的承灾体脆弱性。

专栏 4.2　自然灾害承灾体脆弱性评估的尺度

　　评估脆弱性时至少需要把握三种尺度：规模或地域水平（从人类到国家层面）、承灾组分（房屋、生命线、农业、基础设施等），以及脆弱性类型（物理、经济、环境等），如右图所示。如果评估过程中需要兼顾某种尺度的两个或两个以上要素时，常常需要结合专家的建议进行综合脆弱性的评估。

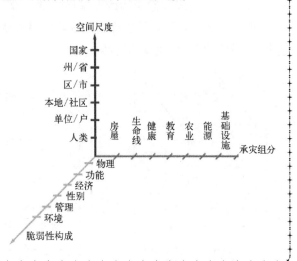

第二节　承灾体脆弱性的评估方法

　　致灾事件来临时，承灾体不一定完全受损，脆弱性评估衡量承灾体受到损害的程度，是进行灾害损失评估和风险评估的前提，是联系自然系统致灾事件和人类社会风险的桥梁，脆弱性的定量化是为决策提供指导、进入应用领域的前提。目前，承灾体脆弱性评估主要利用历史灾情数据、社会经济统计数据、现场调查数据和相关专家意见等，采用定量评估、半定量评估与定性评估（专家打分为主）的方法，得到的脆弱性结果的形式为脆弱性曲线或脆弱性表格、脆弱性指数，为风险评估提供相关信息。

一、基于历史灾情数理统计的承灾体脆弱性评估方法

（一）原理

　　历史灾情中涵盖的承灾体脆弱性，更多是作为一种结果，指承灾个体（或者系统）面临一定强度的致灾事件时的损失程度。它既由灾害系统中承灾体本身的物理敏感性确定，例如，不同结构房屋、不同品种农作物的天然抗灾性能不同，又有特定的社会经济背景（减灾措施、抗灾能力）造成的影响，该脆弱性是基于致灾事件造成的结果，是对物理脆弱性和社会经济脆弱性的综合、集成考虑。

　　经济学中，投入-产出模型是根据投入产出原理建立的一种经济数学模型，投入是指从事一项经济活动的消耗，产出是指从事经济活动的结果，同等投入水平下产出得越多，反映经济活动效率越高。同等道理，在历史灾情数据中，如用投入-产出模式表示同等受

灾面积下最终成灾面积所占的比例,即投入产出效率,反映农作物遭受致灾事件时受损的程度,则它为脆弱性。不同承灾体、不同统计口径有不同的脆弱性表现形式,如图 4.4 所示。以农业为例,假设遭受的致灾事件强度一致,对于同样的农作物受灾面积,成灾面积不同,即可以说明各区域该农作物面临致灾事件的脆弱性不同,单位受灾面积的成灾面积越大,脆弱性越大,其他以此类推。

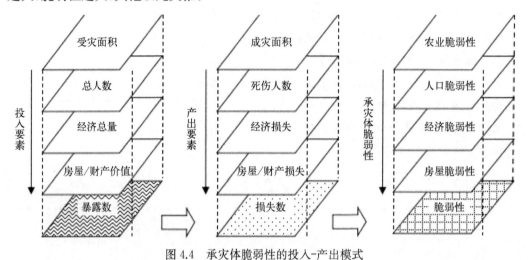

图 4.4　承灾体脆弱性的投入-产出模式

当利用历史灾情的数理统计计算承灾体脆弱性时,可以直接相除,用同等受灾时成灾的"效率"表达脆弱性,也可以借鉴投入-产出模型研究领域的效率分析方法,反映承灾体的脆弱性特征。然而,这种基于已有灾情的脆弱性评估,很难对脆弱性的形成机制进行较为深入的探讨。

(二) 典型代表

根据致灾事件的类型和相应灾情,可以做灾后脆弱性的评估,以全球尺度的灾害风险指标计划(DRI)和热点计划(Hotspots)为典型代表,前者运用 EM-DAT 等灾害数据库,把死亡人数和暴露人数的比值作为脆弱性的度量,后者是利用历史灾情进行死亡率、相对或绝对经济损失率的估算,综合体现区域的脆弱性,且统计得出七个地区四种财富等级的死亡及经济损失脆弱性系数,体现不同社会经济条件下的脆弱性差异。

这种方法也存在诸多不足,例如,DRI 只考虑死亡人数,有利于全球不同国家和不同灾种之间进行比较,但是较为片面,因其对很少造成人员伤亡但经济损失很大的自然灾害影响的考虑不够。Hotspots 考虑了经济要素,但对生态功能、人体健康等隐性影响仍然无法体现。另外,利用较短时间期限的数据序列评估周期长的极端致灾事件是远远不够的,容易产生较大偏差,求平均值也会淡化极端事件。

(三) 步骤

利用历史灾情的数理统计开展承灾体脆弱性评估,一般应该包括以下几个步骤:

1）选择区域和研究对象。脆弱性是承灾体的本质属性,确定研究区域之后,要找出该区域的主要致灾事件及主要承灾体,才可以实现区域之间的脆弱性对比。

2）确定脆弱性的历史灾情表达方式。确定用历史数据中的哪些指标来反映承灾体的脆弱性。以农业为例,暴露在致灾事件中的播种面积与暴露于致灾事件之中的耕地面积相比,前者更能体现农作物的暴露量,因为播种面积更能反映实际的农作物总量,最终的成灾面积也是播种面积中的一部分。

3）利用一定的数理统计方法,进行脆弱性分析。简单的脆弱性分析,可以直接拿受损量与暴露量相比,得到一些有意义的结论和规律。当然,也可以选用一些专业的效率分析方法进行承灾体脆弱性分析,并得到一些与脆弱性相关的有益结论。

4）根据评估结果,各区域之间实现脆弱性的对比和区划。根据客观评估结果,进行区域脆弱性的对比和区划,为区域防灾减灾提供科学依据。

5）对脆弱性的区域差异进行成因探讨。如方法得当、规律明显,还可以从中发现一些深层次的原因,找到脆弱性形成机制的部分蛛丝马迹。

二、基于指标体系的承灾体脆弱性评估方法

(一) 原理

在脆弱性形成机制还没有研究透彻的情况下,指标体系是目前脆弱性评估最常用的方法。该方法选取代表性指标组成指标体系,综合衡量区域面临致灾事件的脆弱性。严格来讲,该方法衡量的是脆弱性状态,即致灾事件发生时,承灾体易于受到伤害和导致损失的性质。以指标体系衡量脆弱性,实质上,就是选择可以评估承灾体脆弱性、敏感性、应对能力和恢复力的指标,并采用一定方法集成,综合反映承灾体的脆弱性。

(二) 典型代表

Davidson 在其博士论文中发表了一套地震灾害风险指数(earthquake disaster risk index,EDRI),包括地震事件(hazard)、震区暴露(exposure)、脆弱性(vulnerability)、外部因素(external context)、应急响应和重建能力(emergency response and recovery)四类指标。而后,根据收集的数据对全球 10 个城市进行地震灾害风险的分析对比,描述了不同因素与地震风险的关系。1999 年,作为诊断城市地震灾害的风险评估方法 RADIUS(risk assessment tools for diagnosis of urban seismic disasters)减灾计划的一部分,全球城市地震灾害调查计划(understanding urban seismic risk around the world)将 EDRI 方法应用到全球范围的 20 个城市,数据源于地震专家的调查问卷。该方法提供了全新的视角,选取代表性指标,并确定权重,利用指标体系的指标加权和来衡量区域面临自然灾害的系统风险。

而后,针对不同空间尺度的承灾系统,衡量不同灾种的脆弱性指标体系也大量涌现。目前,国际上共有两类脆弱性评估,基于巨灾的脆弱性评估和基于社区的脆弱性评估,两者的界限并不很明确,有部分重合,但侧重点稍有差异。前者研究脆弱性主要为计算巨灾来临时损失的可能性,保险业和国际相关组织是该方法主要的推动者(表 4.3);后者着重

分析特定社区脆弱性的决定因素,从日常过程中找出风险产生的可能原因,以便采取相应措施阻止和减少灾害产生的影响(表4.4)。

表 4.3　不同空间尺度的巨灾脆弱性评估代表项目

尺　度	项目名称	机　构	灾　种	备　注
国　家	海啸脆弱性评估	斯里兰卡 Hettige 等	海啸	不同社会群体、关键基础设施和经济部门的脆弱性
	洪水脆弱性	俄罗斯下诺夫哥罗德州立大学	洪水	经济社会体制转型下城市(农村)社会的洪水脆弱性
地　方	地方脆弱性评估	坦桑尼亚 Bilia	洪水、干旱、龙卷风等	采用问卷调查等方法
	卡特里娜飓风海岸带脆弱性评估	佛罗里达大学 Oliver-Smith	飓风	压力释放模型,从根源、动态压力和不安全环境衡量脆弱性
城　市	飓风灾害风险指数(HDRI)	Davidson and Lambert	飓风	人口、建筑、经济脆弱性
	环境灾害社会脆弱性指数(SOVI)	Cutter, Boruff, Shirley	环境灾害	10 种因素的脆弱性分析
普查单元	洪水的社会脆弱性指数(SFVY)	Tapsell, Penning-Rowsell 等	洪水	两大类特征,七个要素的分析

表 4.4　社区脆弱性研究的典型项目

方　法　名　称	简　写	机　　构
社区灾害脆弱性风险分析的七步法	CVAT	美国国家海洋和大气管理局(NOAA)
社区的脆弱性和能力评估	CVCA	加拿大公共安全暨急难防备部(PSEPC)
灾害、脆弱性和能力评估	HVCA	英国克兰斯菲尔德备灾中心(CDP)
公众参与的能力与脆弱性评估	PCVA	牛津饥荒救济委员会(Oxfam)
公众参与的脆弱性评估	PVA	国际援助行动组织(Actionaid International)
中美洲基于社区的脆弱性和能力评估	VCA	红十字会与红新月会国际联合会(IFRC)等
灾害、风险和脆弱性分析工具	HRVA	Renee Pearce
社区灾害、影响、风险和脆弱性分析	HIRV	不列颠哥伦比亚大学

(三) 步骤

利用指标体系法,开展区域的承灾体脆弱性评估,一般应该包括以下几个步骤。

1) 选择区域和研究对象。确定研究区域之后,要找出该区域的主要致灾事件及主要承灾体,明确研究对象与研究重点,才可以有效、有针对性地实现区域之间的脆弱性对比。

2) 确定脆弱性的代表性指标。在厘清脆弱性基本构成的理论基础上,选择具有代表性、典型性的指标,分别衡量承灾体灾前的敏感性、灾中的应对能力和灾后的恢复力,常用的脆弱性度量指标列举如下(表4.5)。

表 4.5 承灾体脆弱性评估的常用指标（以水灾为例）

敏 感 性	应 对 能 力	恢 复 力
60 岁以上人口比例/% 危房简屋面积比例/% 外来人口比例/% 贫困人口比例/%	公民防灾意识教育普及率/% 每万人拥有医生数/人 男女比例 劳动力人口所占比例/%	居民人均可支配收入/元 城镇最低生活保障对象发放人次/万人次 经济密度/(万元/km²) 人均增加值/(元/人)
农业人口比例/% 失业人口比例/% 第一产业所占比例/%	灾害救援组织的完善程度 灾害管理机构的完善程度 灾害应急预案的完善程度	人均保险额/(元/人) 境内公路密度/(km/km²) 金融机构存款余额/元

注：人均增加值为总增加值除以平均人数。增加值是指常住单位生产过程创造的新增价值和固定资产的转移价值。它可以按生产法计算，也可以按收入法计算。按生产法计算，它等于总产出减去中间投入；按收入法计算，它等于劳动者报酬、生产税净额、固定资产折旧和营业盈余之和。增加值反映了企业生产过程中产出超过这一过程中投入的价值。常住单位是一个统计项目，是指在一国经济领土范围内具有经济利益中心的经济单位，既包括具有法人资格的企业和行政事业单位，也包括住户。所有常住单位组成国民经济核算的经济主体。经济密度为区域国民生产总值与区域面积之比。它代表了城市单位面积上经济活动的效率和土地利用的密集程度。

3）确定权重、建立脆弱性评估模型。采用主成分分析等比较客观的权重确定方法，并尽可能克服数据难以获取等困难，最大程度地降低评估空间的尺度，提高最终评估精度，为决策提供更有价值的科学依据。

4）根据评估结果，各区域之间实现脆弱性对比和区划。根据客观评估结果，进行区域脆弱性的对比和区划，找出地域分布规律，也可以对脆弱性的区域差异进行一些成因探讨，为区域防灾减灾工作奠定基础。

三、基于脆弱性曲线的承灾体脆弱性评估方法

（一）原理

脆弱性曲线，又叫脆弱性函数（vulnerability functions），或灾损（率）函数（loss functions），或灾损（率）曲线，衡量不同强度的各灾种与各类承灾体损失（率）之间的关系，以表格（表4.6）或曲线形式（图 4.5）表现出来。该方法主要应用于物理脆弱性，可分成两大类。

相对曲线：强度-损失率曲线，反映在各致灾事件强度下价值的损失率。

绝对曲线：强度-损失（或单位面积损失）曲线，反映在各致灾事件强度下受损价值的绝对总量。

这种方法试图从根本上解决脆弱性评估结果粗糙、可操纵性不强等缺陷，希望通过承灾个体的脆弱性反映区域总体承灾体的脆弱性特征，找到最基础的方式，对不同区域、不同承灾体的脆弱性进行评估。

（二）典型代表

脆弱性曲线的概念始于 1964 年，1968 年美国联邦保险机构（FIA）与其所掌管的国家洪水保险行动（NFIA）最早开始应用脆弱性曲线，以理论表格形式表示，又叫 FIA 曲线，展示当水深每增加一英尺（1 ft=0.304 8 m）时不同类型建筑的损失率变化。FIA 主要针

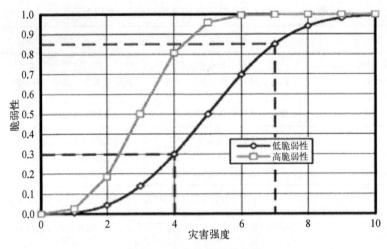

图 4.5　承灾体脆弱性曲线

对七种类型的建筑及其内部财产建立脆弱性曲线,这七类建筑分别是:有地下室的 1 层房屋、没有地下室的 1 层房屋、有地下室的 1.5 或 2 层房屋、没有地下室的 1.5 或 2 层房屋、有地下室的错层房屋、没有地下室的错层房屋和移动房屋。目前,由美国陆军工程师兵团负责,历史灾情数据作为 NFIA 保险索赔的组成部分得到及时搜集和更新,FIA 曲线通过历史洪水索赔数据的修正不断发展与完善,表 4.6 显示了修改的 FIA 曲线(FEMA,2005)。

表 4.6　美国联邦保险机构的脆弱性曲线

建筑类型	无地下室的 1 层房屋	无地下室的 2 层房屋	无地下室的 错层房屋	有地下室的 1 或 2 层房屋	有地下室的 错层房屋	移动房屋	其　他
水深/ft	损失率/%						
−2	0	0	0	4	3	0	0
−1	0	0	0	8	5	0	0
0	9	5	3	11	6	8	0
1	14	9	9	15	16	44	0
2	22	13	13	20	19	63	0
3	27	18	25	23	22	73	0
4	29	20	27	28	27	78	0
5	30	22	28	33	32	80	0
6	40	24	33	38	35	81	0
7	43	26	34	44	36	82	0
8	44	29	41	49	44	82	0
>8	45	33	43	51	48	82	0

　　其后比较有代表性的国家或区域脆弱性曲线构建项目包括:① 英国洪水风险研究中心(FHRC)完成了全国居住用房面临洪灾的脆弱性评估,计算出缓慢上升的不同水深下的有形损失,1977 年,该中心 Penning-Rowsell 和 Chatterton 两位学者将建筑分为 21 类,

并分别求出各类型建筑在两种时间段之后四种社会性能的淹水损失曲线,共 168 条,这是目前为止研究最为详尽的成果之一,至今还被很多科研工作者借鉴、应用。② 澳大利亚资源与环境研究中心(CRES)发展 ANUFLOOD 模型,专门利用灾损曲线进行居住及商业用房的损失评估,这些曲线主要来源于英国和澳大利亚的洪灾损失统计数据。③ 荷兰在综合考虑国家统计局所采用的分类方法和财产承灾特性的基础上,将受淹资产划分为不同的类别,并尽可能建立资产损失类型与国家(地方或部委)统计类型之间的一一对应关系,使得每类资产的数量和单位最大可能损失值可以方便地查阅到。损失系数揭示了该类资产的易损特性,由历史洪灾记录(1953 年欧洲大洪水)建立,对于资料不足而难以建立损失系数函数的承灾体类型,则通过征询建筑工程师、企业管理者和经营者的方式来近似确定。

(三) 步骤

通过构建脆弱性曲线来开展区域的承灾体脆弱性评估,一般应该包括以下几个步骤:

(1) 根据灾种,选用其强度和损失表达方式。不同致灾事件类型有不同的强度表达方式、同一致灾事件类型也有不同的强度表达方式,因此,首先需要确定灾种强度的具体表达方式,同时,采用损失率、绝对损失,还是采用单位面积损失,只计算直接损失还是计算总损失,对其表达方式也需要进行明确。

(2) 对承灾体进行类型划分。根据可能影响受淹性能的承灾体要素,对承灾体进行分类。例如,建筑的楼层、材料不同,承灾性能会有很大的区分,因此,同样作为承灾体的建筑,需要根据楼层、建筑材料等进行类型的细分。

(3) 收集承灾体不同受淹强度与对应损失的数据,估算资产的总体价值。根据历史灾情数据、实际调查数据或结合相关数据库,搜寻各种承灾体在不同受灾强度下的受损数值。如果计算损失率,还要估算受灾资产的总价值。

(4) 脆弱性曲线(函数)的构建。针对每类承灾体,将损失绝对值、单位面积损失或损失率作为因变量,建立其与致灾事件强度参数的关系,用表格或者散点图(或者其趋势线)来描述,建立脆弱性曲线,也可建立致灾事件强度参数与损失之间的回归分析,从已有灾情中寻找规律,用来预测未来灾害可能造成的损失。

四、三种承灾体脆弱性评估方法的对比

对承灾体脆弱性的三种评估方法进行的对比研究如表 4.7 所示。

表 4.7　三种承灾体脆弱性的评估方法对比

方　　法	目　　的	适用时间	思　　路	承 灾 体
基于历史灾情的数理统计	灾情体现状态	灾后	演绎	个体或系统
基于指标体系	状态预测灾情	灾前	归纳	系统
基于灾损曲线	个体体现系统	灾前或灾后	归纳、演绎并存	个体或系统

　　从最终目的来说，第一种方法利用历史灾情反映脆弱性结果，以结果来体现状态；第二种方法的评估结果反映脆弱状态，以状态来衡量一旦发生灾害时灾情的大小；第三种方法，通过脆弱性曲线反映个体损害程度，从而评估整个区域承灾系统的脆弱程度。

　　从适用时间来讲，第一种方法必须在灾后才能应用；第二种方法常用于灾前；第三种方法既可以在模拟的历史灾害情景中应用，也可以在模拟的未发生灾害的情景中应用。

　　从评估思路来讲，第一种方法为演绎，利用历史灾情数据反推造成该灾情的脆弱性值；第二种方法为归纳，找出影响脆弱性的要素，综合求出脆弱性值；第三种方法为归纳、演绎并用，首先从历史灾情中找出各承灾体脆弱性的一般规律，再将该规律普遍应用于该类承灾体，依据承灾个体损失特征得到承灾系统（区域）的损失特征。

　　从承灾体角度分析，指标体系只能对承灾系统进行脆弱性分析，很难对承灾个体的脆弱性进行评估；如果有足够的数据资料，第一种方法既可以分析区域整体的脆弱性，也可以分析区域某种承灾体的脆弱性或者某个承灾个体的脆弱性；第三种方法也是同样，如果知道承灾系统中各承灾个体的脆弱性，就可以计算该承灾系统整体的脆弱性特征。

　　实质上，三种方法对应脆弱性的三种概念，历史灾情的数理统计得到的脆弱性，是一种结果；指标体系评估出的脆弱性，是一种状态；灾损曲线所表达的脆弱性含义，根据灾损曲线构建方法的不同而有所差异，有时反映状态，有时反映结果，有时是状态和结果的结合。

第三节　物理脆弱性的测量

　　物理脆弱性是指建筑和人等个体或系统面对致灾事件的潜在物理冲击时可能受损的程度。这与承灾体的特征及致灾事件强度、范围相关，相对容易量化，测量物理脆弱性日益看作一个降低风险和进行灾后恢复提升的有效工具。

一、物理脆弱性评估的方法

　　物理脆弱性用来衡量暴露在一定强度的致灾事件时承灾体的损失程度，针对承灾个体或系统，定量化反映其物理受损状况，表现为脆弱性曲线（或函数）。

　　利用该曲线，通过各承灾体承受的致灾事件强度（如水深）推断其损失率、损失、单位面积损失，使评估细化到个体或系统，最终加和得到整个区域的灾害损失，提高了评估的精确性。脆弱性曲线还使灾损计算摆脱了实际调查的巨大工作量，某类承灾体在各种受灾强度下的损失率参数一旦确定后，可作为一般规律普遍适用，利用该参数计算灾损，省时省力，节省了大量资源。

　　常用的评估物理脆弱性、构建脆弱性曲线的方法如下。

（一）基于灾情数据的脆弱性曲线构建

以收集、分析的近期或历史上灾害事件的统计资料为基础，采用曲线拟合等数学方法建立承灾体受损状况与不同致灾事件强度间的联系,是目前构建脆弱性曲线最为常用的方法。灾情数据来自历史文献、灾害数据库、实地调查或保险数据等。

加拿大在马尼托巴湖区域,基于1997年洪水事件的186个索赔案例建立了脆弱性曲线,具体步骤如下:① 据结构特征对建筑分类(包括一层居住用房、多层居住用房、移动房屋和商业/公共/工业建筑等十三种建筑);② 评估每座建筑的市场价值;③ 洪水索赔作为损失价值,计算其占总价值的百分比。加拿大所建的曲线针对三种类型的承灾体损失:地基、房屋结构和财产,这些组分的损失率和一层地板之上的洪水深度的关系即构成灾损曲线。美国陆军工程师军团(USAGE)在加利福尼亚州也运用了同样的方法,1997年洪水发生后,将损失分为三个部分:结构损失、内部财产损失、非物理损失(清扫、医药消费等),通过对140个灾例的调查,损失表示成占总体价值的百分数,得出不同水深与损失率的对应关系,通过回归方程获得其深度-损失率曲线。另外,USAGE还依据1996~2001年的其他主要洪水事件,构建了有地下室和无地下室两种住宅的脆弱性曲线。

比较几种获取灾情数据的方式发现,基于问卷和访谈等方式开展灾后实地调查,可以获取第一手数据,但较难应用于没有发生灾害的地区且工作量较大。在保险市场较为发达的国家或地区,针对水灾等较为成熟的险种,保险数据中的灾情记录较为精细完善,可据此对承灾体脆弱性特征进行推断。总之,基于已有灾情数据,利用各种方式进行致灾事件强度与损失(率)的统计(图4.6),如果调查科学且样本足够,所得的结果较接近事实状况。然而,基于某个地区某次灾害得到的脆弱性曲线对其他地区的适用性,因预警时间不同、建筑和财产类型各异而有待验证。

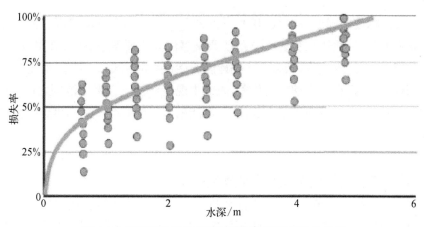

图4.6　针对某种建筑灾情调研所构建的脆弱性曲线

(二) 基于系统调查的脆弱性曲线构建

基于对承灾体价值和摆放高度的调查,假设受灾情景,推算出不同致灾强度下的损失率,进而构建脆弱性曲线的方法,称为系统调查法,又称合成法。该方法适用于既没有历史灾情的调查资料,又没有足够的保险索赔样本数据的区域。

　　以洪灾背景下建筑物本身或其内部财产的脆弱性曲线构建为例,选择样本,在考察不同收入阶层的主要内部财产种类、价值和摆放高度的前提下,建立其各自的室内财产标准模型,模拟各家具、家电的摆设高度并推估其价值,从室内地面开始,以 0.1 m 为间距,假定各水位,并确定每种水位下所有可能被淹到、可能受到损害的物件及价值,并最终推估出积水深度与总损失之间的关系,建立洪灾灾损曲线。若求出每种水深的损失与内部财产总价值的比例,可得各个水深的损失率,最终绘制出建筑或内部财产的水深-损失率曲线(图 4.7),这种方法在英国、澳大利亚等地的水灾脆弱性评估中也被广泛采用。

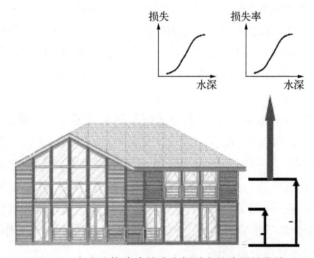

图 4.7　合成法构建建筑或内部财产的脆弱性曲线

　　基于合成法构建的脆弱性曲线,摆脱了灾害案例数据不完备的局限。但该方法的使用存在一系列的假设,适用性容易受限: ① 致灾事件为单要素设置,如在洪灾中,若同时考虑水深和淹没时间、水速等,则合成法构建脆弱性曲线时困难重重;② 假定致灾事件发生时,内部财产都停留在原来摆放的位置,人的主观能动性不在考虑范围之内;③ 适用范围受限,对于内部财产摆设差异很大的住宅,不能采用假设的统一标准得到的脆弱性曲线进行脆弱性评估。

(三) 基于模型模拟的脆弱性曲线构建

　　随着现代信息技术快速发展,基于计算机模型的脆弱性曲线应运而生。此方法在数字环境下通过模型模拟,跟踪致灾事件和承灾体的相互作用过程,定量表达脆弱性曲线。

　　不同的灾害研究均发展了各自的灾害评估模型,用于脆弱性曲线的构建,在地震灾害中该方法的应用最为广泛。面对建筑、桥梁等主要地震承灾体,大量研究者基于工程设计标准,利用地震载荷分析,推导出故障出现的可能性,结合计算机模拟的方法(图 4.8)构建了以超越概率表示的结构理论脆弱性曲线。

　　基于模型模拟构建的脆弱性曲线的优势表现在:在技术允许的范围内可以模拟任意

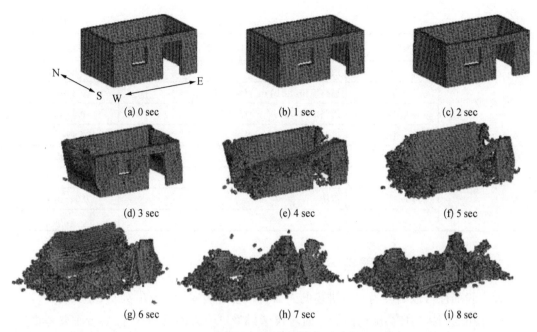

图 4.8　地震下砖石建筑的数字化模拟

灾害情景中的承灾体脆弱性水平,较少受到实际灾情数据缺乏的限制,可以从灾害自身机理出发,细致刻画承灾体的脆弱性。主要问题是,在处理海量数据时,模型的运算量较大,技术要求高。因而在模型构建和模拟过程中,还需通过对实际灾情数据进行检验和修正,从而保证脆弱性曲线的精度。

(四) 基于专家观点的脆弱性曲线构建

在很多情况下专家观点是获得脆弱性信息最可行的选择,或因为没有历史损害信息,没有采用分析工具的足够资金,或因为其他地区的建筑分类不能反映当地建筑物,当地分类被认为更合适。这个方法为:一组专家对于脆弱性给出自己的观点,并进行商讨,如针对不同灾害强度下的不同结构类型,他们预期的损害比例。表 4.8 代表了在滑坡评估中经常使用的基于专家观点的不同风险因子的脆弱性。

表 4.8　滑坡损伤类型中不同风险因子的脆弱性

风险因子	损伤程度	损 伤 类 型	脆弱性(0~1)
建　筑	Ⅰ	轻微的非结构性破坏,稳定性不受影响,家具或配件损坏	0.01~0.1
	Ⅱ	墙壁裂缝,稳定性不受影响,修复不迫切	0.2~0.3
	Ⅲ	强烈变形,墙壁上出现巨大缝隙,支撑结构出现裂缝,稳定性受影响,门窗无法使用,需疏散	0.4~0.6
	Ⅳ	结构性破坏,部分毁坏,需疏散,毁坏部分需重建	0.7~0.8
	Ⅴ	部分或全部毁坏,需疏散,全部重建	0.9~1.0

（续表）

风险因子	损伤程度	损 伤 类 型	脆弱性(0~1)
道　路	Ⅰ	道路轻微损害	0.05~0.3
	Ⅱ	道路损伤,用 10 m³ 材料修复	0.3~0.6
	Ⅲ	道路损伤,用 100 m³ 材料修复	0.5~0.8
	Ⅳ	道路毁坏	0.8~1.0
人　口	Ⅰ	精神不适	0.002
	Ⅱ	心理问题	0.003~0.005
	Ⅲ	重伤	0.04~0.1
	Ⅳ	死亡	1.0

二、人口的物理脆弱性

人口脆弱性可以划分为本节讲述的人口直接物理脆弱性(受伤、死亡、无家可归),及下节要介绍的间接的社会脆弱性等。前者仅考虑受灾时人的受损状况,后者则要考虑周围环境及人的主观能动性对脆弱性的影响。

以地震中建筑物损伤对建筑物内人口的影响为例,在美国 HAZUS 灾害风险管理系统中,对于人口损失评估,第一步是定义人口受伤严重性等级(表 4.9)。之后,有几种方法可以将建筑损伤和人口伤亡的严重性等级联系起来。表 4.10 给出了 HAZUS 系统使用的地震中人口脆弱性信息,表 4.11 给出了加拿大 NHEMATIS 方法使用的损失评估。人口受损状况都是通过与建筑损伤比例相联系进行判断的。表 4.12 为香港地区滑坡致灾事件中人口脆弱性的结果,该结果是基于边坡破坏和相关伤亡的数据建立起来的。

表 4.9　HAZUS 系统所表述的受伤严重性水平

受伤严重性水平	受 伤 描 述
严重程度 1	需要基本的医疗援助,无需住院治疗
严重程度 2	需要更大程度的医疗保健和住院治疗,但没有发展到危及生命的状况
严重程度 3	如果不及时、充分治疗,将直接威胁生命。大多数的伤害都是由结构性坍塌造成的
严重程度 4	当场死亡或致命伤

表 4.10　HAZUS 系统所用的地震中人口脆弱性

结构损伤	结构类型	受灾人群比例/%			
		严重等级 1	严重等级 2	严重等级 3	严重等级 4
完全(坍塌)	混凝土结构	40	20	3~5	5~10
	砖 石	40	20	5	10
完全(未坍塌)	混凝土结构	5	1	0.01	0.01
	砖 石	10	2	0.02	0.02

（续表）

结构损伤	结构类型	受灾人群比例/%			
		严重等级 1	严重等级 2	严重等级 3	严重等级 4
大范围的	混凝土结构	1	0.1	0.001	0.001
	砖　石	2	0.2	0.002	0.002
中度的	混凝土结构	0.20～0.25	0.025～0.03	0	0
	砖　石	0.35	0.4	0.001	0.001
轻微的	混凝土结构	0.05	0	0	0
	砖　石	0.05	0	0	0

表 4.11　NHEMATIS 方法所使用的人口脆弱性数值

建筑损伤的比例/%	受 灾 人 口 比 例		
	轻 伤	重 伤	死 亡
0	0	0	0
0.50	3/100 000	1/250 000	1/1 000 000
5.00	3/10 000	1/25 000	1/100 000
20.00	3/1 000	1/2 500	1/10 000
45.00	3/100	1/250	1/1 000
80.00	3/10	1/25	1/100
100.00	2/5	2/5	1/5

表 4.12　一个人在户外、车里、建筑内遭遇滑坡的脆弱性

地 点	描 　 述	人口脆弱性/人		
		数 值	建议值	评 论
开放空间	落石撞击	0.1～0.7	0.5	可能受伤不会死亡
	泥石流掩埋	0.8～1.0	1	窒息死亡
	未被泥石流掩埋但被击中	0.1～0.5	0.1	生还率高
车 辆	车辆被撞击或掩埋	0.9～1.0	1	基本死亡
	车辆仅被摧毁	0～0.3	0.3	生还率高
建 筑	建筑坍塌	0.9～1.0	1	基本死亡
	建筑被泥石流掩埋	0.8～1.0	1	高死亡率
	建筑被泥石流掩埋但人没有被掩埋	0～0.5	0.2	生还率高
	建筑仅被泥石流撞击	0～0.1	0.05	基本无危险

与建筑等承灾体不同的是，人的可移动性导致不同时空人口的分布状况不同，因此评估时除了考虑致灾事件的严重性和建筑的受损情况，还要结合当地人口的时空分布模式，考虑具体时段，才能进行人群脆弱性及损失状况的准确评估。

第四节　社会脆弱性的测量

除了由承灾体本身结构属性决定的物理脆弱性,从社会整体环境出发寻找人类在致灾事件中易于受到伤害的根源,属于社会脆弱性研究的范围。它体现了人类社会系统中特定的政治、经济和文化条件对灾害防御与应对能力的影响,目的在于能真正确认社会中最脆弱的群体,从而体现出能够预测的特质,真正了解灾害中不同群体应对灾害风险能力的差异,为防灾与减灾规划提供有针对性的建议。

社会脆弱性更多地表示为个人、群体由于应对和适应外部压力所处的一种状态,由资源的授权、公平、种族歧视、贫困、腐败等因素决定。该概念多描述人(群)的脆弱性,是一个面对多重压力,从社会经济领域寻找原因来解释人类脆弱性的概念。

社会脆弱性根据人们如何响应并处理灾害背后的社会、经济、政治、文化及制度因素,并通过对各种因素的分析来评估一个地区、系统或人类群体等特定范围内既存或预期的冲击或灾害的脆弱程度,以便找到降低脆弱性的方法来增强人们对灾害与风险的适应和应对能力。

社会脆弱性由于兼顾的因素较多,一般采用指标体系的方法进行衡量。Cutter结合灾害学和社会学,认为社会脆弱性是社会群体在应对灾害时的敏感性以及受到灾害影响后的应对能力和恢复能力,是一个社会不平等的产物,主要通过人口特征和社会经济条件来反映,并以美国为研究样本,利用社会经济统计和人口普查数据,根据1990年左右各州的42种社会与人口变量,通过因子分析法浓缩为11个因子,并将因子分数加总而构成各州的社会脆弱性指标(social vulnerability index,SoVI),对美国各州的自然灾害社会脆弱性状况进行比较研究,并利用地理信息系统将较为脆弱的区域标示出来,结果正确预言了卡特里娜飓风受害者的地理分布。为了呈现出各个变量的个别评分价值,Cutter并没有采取权重的方法,而是直接加总各项社会脆弱性评分,并将社会脆弱性评分的和再乘以自然脆弱性评分,显示出地区脆弱性的高低程度。Cutter等所列举的脆弱性因子如表4.13所示。

表 4.13　Cutter 等所建的社会脆弱性指标(SoVI)中的脆弱性因子

因　子	描　　　述	增大脆弱性(+)/降低脆弱性(-)
社会经济地位	保险、社会安全网络、津贴等可以提高居民应对灾害冲击与增加恢复力的能力	低收入(+)
性别	女性比男性更难以从灾害中复原,因为在特定行业工作、收入较低及负担较多的家庭照顾责任	性别(女)(+)
种族与人种	种族的差异增加了文化与语言障碍,从而形成了文化隔阂,影响灾害资金的流向及高危害区域住宅的区位	非白人(+) 非美国籍(+)
年龄	如果托儿所遭受灾害影响,父母必须花费更多的时间和金钱来照顾小孩,而老年人因为行动不便,也需花更多时间照顾,所以缺乏恢复力	老年人口(+) 幼年人口(+)

（续表）

因　子	描　　　述	增大脆弱性（＋）/降低脆弱性（一）
工业、商业发展	商业与工业建筑的价值、特性、分布密度，为社区经济健康提供了状态指标，商业社区潜在损失大，灾后重建时间长，常有争议	高密度（＋） 高价值（＋/一）
职业损失	潜在的职业损失将恶化灾后社区失业率，造成灾后重建缓慢	就业损失（＋）
乡村/都市	郊区居民因为收入较低或从事土地型生产而有较高的脆弱性，都市因为高密度的建筑而使民众撤离更为困难	乡村（＋） 都市（＋）
居住房屋的结构	住宅的质量、价值、特性与密度会影响灾后恢复能力，例如，海岸边的房屋必须花很多钱才能重建，流动房屋更容易被摧毁	流动房屋（＋）
基础建设和救生网络	下水道、桥梁、供水、通信、交通等设施如果被破坏会加剧灾害的损失，有些社区因为基础建设被破坏而无法重建	大规模的公共建设（＋）
租房者	租房者比屋主更缺乏足够的资金援助，更极端的例子是，当所租房屋变的危险或太贵时租房者根本没有其他可供选择的避难所	租房者（＋）
职业	依赖土地的农民或者渔民较易受到灾害的影响，自耕农或自耕渔民可能因此丢了生计而转向低收入的服务业（例如，管家、保姆、园丁）	专业或管理者（一） 劳工（＋）服务部门（＋）
家庭成员结构	家庭中若有较多抚养人口，或者是单亲家庭且必须兼顾职责并照顾家庭成员，必须花费更多时间照顾家庭成员，其灾害恢复力相对较低	高出生率（＋） 大家庭（＋） 单亲家庭（＋）
教育	高教育程度者有较高的社会经济地位，可以得到较多的防灾信息；低教育程度者较难获得或理解灾害预警、重建信息以及灾害救济资源	低教育程度（＋） 高教育程度（一）
人口增长	人口快速增长的地区缺乏足够优质的住宅，而且社会服务网络没能针对快速增长的人口进行调整，新移民的语言隔阂造成对地方机构的不了解，将会影响获得原著或重建的信息，这些将增加脆弱性	快速成长（＋）
医疗服务	医疗救护的提供（包括医生、护理院、医院）密度较高可以帮助灾区快速复原，缺乏医疗服务将延长灾害医疗救助时间及灾后重建	高分布密度的医疗（＋）
特殊依赖的人	完全依赖社会服务的民众早就在经济及社会层面被边缘化了，在灾后需要额外和更多的援助	高度依赖（＋） 低度依赖（一）
有特殊需求的族群	特殊需求的族群（体弱者、接受救助者、过境者和无家可归者等）难以进行统计的人口是灾害复原中最容易被忽略的一群人	大型特殊需求族群（＋）

　　如何确定社会脆弱性因子已成为社会科学定量分析面临的重要挑战，如何确定脆弱人群是开展社会脆弱性研究的目标，怎么利用评估结果为防灾减灾服务，是社会脆弱性研究的价值所在。

专栏 4.3　社会学家眼中的自然灾难
——查尔斯·佩罗《下一次灾难》

　　当今世界上的每一次自然灾害都给人类社会带来巨大的痛苦和损失；另外，人类的抗灾努力有的较为成功，有的却流于失败。这都展示着：自然灾害并不仅是"自然"的,而且具有重要的人文和社会的维度。为了应对自然灾害,不仅需要自然科学、工程科学的技术知识,还需要社会科学的洞见。

从印度洋海啸到全球变暖,从人文角度和社会科学层面审视"自然"灾害变得越来越重要。自从2005年美国遭受卡特里娜飓风袭击以及美国政府的救灾失败以来,西方社会科学界对灾害的研究有了一次新的繁荣和发展。美国社会学家查尔斯·佩罗2007年的著作《下一次灾难:减少我们在自然、工业和恐怖主义灾害面前的脆弱性》总结和吸收了这一波学术创造的最新成果。

佩罗援引有关自然灾害、技术或组织机构上的失误以及恐怖活动的大量事例进行论证并表示,美国的脆弱性从根本上说源自三个相互关联的因素:一是"能量集中",例如,大坝里储存的水,易燃、易爆、有毒物质的集中仓储;二是"人口集中",尤其是在能量集中场所附近聚集着大量人口;三是"政经权力集中",他指出"美国绝大多数的重要基础设施都在大企业的掌控之中",在一些相互依存的节点处(如航空枢纽)更是集中了大量这样的基础设施。他提出的解决办法就是"缩小目标",让目标分散化和多样化,以减少由不可避免的突发事故造成的损失和影响。"脆弱性"概念实际上提示着:阶级社会中人们的生存机遇存在着巨大的不平等,自然灾害将这种不平等一下子揭示出来。在每一次自然灾害中,受灾人数最多和受损最严重的群体,都是各种社会弱势群体——穷人、妇女、老人、儿童、少数民族等。

佩罗在《下一次灾难》中还使用另外两个关键概念"有备程度"和"组织失效"来描述西方社会科学视角下灾害研究的共识。前者强调具有能动性的人在自然灾害到来时避险、应对和重建的能力。后者关注有目的、有计划、有协调的现代理性组织,在外部环境压力和内部管理的失误之下,其初始目的和功能如何被颠覆,甚至在管理和运作上陷入矛盾和混乱。"组织失效"通常是灾害应急救灾失误的主要原因,成为灾害社会科学研究中的一个关键概念。佩罗以美国联邦应急管理局(FEMA)和美国国土安全部(United States Department of Homeland Security)为例,展示了政府部门的"组织失效"的情形,也列举了在政府监管无力的情况下,大公司为私人利润而埋下的隐患在卡特里娜飓风期间给公众带来的各种人为危害。

揭开自然灾害的"自然"面纱,看到的是阶级社会里避险和逃生机遇的高度不平等,把利润放在生命之上的社会制度的短视、脆弱和失效,以及不受公众制约的权力在紧急情况下对生命的漠视和否定。这是西方社会科学对灾害研究的批评性洞见,值得参考和深思。

资料来源:童小溪,战洋.2008.脆弱性、有备程度和组织失效:灾害的社会科学研究.国外理论动态,(12):61-63.

第五节　承灾体脆弱性评估的示例

一、火山喷发的房屋结构脆弱性指数

在这个例子中，建筑被拆分成各个组分，每个组分对总体建筑脆弱性影响的程度，由权重来表示，例如，如果墙壁对整个建筑脆弱性的影响较大，就赋予最大的权重。之后，再根据墙壁不同的材料对脆弱性的影响来赋值，如砖头组成的墙壁脆弱性较小、木头构成的墙壁脆弱性中等、竹子构建的墙壁脆弱性较高，分别赋值 1、3、5，这样，对于每座建筑，都可以根据其不同组分的属性给予打分，并最终加权求和，得到总脆弱性指数。如表 4.14 所示，一座墙壁是竹子、稍微倾斜的屋顶由稻草组成并由木头支撑、门窗皆由金属构成的建筑，其脆弱性总体得分 $V = 15 \times 5 + 10 \times 5 + 5 \times 5 + 3 \times 5 + 1 \times 1 + 1 \times 1 = 167$。

表 4.14　评估火山喷发中房屋结构性脆弱性指数的矩阵

组　成	权　重	低	中	高
		1	3	5
墙　壁	15	砖/金属	木头	竹　子
屋顶材料	10	混凝土	水泥瓦	稻　草
屋顶倾斜	5	非常倾斜	中等倾斜	稍微倾斜
屋顶支撑材料	5	钢　筋	木　头	石　头
门	1	金属/木头	小　窗	大　窗
窗	1	金属/木头	小块玻璃	大块玻璃

来源：Villagran de Leon。

这种方法，兼顾了影响整体脆弱性的各个组成成分，也综合考虑了影响各个组分脆弱性的各种属性，能够呈现脆弱性的总体情况，并对各承灾体的脆弱性进行对比分析。在此过程中，决定影响总体脆弱性的关键组分的关键属性，以及权重的分配和具体的赋值，都需要具体的专家意见才能完成。

目前的脆弱性量化研究主要从三个方面把握：① 各类型承灾体面对致灾事件的物理脆弱性，表现为致灾事件造成承灾体的损失率，侧重于承灾体的脆弱性；② 社会脆弱性调查，从更深的层次挖掘承灾体脆弱性的社会根源；③ 基于区域的系统脆弱性，分析全球、大洲、国家、地方、社区等不同空间尺度区域面临致灾事件时的脆弱性，既要找出损失的概率和损失的程度，又要找出主要影响因素，采取补救措施，从而防患于未然。除了物理脆弱性常采用定量衡量方法，社会脆弱性和基于区域的系统脆弱性评估，由于涉及要素较多，常常采用指标体系法。

二、德国科技合作公司的社区脆弱性指数

基于社区尺度,将区域总体脆弱性分为物理、社会、经济和环境脆弱性,选取影响各种脆弱性组分的代表性指标(表4.15)。根据发生的具体致灾事件确定类型,根据各个指标对整体脆弱性的影响程度赋予权重,并根据某社区该指标对应的数值分配三个等级(如低等赋予1、中等赋予2、高等赋予3),最终加权求和的指数则代表了整个社区的脆弱性总体水平,如表4.16所示的地震脆弱性指数的计算。

表4.15   脆弱性评估的指标体系

物理/人口	社 会	经 济	环 境
人口密度 人口压力 不安全居住区 基本服务的获取	贫困水平 文盲率 态 度 分散性 社区参与度	当地资源库 多样性 小型企业 可达性	森林区域

表4.16   基于社区的地震脆弱性评估示例

指 标		权 重	数 值	结 果
V1	人口密度	3	1	3
V2	人口压力	3	3	9
V3	不安全居住区	1	1	1
V4	基本服务的获取	1	2	2
V5	贫困水平	2	2	4
V6	文盲率	2	2	4
V7	态度	3	2	6
V8	分散性	1	2	2
V9	社区参与度	2	2	4
V10	当地资源库	3	3	9
V11	多样性	2	3	6
V12	小型企业	2	2	4
V13	可达性	2	2	4
V14	森林区域	2	2	4
合 计		33	29	62

在这个例子中,面对不同灾种时各个脆弱性要素的权重赋予,需要专家意见,将社区层次划分低等、中等和高等的分类及赋值标准,也需要专家的参与。该方法既有助于发掘社区内脆弱性的主要根源,也有利于社区之间的对比研究。

思考题

1. "灾害和灾害损失是不可避免的"这句话对吗? 如果不对,为什么?

2. 谈谈你对承灾体脆弱性内涵的基本认识。

3. 以你所经历或你所熟知的某次灾害为例,说明其中某类承灾体的脆弱性特征,并思考减少其脆弱性的主要举措。

4. 物理脆弱性曲线构建时最关键的几个要素是什么? 一般采用什么方法对它们进行测算?

5. 试分析,利用指标体系进行社会脆弱性或综合脆弱性评估的优势、劣势分别是什么?

主要参考文献

石勇.2010. 灾害情景下城市脆弱性评估研究. 上海：华东师范大学.

Aledo A, Sulaiman S. 2015. The unquestionability of risk: Social vulnerability and earthquake risk within touristic destinations. Cuadernos de Turismo, (36): 435 - 438.

Bjarnadottir S, Li Y, Stewart M G. 2011. Social vulnerability index for coastal communities at risk to hurricane hazard and a changing climate. Natural Hazards, 59(2): 1055 - 1075.

Cutter S L. 1996. Vulnerability to environmental hazards. Progress in Human Geography, 20: 529 - 539.

Dilley M, Chen R, Deichmann U, et al. 2005. Natural disaster hotspots: A global risk analysis. Washington DC: Hazard Management Unit, World Bank, 1 - 132.

Ebert A, Kerle N, Stein A. 2009. Urban social vulnerability assessment physical proxies and spatial metrics derived from air and spaceborne imagery and GIS data. Natural Hazards, 48(2): 275 - 294.

FEMA. 2005. Full data riverine BCA module. 2005 Mitigation Benefit-Cost Analysis Toolkit, Federal Emergency Management Agency, Version 2.0.

Hizbaron D R, Baiquni M, Sartohadi J, et al. 2011. Assessing social vulnerability to seismic hazard through spatial multicriteria evaluation in Bantul District, Indonesia. Conference of Development on the Margin, Bonn.

Holand I S, Lujala P, Rod J K. 2011. Social vulnerability assessment for Norway: A quantitative approach. Norsk Geografisk Tidsskrift-Norwegian Journal of Geography, 65: 1 - 17.

Ngoc P T B. 2014. Mechanism of social vulnerability to industrial pollution in peri-urban Danang City, Vietnam. International Journal of Environmental Science and Development, 5(1): 37 - 44.

Villagrán de León JC. 2006. Vulnerability: A conceptual and methodological review. Bonn: United Nations University, Institute for Environment and Human Security.

第五章　风　险　分　析

　　就自然灾害研究领域而言,风险是一个基于致灾事件、承灾体的暴露与脆弱性的综合概念。风险分析则是在致灾事件、暴露和脆弱性三个基本要素基础上对风险进行定性或定量分析的一个综合技术体系。本章将在梳理风险类型和表达方式的基础上,介绍风险分析的概念框架和技术体系,并分别对定性风险分析、半定量风险分析和定量风险分析进行阐述。

第一节　风险的类型与表达

一、风险的内涵与表达

　　风险是当今社会和学术领域内广泛使用的一个术语,但其含义却在不同语境和专业领域差异悬殊。例如,按照《现代汉语词典》的解释,风险是指可能发生的危险;而根据英语词典——《韦伯词典》的解释,风险可以指损失或伤害的可能性,或造成危险状况的人物或事件;在保险领域,风险用来衡量一个保单所能带来的可能损失(理赔费与保费之差)及其概率;在金融领域,它指股票或期货投资过程中实际收益低于预期的可能性。风险的概念和含义还有很多种,但前述的几个例子已经表述了其普遍的两个内涵,即可能性(或不确定性)和后果,并且这种后果往往是负面的。

　　在灾害风险领域,灾害风险是指一定时期内特定社区或人群遭受的可能(或潜在)灾害损失,包括人员伤亡和财产损失等方面。它包含三个基本属性:不确定性(这里指可能性)、负面结果和时间尺度。

　　不确定性几乎是风险的所有概念中最基本的一个属性,风险之“风”的最初含义即指风险如同风一样,来去无踪,飘忽不定。灾害风险的不确定性包含了多层的含义:① 灾害发生的不确定性;② 灾害发生时间的不确定性;③ 灾害发生地点的不确定性;④ 灾害发生强度的不确定性;⑤ 灾害发生后果的不确定性。

　　负面结果是灾害风险的本质特征,这种负面结果是对人类社会而言的,只有当人类社会的财富与安全受到潜在的影响时,才出现灾害风险。并且负面结果或灾害损失也常常与不确定性相伴随,例如,造成 1 万元经济损失的城市内涝可能常常发生,而造成 100 亿元损失的洪涝灾害发生的可能性则相对小很多。

　　时间尺度是与灾害风险的不确定性和损失结果都有联系的内在属性。不同的灾害事件发生的时间尺度是不一样的,有的灾害事件发生突然,称为突发灾害,如地震等;有的灾害事件则存在很长时间的酝酿过程,称为渐发灾害。不同强度的灾害事件的平均重现周期也是不一样的,于是有百年一遇、千年一遇的暴雨或洪水等,这些不同强度的灾害事件造成的损失差异悬殊。在风险分析中,常常将这些不同强度的致灾事件和可能损失结合起来,综合评估一个特定时间段内因某种致灾事件造成的期望损失。

　　灾害风险常表达为由各种可能强度致灾事件所造成损失的期望,它不仅取决于致灾事件的发生频次、强度和分布范围,也在于承灾体及其脆弱性。风险概念中的期望值是一个重要的数学概念,表达的是可能损失的平均情况。计算期望值原则上是将每个可能的结果乘以与它对应的发生概率,然后加权求和。借助一个简化的例子来说明,某一地区每年发生大型水灾的概率($P1$)是 0.1%,可能损失($L1$)是 500 万元;发生一般水灾的可能性($P2$)是 1%,造成的可能损失($L2$)是 50 万元;不发生水灾的概率($P3$)是 98.9%,损失($L3$)自然为 0。此情况下,该地区每年水灾造成损失的期望则可以计算,即为可能损失的加权和,权重则为对应的发生概率,该例中期望损失 $E(L)$ 可以表达为

$$E(L) = L1 \times P1 + L2 \times P2 + L3 \times P3$$
$$= 500 \times 0.1\% + 50 \times 1\% + 0 \times 98.9\%$$
$$= 1(万元) \tag{5.1}$$

　　按照以上的计算,可以看到该地区每年遭受水灾损失的平均值(期望值)是 1 万元。这一计算公式虽然简单,但是它反映出了风险的基本构成和表达形式。

　　1) 致灾事件是风险的重要构成部分,事件强度和发生概率是其具体表达。

　　2) 社会经济系统受到损害是风险的必备条件,没有损害也就无所谓的损失。而一个社会经济系统在同样的淹没条件(致灾事件)下,可能会遭受不同的损失,这常用暴露和脆弱性两个概念来表达。如果把居民点搬离可能淹没区域(洪泛区),那么即便未来洪泛区如常被淹,居民点也不会直接受到影响,这就是暴露的概念;在不迁移居民点的情况下,如果对建筑物进行加固和实施防水措施,那么同样的洪水造成的损失也必然会降低,这就是承灾体脆弱性的内涵。

　　3) 风险是致灾事件发生概率与造成损害的综合。因此,上例中期望损失 $E(L)$ 的计算公式可以写成数学表达式:

$$期望损失 E(L) = 致灾事件发生概率(P) \times 损失(L) \tag{5.2}$$

　　灾害风险是致灾事件、暴露、脆弱性三个要素综合的结果。暴露描述受灾害风险影响的承灾体范围和数量,脆弱性则描述承灾体在特定类型和强度的致灾事件作用下可能遭受的损失程度。因此,风险又可以表达为

$$风险(R) = 致灾事件(H) \times 暴露(E) \times 脆弱性(V) \tag{5.3}$$

需要注意的是,式(5.3)只是一个概念模型,并不是真正的数学公式。在风险分析中,通常会根据这一模型,构建指标体系,估算灾害风险指数,或基于这一模型,估算灾害风险的期望损失,这将在本章后续内容中讲述。

二、风险的类型

风险按照多种分类体系可划分成不同的类型。

按照致灾事件类别,可划分为地震风险、洪水风险、滑坡风险、旱灾风险等。

按照预期损失类型,可划分为直接损失风险(direct loss risk)和间接损失风险(indirect loss risk)。直接损失风险是指那些直接源于灾害的影响,如房屋被淹或地震中房屋的坍塌,大风对基础设施的破坏等;间接损失风险则是指由直接影响衍生的后果,如基础设施的功能损失(交通中断),商业中断造成的营业损失,旅游景点因灾关闭造成的损失等。

按照损失类别,还可以将风险划分为有形损失风险(tangible loss risk)和无形损失风险(intangible loss risk)。有形损失风险是指可以进行货币价值估算的可能损失,如农作物、建筑物、家畜和基础设施等;无形损失风险则是指不能被合理货币化的可能损失,如人员伤亡、文化遗产损失、环境质量下降和生物多样性下降等。

另外,可以按照遭受风险的主体类型,将风险划分为个体风险(private/individual loss risk)和集体(公共)风险(public loss risk)。个体风险是指风险的承受主体是个人或局部,如个人、单独居民楼或特定商业部门;而集体风险则是指灾害造成的由整个社会承担的公共损失,如教育部门、政府机构、生命线系统、基础设施等。

需要注意的是,上述这些类型划分方式并不是相互独立的,例如,直接损失风险和间接损失风险都可能包含个人损失风险或公共损失风险,也可以都包含有形损失风险和无形损失风险。

另外,风险既可以定性地描述,也可以定量地表达,而这不仅与研究方法相关,还受研究数据制约。因此,按照定量化程度的差异,风险可以分为三类,即定性风险、半定量风险和定量风险。定量风险描述特定损失对应的概率,它是最理想的风险表述方式,但是也需要大量的前期知识和定量信息作为支撑。在实际应用中,定量风险一般对人口风险和经济风险分别进行描述。人口伤亡风险是指灾害对人员致死或致伤带来的损失,一般用不同发生概率的致灾事件对应的伤亡人数来表达。经济损失风险则是指因建筑物损毁和财产损失所导致的经济损失,常常以不同致灾事件对应的损失货币量进行表示。

三、人口伤亡风险

人口伤亡风险可以表述成个体风险或社会风险。个体风险是指居住于受灾地带的任何可确认的个体死亡或受伤的风险,或者生活方式遭受某一灾害影响的风险。表 5.1 给出了一个由不同原因导致的个体风险的例子。个体风险可以通过总体风险除以风险人口来计算。例如,如果一个人口一百万的地区每年洪水导致 5 人死亡,那么这个地区因洪灾死亡的个体风险为 5×10^{-6}。

表 5.1 个 体 风 险

原 因	概率/年	原 因	概率/年
所有原因(疾病)	1.19×10^{-2}	攀岩	8.00×10^{-3}
癌症	2.80×10^{-3}	独木舟	2.00×10^{-3}
道路交通事故	2.80×10^{-3}	悬挂式滑翔运动	1.50×10^{-3}
家庭事故	9.30×10^{-5}	摩托车	2.40×10^{-4}
火灾	1.50×10^{-5}	采矿	9.00×10^{-4}
溺亡	6.00×10^{-6}	消防	8.00×10^{-4}
冻死	8.00×10^{-6}	警察	2.00×10^{-4}
闪电击中	1.00×10^{-7}	办公室事故	4.50×10^{-6}

社会风险是指整个社会遭受较多死亡或受伤的风险,此时社会必须承担起灾害后果,而这种严重灾害所带来的后果往往不仅包括人员伤亡,还会造成金融、环境和其他损失。

社会风险通常表示为年超越概率曲线 $F-N$ 或年发生概率曲线 $f-N$(图 5.1)。$F-N$ 曲线是用死亡人数 N 和其超越概率 $F(N)$ 分别作为横坐标轴和纵坐标轴生成的曲线,并且实际中常常将具体数字转换为对数形式。$f-N$ 曲线则是用死亡人数 N 和其年发生概率 $f(N)$ 分别作为横坐标轴和纵坐标轴生成的曲线。

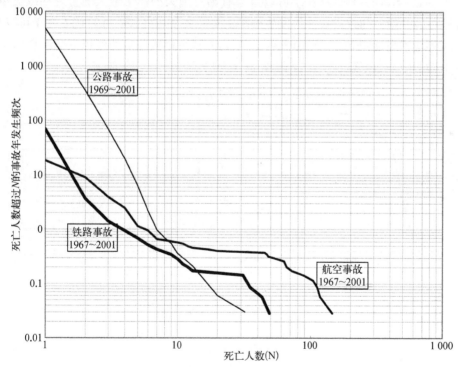

图 5.1 死亡人数和超越频率的 $F-N$ 曲线

资料来源:Evans,2003

$F(N)$ 表达的是超越概率,而 $F(N)$ 与 $F(N+1)$ 之间的差别即为死亡人数为 N 的事件的发生概率 $f(N)$。作为发生概率,$f(N)$ 是非负数,因此 $F(N+1) \leqslant F(N)$,$F-N$ 曲线不可能表现出递增特征,只能是递减或者扁平分布。$F-N$ 曲线越是靠近坐标系统下部,代表致死事件发生的概率越低,相应的系统越安全。$F(1)$的值表征至少死亡1人事件的频率,即为导致死亡事件发生的(总体)频率,它也是$F-N$曲线在纵坐标轴上的截距。

$F-N$曲线一般基于历史数据生成,包括致灾事件(洪水、滑坡等)的发生次数和相应的死亡人数。$F-N$曲线也可以应用于未来风险场景,并使用本章下面将要介绍的方法,生成不同强度事件对应的伤亡人数,进而生成$F-N$曲线显示未来人员死亡风险。该曲线可以在不同尺度的空间单元绘制,如国家、省份、市和城市,甚至是街镇或社区。$F-N$曲线的重要性在于它是设定社会对风险的可接受性和容忍度水平的基础,这将会在第六章《灾害风险评价与管理》中进一步讨论。

四、经济损失风险

经济损失风险有几种表达方式。可能最大损失(probable maximum losses,PML)是指在特定时段内可能出现的最大损失,常以百年一遇或千年一遇的灾害损失作为表征。基于此,风险可以表示成一条曲线,用以描绘所有可能场景下致灾事件重现期(或概率)及其对应的损失。这种曲线一般有两种表达方式(图5.2),一种为不同重现期下致灾事件对应的损失,见图5.2(a),其优点在于可以直观看出对损失的作用最大的重现期致灾事件。另一种则是表达损失与致灾事件年发生概率的对应关系,见图5.2(b),优点在于可以直接用于计算年均损失(average annual losses,AAL),这可通过计算曲线以下的面积得出(参见本章第四节中的"将风险曲线转换为年度风险")。

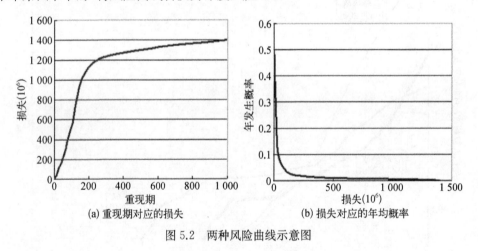

(a) 重现期对应的损失　　　　　　(b) 损失对应的年均概率

图5.2　两种风险曲线示意图

第二节　风险分析的概念框架与技术体系

一、风险分析的概念框架

风险分析是通过一定的技术手段和信息基础对由灾害引起的个人或群体、财产或者环境的风险进行评估。它是灾害风险科学的中心主题之一,是建立在灾害辨识、风险数据库、暴露和脆弱性等灾害要素基础上的综合分析,并且是灾害风险管理的基础。

在英文中,有三个词存在一定程度的重叠,即 risk analysis、risk evaluation 和 risk assessment,它们在中文中分别对应风险分析、风险评价和风险评估。其中,风险分析是本章表达的内涵,是基于定性或定量手段对灾害风险进行表达的过程和技术体系。而风险评价和风险评估都更多的是将风险分析的结果与风险管理实践相结合,这也是第六章的内容。

风险分析一般包含如下几个主要技术流程:范围界定、致灾事件识别、致灾事件强度及概率估算、承灾体的暴露及其脆弱性分析、灾害损失和风险估算。范围界定是指界定风险分析的时间跨度和空间范围,以及风险分析的对象和目标。致灾事件识别则是辨识界定的时空范围内可能发生的各类致灾事件。致灾事件危险性估算则是对致灾事件发生的不同强度、概率进行估算,因为致灾事件常常表现为空间差异,而发生概率则表现为时间依赖,所以致灾事件强度估算常常需要综合考虑时空尺度和时空差异。承灾体的暴露分析则是根据致灾事件发生的时空特征,辨识可能受到影响的承灾个人或群体、经济或环境要素等承灾体的类型和数量。脆弱性评价则是针对可能受灾的承灾体类型,分析其受不同强度致灾事件打击而致损的级别、比例或数量。灾害损失和风险估算则是综合上述过程,对不同强度致灾事件作用下承灾体可能遭受的损害进行最终的综合计算。除此之外,风险分析的一个重要前提是根据分析目标和界定的范围,收集足够的数据和信息。

当对致灾事件和承灾体的暴露、脆弱性有了足够的信息基础后,就可以定量地对某地一定时间段内的风险(R)进行分析,可以采取式(5.4):

$$R = P_T \times P_L \times A \times V \tag{5.4}$$

式中,P_T 是某地在特定时期内某种致灾事件发生的时间(年均)概率;P_L 是该地特定时期内某致灾事件发生的空间概率,描述致灾事件发生的空间差异;A 用来量化可能遭受影响的承灾体;V 是物理脆弱性,说明特定强度致灾事件作用下承灾体遭受损害的程度。这些风险分析的要素和相关内涵可以参见表 5.2。需要说明的是,承灾体有很多量化方式,而这种量化方式也决定了 R 的单位和表达。例如,承灾体和风险都可以用数值来表述,如建筑物数量(如可能受损的建筑物数量)、人口数量(如死亡、受伤和受影响的人口数量)、每千米网络中管道(破裂)数量等。承灾体和风险也可以用经济学术语来量化,以将这些损失用货币化的形式表达。

表 5.2　用于风险分析的术语和定义列表

词 语	定 义	公式及其参数解释
致灾事件（H）	可能导致伤亡、财产损失、经济中断或环境恶化的一种潜在的损害性自然事件。在特定时期和区域,这种事件具有一定的发生概率和强度	P_T 是某区域在特定时期内某一灾害发生的时间(如每年)概率; P_L 是某区域在特定时期内某一灾害发生的空间概率

（续表）

词　语	定　　义	公式及其参数解释
承灾体 （E）	人口、财产、经济活动和公共服务等可能遭受侵害的资产	E_S是某一特定类型承灾体（如两层的砖石结构房屋）
脆弱性 （V）	特定承灾体在一定强度致灾事件作用下遭受损害的程度，描述了承灾体对特定致灾事件的敏感性	V_S是物理脆弱性，说明了特定类型和强度致灾事件作用下的承灾体损害程度，常用一个从0（无损伤）到1（完全损害）的参数来表达
承灾体数量 （AE）	从数量（建筑、人口等）和货币价值（修复成本）等对承灾体的量化	AE_S是特定类型承灾体的量化（如建筑物的数量和价值等）
后　果 （C）	特定区域灾害造成的期望损失	C_S是特定类型与强度致灾事件作用下承灾体遭受的结果或期望损失，是V_S与AE_S的乘积
特定风险 （R_S）	在特定区域和时段，特定情景和重现期致灾事件造成的（各类）承灾体的期望损失	$R_S = P_T \times P_L \times C$
总风险 （R）	在特定时间和区域，由各种可能类型和强度（重现期）致灾事件与各种类型承灾体相互作用导致的损害性结果或损失的期望	$R \approx \Sigma(R_S) = \int (V_S \times AE_S)$

正如前述，这些风险要素都随空间和时间变化。承灾体类型和数量一般空间分布不均，并且不断随时间变化；其脆弱性同样具有空间差异，并且随时间发生变化。致灾事件发生的时间概率（P_T）也不仅依赖于分析时段，也表现出空间差异，例如，某年逾水平（重现期）洪灾有特定的空间影响范围，并且不同区域的同一年逾水平洪灾也具有显著差异。因此，上述风险分析公式中不仅包含致灾事件发生的时间概率（P_T），还包含其发生和影响的空间概率（P_L）。更多情况下，仅给空间概率一个二分值（1或0），表示某年逾水平致灾事件是否作用于一个区域。例如，对于50年一遇的水灾覆盖的区域，其空间概率设定为1，其余区域则设置为0。

灾害的强度因地而异（如水深），承灾体的暴露和脆弱性也因地而异。图5.3可以说明这个问题，它展现了一个河漫滩中包含两种建筑类型的3栋不同房屋（承灾体）的例子。该研究区的洪水淹没深度也可以通过洪水模型模拟得出，并且可以根据历史灾情信息，判断该洪水淹没情景的发生概率，图5.3中洪水为平均每10年1次，或年发生概率0.1，或重现期为10年。如在第四章中所谈论的，研究区的两种类型的房屋在同一洪灾水平下会有不同的脆弱性程度。另外，3栋房屋一般不仅类型不同，经济价值也不同，并且洪水风险评估不仅涉及建筑物自身价值，也包含建筑物内的室内财产价值。风险分析过程需要对这些要素分别进行量化和分析。

二、风险分析的技术体系

上面给出了风险分析的概念，实际上风险分析是复杂的，因为它往往涉及多灾种、多部门、多尺度、多利益相关方和多阶段。多灾害类型（常简称多灾种），是指同一个地区可能面临着不同类型灾害的威胁。在本章案例中，给出三种不同的灾害类型：滑坡、洪灾和

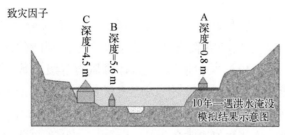

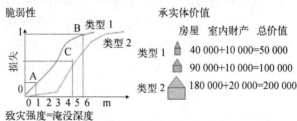

承实体		年发生概率	价值	脆弱性	特定风险
A		0.1	100 000	0.1	1 000
B		0.1	50 000	1	5 000
C		0.1	200 000	0.5	10 000
					16 000

图 5.3 洪水的淹没深度、承灾体的暴露和脆弱性示意图

地震灾害。每种类型灾害的影响区域一般是不同的,每一灾害类型也常有不同的灾害场景,并且对应不同的致灾事件强度指标,例如,洪灾中有水深和流速,地震则常用地表加速度和地壳位移来衡量。这些不同的致灾事件强度级别又会对各种承灾体产生不同的影响。因此,需要不同的脆弱性曲线描述致灾事件与后果之间的关系。另外,这些灾害场景发生的概率也不同。因此,在灾害风险分析的实际应用中,如评估风险对当前投资和预期投资的影响、灾害对不同群体的影响、不同群体对灾害的应对能力,都涉及多灾种,以便给风险评估一个综合的评估结果。

多部门是指灾害将影响不同类型的承灾体,计算灾害对不同经济部门的影响,区分农村和城镇承灾体所受的影响是非常重要的。在农村,灾害对农业的影响是重要的,还有对农村人口、交通、旅游、矿业及自然环境方面(保护区、森林、湿地等)的影响。在城镇,灾害风险分析更加复杂,并且需要综合考虑建筑类型、交通运输、通信网络、经济活动、居民生活、医疗和教育系统,以及居民的自我保护意识和应对能力。无论是农村还是城市,都需要评估目前土地利用状态下的风险,可能更重要的是评估未来土地利用规划对风险的影响。

多尺度是指风险分析可以在不同层次进行。根据风险分析的目标与尺度,可对国家、省级和地方等各级行政单元进行风险分析。多利益攸关方是指风险分析应当涉及相关利益参与者,包括个人、公司、组织和政府。

由于风险分析过程的信息和数据不同,风险分析技术体系可分为三大类:定性、半定量和定量风险分析(表 5.3)。定性风险分析主要依据专家的判断估计相关风险的等级。半定量风险分析依据一定评价标准和指标体系,计算风险等级指数(半定量风险等级)。两类方法用于灾害不能定量表达的情况,例如,已有灾害信息不足以定量估算致灾事件的发生概率,或不能评估可能损失的大小,或者脆弱性不能被定量表达。半定量方法一般运用风险指数来表示风险。这些数值通常介于 0~1 或 0~100,但并不直接表示预期损失,仅指示风险的相对大小。定量风险分析则运用概率或预期损失等定量概念表达风险。它们可以是确定性的,如考虑某一灾害情景下的期望损失,也可以是概率性的,如考虑所有可能场景的概率和可能损失。这种分析方法是基于充足的致灾事件和脆弱性信息,并依据致灾事件发生概率、承灾体受影响范围和承灾体脆弱性而产生的一套定量化的风险分析技术体系。

表 5.3   风险分析技术体系

类 别		原 则
定性分析		基于专家判断的相对风险等级,一般表达为风险等级,如高、中、低
半定量分析		基于指标体系,并按照一定标准进行排序和加权,一般称为风险指数(0~100,无量纲)
定量分析	可能最大损失	特定时段内可能出现的最大损失,如 100 年一遇,1 000 年一遇
	年均损失	很长一段时期(如 1 000 年)内预期损失的年平均值,是所有事件的发生概率和可能损失的加权总和
	超越损失曲线	表征不同超越概率事件(横轴)对应的可能损失(纵轴)

第三节   定性与半定量风险分析

一、定性风险分析

定性风险分析方法是以专家的经验为基础,并将研究区域的风险划分为相对高低水平,如高、较高、中、较低和低等风险等级。实际分析中,等级数量各不相同,但通常为 3 级或 5 级,并且需要以风险的实际意义为分类标准,例如,高风险区域应该需要实施工程性或非工程性风险控制措施,并且不能规划和建设更多基础设施。定性风险分析的风险等级划分(表 5.4)通常综合考虑了灾害发生的可能性和损失。该方法适用于基于 GIS 的空间分析,并且适用于国家或区域尺度,因为在这些尺度上变量的定量信息往往不足或者只能有一些描述指标。这种方法可以快速地评估一个地区的灾害风险等级,并且需要的时间较短,资金投入较低廉。

表 5.4 还可以用一个二维矩阵分别表达灾害发生的可能性等级和潜在损失等级,进而综合给出灾害风险的相对等级(图 5.4)。对于致灾事件发生的可能性,可以将其划分为

表 5.4 定性风险分析矩阵

可 能 性	后 果				
	巨大损失	大损失	中等损失	小损失	微小损失
几乎确定	VH	VH	H	H	M
非常可能	VH	H	H	M	L～M
可能	H	H	M	L～M	VL～L
不太可能	M～H	M	L～M	VL～L	VL
不可能	M～H	L～M	VL～L	VL	VL
确定不可能	VL	VL	VL	VL	VL

注：VH 为极高风险；H 为高风险；M 为中风险；L 为低风险；VL 为极低风险。

高、较高、中、较低和低等 5 个等级。并且这些等级可以对应一定的标准，如重现期，将高概率对应重现期小于 5 年的灾害，较高概率对应重现期为 5～10 年的灾害，中等概率对应重现期为 10～100 年的灾害，较低概率对应重现期为 100～500 年的灾害，低概率对应重现期为 500 年以上的灾害（表 5.5）。对于潜在损失，可以分门别类地进行评价，如人员受伤和死亡人数等级、基础设施受损程度等级、财产损失等级、商业中断等级，以及环境和经济系统受损的综合等级。

还可以使用指标形式进行定性风险分析，是定性和半定量相结合的分析方法。该过程对风险各要素尽可能精确、清晰地进行定性描述，但由于已

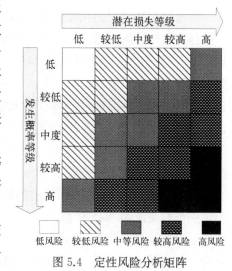

图 5.4 定性风险分析矩阵

有的信息并不足以对风险进行完全的定量化或半定量化表达，因此，尽可能多地定量描述这些要素只是为了充分利用这些已有信息，而最终的风险表达形式依然是定性的。一旦致灾事件的等级被评定，那么就可以分析其对建筑、基础设施（如铁路线、公路）等承灾体的可能影响，并由此得出风险等级（例如，极高、高、中、低和极低等风险等级）。

表 5.5 致灾事件的定性评估

得 分	描 述	年平均概率	致灾事件等级
＞100	事件可预计，可能由 5 年内的预期状况引发	＞0.2(＜5 年一遇)	极高(VH)
80～100	事件可能在 5～50 年发生	0.02～0.2(5～50 年一遇)	高(H)
60～80	事件可能在 50～500 年发生	0.002～0.02(50～500 年一遇)	中(M)
40～60	事件可能在 500～5 000 年发生	0.000 2～0.002(500～5 000 年一遇)	低(L)
＜40	事件可能由超过 5 000 年重现期的例外情况引发	＞0.000 2(＞5 000 年一遇)	极低(VL)

二、半定量风险分析

半定量方法与定性方法的主要区别在于其采用加权方式得到相对数值作为结果而非定性等级。半定量风险评估适用于以下情景：① 作为初步筛选过程识别危害和风险；② 当定性评价的风险水平不能满足需要时；③ 获得的定量数据比较有限。半定量方法认为许多因素对风险有影响，每个因素的得分用来评估其对灾害风险的加剧或降低程度，包括致灾事件危险性和损失或损害（结果）的加剧或降低程度。一系列致灾事件和损失变量用于分级与加权求和，于是得到以相对指标得分表达的风险值。最终的风险值可以按照风险的性质与意义进行分类和排序，这一点常与定性风险分析相类似。一般情况下，分别对生命损失和经济损失进行半定量风险分析。

半定量方法可以适用于广泛的区域尺度，但一套评价体系在应用于不同空间尺度时一般需要进行适当的调整。在全球或国家尺度，半定量分析方法常因为没有足够的数据而难以应用，在小尺度常因数据量足够而进行定量风险分析。相比较而言，半定量方法的最大优势在于中尺度的风险分析。目前，这种半定量风险分析方法可以在 GIS 中有效地使用空间多标准评估技术（SMCE），充分使用 GIS 技术在数据标准化、权重赋值和数据集成中的优势。基于空间多标准评估，有很多风险指标体系方法得以提出。

（一）空间多标准评估

空间多标准评估（SMCE）对脆弱性评估和灾害评估都是非常重要的方法。图 5.5 给出了一个有关使用 SMCE 技术体系对古巴进行滑坡风险分析的例子（Abella and Van Westen，2007）。该例中，分别对致灾事件和脆弱性构建评价指数，并将两方面的指数综合为一个风险指数结果。致灾事件指数是依据相关诱发因素和环境因素的指标得来的，其中，诱发因素包括地表加速度（地震）与降水量两个变量，环境因素包括坡度、地质稳定性和土地利用等三个变量。脆弱性指数是使用四组因素得出的，包括社会因素、经济因素、环境因素和物理因素。在筛选这些指标的过程中，最初有 43 个指标被列出，用于脆弱性评价，然而不是所有的信息都能获得到的。并且，很多指标之间存在高度相关性，影响评价的有效性。因此，最后选定了四组评价因素，并主要包含五个具体变量：人口（社会脆弱性指标）、产业（经济脆弱性指标）、环境保护区（环境脆弱性指标）、住房（物理脆弱性指标）和交通条件（物理脆弱性指标）。

这些指标一般基于行政区域多边形进行具体分析。各个指标首先根据其对致灾事件和脆弱性的影响进行标准化等预处理，然后通过直接赋权、成对比较和排序等方法获得权重，并经过加权综合得到最终的滑坡风险指数（Abella and Van Westen，2007）。这些结果可以进一步在行政区单元和自然地理单元内进行统计分析，以便为风险理解和管理提供更多的信息。

（二）风险指标体系

还有许多基于 SMCE 构建的风险指标体系，包括灾害风险指数（disaster risk index，

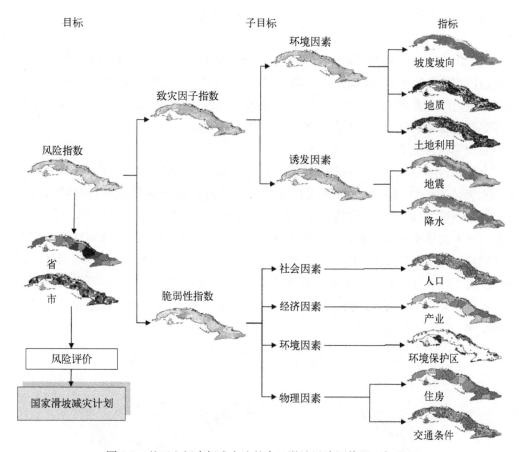

图 5.5　基于空间多标准方法的古巴滑坡风险评估原理与流程

资料来源：Abella and Van Westen，2007

DRI)、地震风险指数(seismic risk index，SRI)和全球风险热点项目(global hotspots project，GHP)等。

1. 灾害风险指数

灾害风险指数基于对一个国家物理暴露量及其相对脆弱性的衡量而构建。根据历史灾情数据(如 1980～2000 年的数据)，灾害风险指数可以计算每个国家因地震、热带气旋和洪灾等典型灾害的平均死亡人数和比例。平均死亡人数和比例可以作为人口死亡风险和脆弱性的表征，并且可以通过统计分析辨识出与死亡风险相关的社会经济环境变量，而这些变量或许可以表征一定的风险触发过程和机理。在灾害风险指数中，根据各个国家的物理暴露程度、相对脆弱性程度和风险程度，建立数据库和制图(Peduzzi et al.，2009)。

2. 地震风险指数

地震风险指数(seismic risk index，SRI)是城市地震风险的衡量指数，它由两个指数构成，分别是城市地震物理风险指数和城市地震环境风险指数。城市地震物理风险指数(也称硬指数)，通过具体指标变量来评价未来地震对城市造成的潜在损失；城市地震环境风险指数(软指数)则综合了地震致灾事件和环境脆弱性指标。SRI 指数通过加权的方式将城市地震物理风险指数和城市地震环境风险指数进行综合(Salgado-Gálvez et al.,2016)。

与 DRI 指数不同的是,SRI 指数可以在城市内部的不同层次(行政单元)进行,能够反映城市内部的风险差异,而 DRI 指数均是反映一个国家和地区的整体风险情况,以及国家和地区之间的差别。因此,SRI 指数可以在地方层面有更好的应用,当然这也要求在进行 SRI 指标体系构建过程中采集更加详尽的数据和信息。

3. 全球风险热点项目

全球风险热点项目(Global Hotspots Project,GHP)用半定量化的方法生成了一个全球灾害风险评估结果和一系列更加本地化与针对具体灾害的案例库(Dilley,2005)(图 5.6)。该项目涉及六类自然灾害,包括地震、火山、滑坡、洪水、干旱和飓风。它基于EM－DAT 数据库生成了基于历史灾情的全球脆弱性分布,并使用全球网格人口密度和全球网格国内生产总值(GDP)作为灾害暴露表征,综合评估了全球死亡风险和经济损失风险。由于该项目的最小评估单元是全球千米网格,因此评估结果不仅可以反映国家之间的风险差异,还可以表达国家内部风险的空间差异,这对于识别全球风险热点地区更加有效。

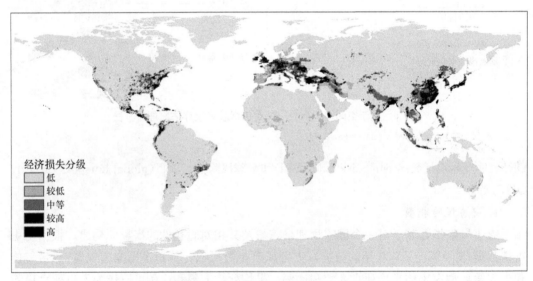

图 5.6　全球风险热点项目的示例图

第四节　定量风险分析

定量风险分析,也称为概率风险分析,是基于致灾事件的强度和发生概率,以及承灾体的数量、分布和脆弱性等信息,对某地一定时间段内可能遭受的灾害损失风险进行定量分析和表达的技术体系。具体应用中,一般会借助本章第二节中的式(5.3),分别对一定强度场景下致灾事件概率(时间概率和空间概率)、承灾体数量和承灾体脆弱性进行表达,并最终将致灾事件的发生概率与其对承灾体造成的可能结果(承灾体数量与脆弱性的综合)相结合,给出给定强度场景下的损失及其可能性。然后,将许多不同灾害场景的结果与对应的发生概率绘制于一张图表中,并形成风险曲线,再由风险曲线求得(年均)平均灾害风险。

当一个地区可能被多灾种影响时,可以分别对每个灾种进行风险分析。只要将风险都标准化为年均风险,就有可能对多灾种进行风险评估,并且综合使用风险曲线作为多灾种灾害风险管理的基础。本节将以洪灾、滑坡和地震灾害的风险分析为例,介绍定量风险评估的技术流程。

一、洪水风险

图 5.7 为计算建筑物所受洪灾风险的一个例子。这里,考虑基于水文/水力模型求得的三种不同的淹没场景,每个场景对应不同的发生概率(2 年、10 年和 50 年)。在研究区域有两种不同类型的 3 个建筑物,根据过去的洪灾资料求得两类建筑物的脆弱性曲线。通过图 5.7,可以看到,相对于类型 2 的建筑物,类型 1 的建筑物更加脆弱,这意味着在同样的水深条件下,类型 1 的建筑较类型 2 的建筑物将会遭到更严重的损害。

在三种淹没场景下,3 个建筑物具有不同的淹没深度,并且表现出不同的脆弱性特征,遭受的损失也自然不同。每个淹没场景下,各建筑物所遭受的可能损失可以通过淹没水深、建筑物(及室内财产)价值和脆弱性的综合而得出;那么在每个淹没场景下,所有建筑物的总损失也可以通过加和的方式求得;并且可以将每个场景对应的概率和可能损失用图示表达,从而得出风险曲线。这一过程可以用图 5.7 表达,风险分析由下列要素组成:

(1) RP,为洪水的重现期。

(2) P_a,为淹没场景发生的年均发生概率,即为重现期的倒数。

(3) A,为建筑物代表的价值,以货币表达,包括建筑物的自身价值和室内财产价值。

(4) V,为不同类型建筑物的脆弱性,用来描述淹没深度和损失率之间的对应关系,通过查找某种淹没场景下某一建筑物的淹没深度(图 5.7 上方的小表格),并将其与对应脆弱性曲线图相结合,即可知道其损失率。

(5) VA,为损失率与建筑物价值的乘积,即某一淹没深度下某一建筑物的损失(结果)。

(6) $\sum VA$,为每个洪灾场景下的总损失。

最后将每个场景下的总损失($\sum VA$)与对应的年均发生概率(P_a)绘制成散点图,则每个点对应一个洪灾场景,并且可以将代表所有洪灾场景的 3 个点连成线,就可以绘制一个简单的风险曲线,也称超越损失曲线(loss exceedance curve,LEC)。通过这条简化的超越损失曲线,还可以进一步求得年均总损失,或年均总风险,即为该曲线下方所代表的面积。

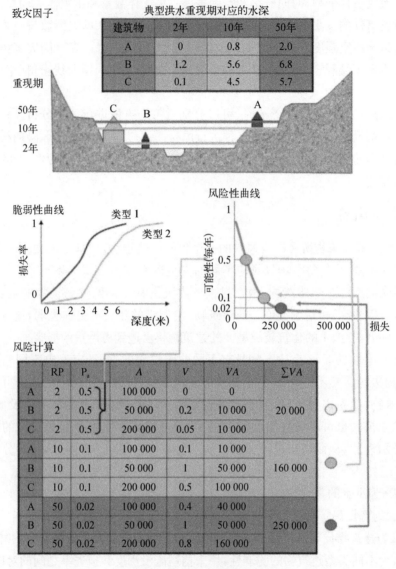

图 5.7　洪灾风险分析流程图

二、滑坡风险

上节讲述的洪灾风险分析的流程方法同样适用于其他灾害类型的风险分析,图 5.8 即为定量风险分析框架在滑坡风险分析中的应用。在该流程中,风险分析始于地下水深度(一个非常重要的滑坡触发因素)的模拟,一般通过将日降水量和土壤的相关参数输入坡面水文模型而得到。根据降水量的记录和坡面水文模型的模拟,可以得出一定重现期下的地下水位。在此基础上,将根据基于物理机制的边坡稳定模型,计算每个特定重现期地下水位值对应的边坡安全(稳定)系数。如此可以生成不同的滑坡情景,计算对应的滑坡体积,并可以进一步评估滑坡的距离、速率以及滑坡物质的深度。这些参数都

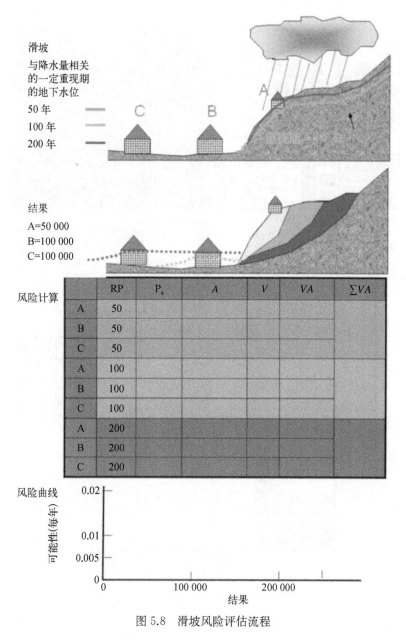

图 5.8　滑坡风险评估流程

可以表达特定重现期下（或年均发生概率）滑坡致灾事件强度，并可以用于滑坡灾害脆弱性和风险的估算。

三、地震风险

图 5.9 给出了一个针对地震情景的定量风险分析案例。右上部分的图展示了地震烈度区的划分。这里有三个区域，每个区域有着不同的地面加速度和地震烈度（修正麦卡里烈度）。左上部分的图将建筑物（承灾体）分为三个建筑类型。不同的建筑类型都能适用于一种脆弱性曲线。由建筑物分布图和地震烈度区划图可得到三个烈度分区的建筑分类

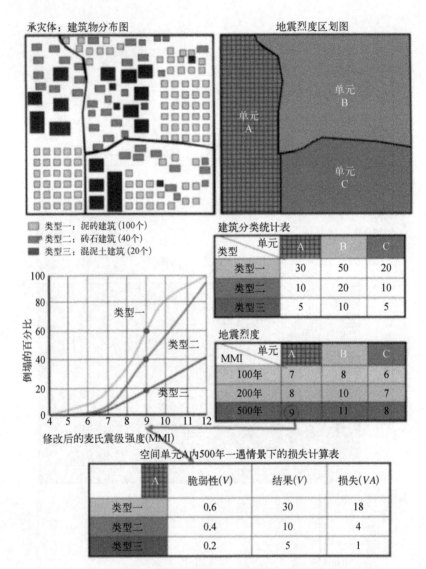

图 5.9　地震灾害风险的风险分析流程图

统计表。基于建筑分类统计表、地震烈度表和脆弱性曲线,可以估算各烈度区不同建筑物类型在某一地震情景(烈度和重现期)的脆弱性、承灾体数量(这里以建筑物数量表示)和损失。然后,损失可以分区或以情景汇总。最后,每个区域的损失以情景汇总。将每个情景的损失和年发生概率编制成图表,就可得到风险曲线。

四、将风险曲线转换为年度风险

一旦计算出某种致灾事件的风险曲线,就可以将这些信息转换为年平均损失(AAL),年均期望损失是相对长时间(如 1 000 年)的年度平均化损失。在计算中,AAL 是损失模型中所有随机事件损失和事件发生概率的总和。

AAL 为风险曲线下的区域总面积,其中 X 轴代表损失(货币代表价值),Y 轴代表某一事件不同强度情景下每年出现的概率。曲线中的点代表了与重现期相关的损失。

思考题

1. 为下列损失类型各举一个例子：
1) 由地震导致的有形的直接的个人损失。
2) 由野外大火导致的无形的、间接的公共损失。
3) 由农村地区洪灾导致的有形的间接损失。
4) 由飓风导致的无形的直接损失。

2. 人口风险估算：在从 A 点开往 B 点的路上由滚石导致死亡的风险是多大？

每年有 500 000 汽车在路上，每年有 100 起因滚石导致的道路交通事故，其中，1/10 的事故造成人员死亡，并且假设每辆车平均人数为 2 人。
1) 每年的死亡人数为多少？
2) 发生事故的个体风险为多少？
3) 死亡的个体风险为多少？
4) 社会风险为多少？

3. 计算 $F-N$ 曲线：根据历史统计数据（表 5.6），计算 1967～2001 年欧洲 3 种交通事故的 $F-N$ 曲线。3 种事件分别为公路、铁路和航空。按照以下步骤计算 $F-N$ 曲线。
1) 计算公路、铁路和航空等 3 种事故死亡总人数（死亡人数与对应发生次数的加权和），并计算各类事故的年均死亡数量（死亡总人数除以年份）。
2) 分别计算各类事故的累计数量，从表格的最下端（146 死亡）向上合计。
3) 分别计算各类事故每年的累计发生频率，即用年累计数量除以年份。
4) 用双对数的方式，对死亡人数（X 轴）和年累计频率（Y 轴）作散点图。
5) 对比 3 种事故的结果，得出：
① 各类事故的严重程度；
② 各类事故的发生频率。

表 5.6 1967～2001 年欧洲 3 种典型交通事故死亡人数统计表

	公路	铁路	航空									
开始年	1969	1967	1967									
结束年	2001	2001	2001									
数据历时	33	35	35									
单次事故死亡人数	发生频次			（按事故规模）年均死亡人数			累计事故频次			累计年均发生频次		
	公路	铁路	航空	公路	铁路	航空	公路	铁路	航空	公路	铁路	航空
1	151 722	2 284	330									
2	9 350	78	178									
3	1 612	16	50									

（续表）

单次事故死亡人数	发生频次			（按事故规模）年均死亡人数			累计事故频次			累计年均发生频次		
	公路	铁路	航空	公路	铁路	航空	公路	铁路	航空	公路	铁路	航空
4	443	9	46									
5	138	6	7									
6	39	3	10									
7	9	3	1									
8	5	0	2									
9	6	2	0									
10	5	2	1									
11	0	1	2									
12	0	1	1									
13	5	1	1									
17	0	0	1									
20	1	0	1									
31	0	2	0									
32	1	0	0									
35	0	1	0									
43	0	1	0									
45	0	0	1									
47	0	0	1									
48	0	0	1									
49	0	1	0									
55	0	0	1									
63	0	0	2									
66	0	0	1									
72	0	0	1									
88	0	0	1									
104	0	0	1									
112	0	0	1									
118	0	0	1									
146	0	0	1									

4. 风险计算

1）在图 5.3 的例子中，如果所有的建筑物都是类型 1，建筑物的年均风险是多少？

2）在图 5.3 的例子中，如果重现期为 25 年，建筑物的年均风险是多少？

3）在图 5.3 的例子中，如果重现期为 25 年，且房价每年涨 10%，10 年后建筑物的年均风险是多少？

参考文献

Abella E A C, Van Westen C J. 2007. Generation of a landslide risk index map for Cuba using spatial multi-criteria evaluation. Landslides, 4(4): 311 - 325.

Dilley M, Chen R S, Deichmann U, et al. 2005. Natural disaster hotspots: A global risk analysis. Washington DC: The World Bank.

Evans A W. 2003. Transport fatal accidents and FN-curves: 1967 - 2001. London: University College London, Centre for Transport Studies.

Peduzzi P, Dao H, Herold C, et al. 2009. Assessing global exposure and vulnerability towards natural hazards: The disaster risk index. Natural Hazards & Earth System Sciences, 9(4): 1149 - 1159.

Salgado-Gálvez M A, Zuloaga Romero D, Velásquez C A, et al. 2016. Urban seismic risk index for Medellín, Colombia, based on probabilistic loss and casualties estimations. Natural Hazards, 80(3): 1995 - 2021.

UNISDR. 2009. Terminology on DRR. https://www.unisdr.org/we/inform/terminology [2016 - 12 - 10].

第六章　灾害风险评价与管理

风险评价的目的是根据风险分析的结果做出决定,哪些风险需要处理,以及处理的优先级。风险管理旨在对风险进行评价的基础上,通过风险规避、风险降低、风险转移和风险保留等策略,做出针对不同等级风险的应对决策,采取工程和非工程性措施来避免、减轻或者转移由致灾事件造成的破坏与损失。在前几章关于致灾事件、承灾体与暴露、承灾体脆弱性,以及风险分析等相关内容的基础上,本章从风险评价与风险管理两个方面展开。

第一节　概　　述

一、风险管理

随着人类社会经济迅速发展,自然灾害造成的各种损失与日俱增。人们对灾害风险管理的认识也发生了很大转变。长期以来,灾害管理(disaster management)的工作重点是危机管理(crisis management),以"救灾"为主,强调灾后的救济和恢复,因此,灾害风险管理总是从"一个灾害走向另一个灾害",很少关注如何降低灾害风险。如何运用先进的科学技术和手段,加强灾害风险及防灾减灾行动宣传、教育与培训,做好灾前的预防和准备,特别是提高政策决策者对减灾措施,以及相关制度与政策的作用与价值的认知,关注重点逐渐从灾害响应与恢复向风险管理和降低灾害风险转变,成为目前风险管理战略的主导思想。

灾害风险管理是一个系统过程,主要以尚未爆发成为灾害的"风险"为对象,通过动用行政命令、机构组织、工作技能和能力来实施战略、政策等,以减轻由致灾事件带来的破坏与损失和可能发生的灾难性后果,包括灾前、灾中和灾后的各个阶段,侧重预防为主、标本兼治,从根源上避免或减少灾害的发生,是一种积极主动的全过程管理。灾害风险管理的目的是通过防灾、减灾和备灾活动和措施,来避免、减轻或者转移由致灾事件带来的不利影响(UNISDR,2009)。

一般而言,风险管理包括以下内容:① 要进行什么样的风险评估? ② 怎么才能减轻/降低不利事件的影响? ③ 怎么才能减小不利事件发生的可能性? ④ 在风险管理选项中,涉及什么平衡点? ⑤ 最好的选项是什么? 风险管理一般由以下四个部分构成: ① 风险因素识别(风险辨识),即在明确灾害风险管理对象和目标的基础上,找出形成灾害风险的来源,收集相关基础资料和数据,建立灾害管理数据库,并确定相关的方法理论和标准,为后续工作奠定基础;② 风险分析,主要包括致灾事件分析、暴露要素分析、脆弱性分析、建立灾损曲线以及风险的建模;③ 风险评价与决策,基于风险分析结果和风险评价标准,做出风险是否令人满意地得到管理,是否需要进一步进行处理的决策;④ 风险处理,根据风险评估的结果,选择并制定风险减缓的决策和措施,并对决策的可行性、科学性等进行评估,在确定决策的合理性后,进行决策的开展与实施,同时对决策实施过程进行监控和信息反馈。

二、综合风险与灾害管理

进入 21 世纪以来,一系列自然灾害的发生及其给人类生命和财产造成的巨大损失,使人们明显意识到,在现代科技和经济快速发展的当今社会,一方面,随着人类活动对自然界的干扰影响日益加大,各种潜在的和现实的灾害风险对人类的威胁正变得日益复杂和难以预料;另一方面,传统的、单一学科的灾害风险管理方式,再也无法有效应对人类面临的日益复杂的自然灾害风险,人们要有效地减轻和控制灾害风险,就必须在统一的风险管理框架下,强调各利益相关者共同参与,不但需要应用最先进的科学技术和信息手段,还要把自然科学和社会科学结合起来,采用更加综合的和多学科跨学科的方式来应对各种自然巨灾。

综合风险与灾害管理包括风险辨识、分析与评估,风险管理,灾害管理三大业务领域。风险辨识、分析与评估是前提和基础,为风险管理、灾害管理和风险与灾害管理融资提供数据、信息与知识。风险管理则主要是通过基于风险分析与评估进行的一系列投资、规划、保护等工程与非工程措施,降低灾害风险,以及通过风险融资(如保险、再保险等)进行风险转移。尽管可以通过有效的风险管理降低灾害风险,但仍难以避免灾害发生,因此,做好备灾、应灾与恢复重建是灾害管理的主要内容。

以上三项业务的运行,需要创建有力的内部与外部条件。一个国家和地区在风险管理中的组织、流程、战略、政策、法律法规、资源和程序等,对灾害及风险管理效果起到非常重要作用。同时,还需要多方利益相关者的交流和协作,如政府、社会团体、私营部门以及个人之间的沟通、交流与合作,需要精细的管理体制、运行机制和完善的法律体系相结合,并有效运行。并且与管理者的领导能力、计划、组织、沟通和控制能力密切相关。总之,有效的综合风险与灾害管理还需要法律与政策、组织与监管、资源与规划、能力以及公众参与和合作这五大核心要素相结合,以创建有利的内部与外部环境条件。

因此,综合风险与灾害管理是一种构架(framework),其功能是: ① 为提升风险管理中的合作效率提供保障;② 致力于组成一个对风险保持警觉的工作团队,营造有利于风险科学和技术创新的环境,并负责分担风险,同时确保相关行动的合法性,以保护公众利益、维护公共信任、确保恪尽职守;③ 针对不同部门和要求,指定一系列能实施或适应的风险管理业务。因此,基于灾害风险理论的综合自然灾害与风险管理是指人们对可能遇到的各种自然灾害风险进行识别、估计和评价,并在此基础上综合利用法律、行政、经济、技术、教育与工程手段,通过整合的组织和社会协作,通过全过程的事件管理,提升政府和社会灾害管理与防灾减灾的能力,有效地预防、响应、减轻各种自然灾害,从而保障公共利益以及人民的生命、财产安全,实现社会的正常运转和可持续发展。

第二节　风险管理框架

20 世纪末,随着风险理念在灾害管理中的不断深化和应用,一些国际组织和企业相继形成了各具特色的灾害风险管理框架,其中主流的管理框架包括 ISO 31000 风险管理框架,以及由国际风险管理理事会(International Risk Government Council,IRGC)、澳大利亚应急管理署(Emergency Management Australia,EMA)、联合国国际减灾战略(United Nation International Strategy for Disaster Reduction,UNISDR)等组织提出的风险管理框架。

一、ISO 31000 风险管理框架

2009 年,国际标准化组织(ISO)风险管理标准(ISO 31000)出台,提出了风险管理框架。该框架制定了风险管理通用的原则和实施指导准则,适用于任何公共、私有或社会企业、协会、团体和个人的整个生命过程风险管理,以及一系列更为广泛的领域的风险管理,诸如战略决策、运行、流程、功能、项目、产品、服务以及资产等。ISO 31000 标准提出了风险管理原则、框架和风险管理过程之间的关系。其中,风险管理原则主要包括:① 风险管理创造和保护价值原则;② 组织进程中不可或缺的组成部分;③ 支持决策;④ 明晰解决不确定问题;⑤ 具备系统性、结构化和及时性;⑥ 基于最可用的信息;⑦ 与组织外部和内部状况即风险状况相匹配;⑧ 考虑人文因素;⑨ 透明、包容,确保利益相关方适当、及时参与以及进行意见表达;⑩ 持续察觉和响应变化,具有动态、迭代和变化的特征;⑪通过战略制定和实施,实现组织的持续改进。在此基础上,将风险管理嵌入整个组织所有层次的管理框架内,这是确保风险管理有效性的重要因素。图 6.1 描述了风险管理框架的各个组成部分,以及它们之间的相互关系。

其中,指令和承诺是指风险管理的引入和确保持续有效的实施,需要组织管理者强有力的承诺,以及不同层次具有战略性的严格的计划。管理层应该做到:① 明确表达并认同风险管理政策方针;② 确定风险管理绩效指标,并与组织的绩效指标相符合;③ 确保风险管理的目标和战略与组织一致;④ 符合法律和法规;⑤ 明确管理责任,将责任适当地分配到各级组织;⑥ 确保为风险管理配置必要的资源;⑦ 向利益相关者传达风险管理的益处;⑧ 确保该框架持续保持适宜。

风险管理框架设计包括理解组织及其环境状况、建立风险管理政策、责任、融入组织的过程、资源、建立内部沟通和报告机制、建立外部沟通和报告机制七个方面的内容。① 理解组织及其环境状况是指在开始设计和实施风险管理框架前,评价和理解组织内外的状

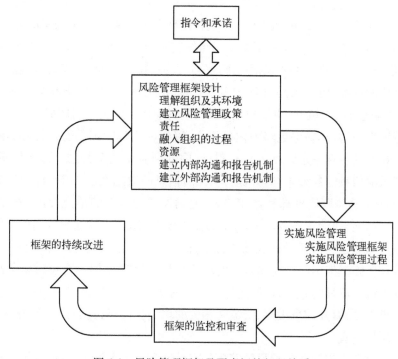

图 6.1　风险管理框架及要素间的相互关系

资料来源：ISO 31000,2009

况。其中,组织外部状况主要包括以下内容：国际、国内、区域与当地的社会和文化、政治、法律法规、财务、技术、经济、自然及竞争环境；影响组织目标的主要驱动因素及其发展趋势；与外部利益相关方的关系,以及他们的感受和价值观。组织内部状况主要包括以下内容：管理方法、组织结构、作用和责任；方针、目标以及为之制定的策略；对相关资源和知识的理解能力(如资本、时间、人员、流程、系统和技术)；信息系统、信息流以及决策过程(包括正式和非正式的)；内部利益相关者的关系及其感受和价值观；组织的文化；组织所采用的标准、指南和模型(如治理、角色、责任)；合同关系的形式和范围等。② 风险管理政策应该清楚阐明组织的风险管理目标和承诺,特别是组织管理风险的基本原理、组织目标和方针与风险管理方针的联系、风险管理的责任和职责、处理利益冲突的方式、提供有助于风险管理必要资源的承诺、风险管理绩效测量及结果报告的方法、承诺定期审查并改进风险管理政策和框架、风险管理政策适当的沟通交流以及对事件和环境变化做出响应的承诺。③ 责任是指确保组织具备风险管理的职责、权利和适当的能力,包括风险管理的实施和维护,并确保风险控制措施的充分性、有效性和效率。这可通过如下途径来实现：指定风险管理框架制定、实施和维护的责任人；指定风险应对、风险控制和报告风险信息的责任人；建立绩效评估、内部和外部报告体系,并对流程进行升级；确保适当的认可、奖励、考核和制裁等。④ 融入组织的过程是指风险管理应融入组织活动与业务流程中,使其保持相关性、有效且高效率。风险管理过程应成为组织过程中的一部分,而不是与其分离,特别是风险管理应融入政策制定、业务和战略规划,以及管理流程的变革中。组织应有一个涉及整个组织的风险管理计划,以确保风险管理政策的实施和风险管理融入组织的活动和业务流程中。⑤ 资源是指组织应制定切实可行的方法,为风险管理配置适当的、可供调配的资源。主要包括以下内容:人力、技能、经验和能力;风险管理过程中每个步骤需要的资源;用于风险管理的组织过程、方法和工具;信息和知识管理系统等。⑥ 建立内部沟通与报告机制,主要包括:对风险管理框架的关键组成部分,以及其后的任何修改进行适当的沟通;确保足够的内部报告,以保证风险管理的有效性;来源于风险管理过程中的相关信息在一定程度上可获得;向内部利益相关者咨询。这些机制应包括巩固组织内部风险信息的各种来源,并保持对风险信息的敏感性。⑦ 建立外部沟通与报告机制,主要包括:适当联络外部利益相关者,并确保进行有效的信息交流;外部报告遵守法律法规、监管和公司治理的要求;按法律规定披露信息;提供沟通和咨询的反馈与报告;在组织中通过沟通建立信任;发生危机或紧急状况时与利益相关者进行沟通。

风险管理实施框架中组织应做到:确定执行风险管理框架的合理时机与战略;适用于风险管理政策和流程的组织程序;遵守法律和法规的要求;决策目标的制定应与风险管理的应用效果一致;召开信息发布、交流和相关的培训会议;与利益相关者沟通,以确保风险管理框架保持适宜。

框架的监控和审查旨在确保风险管理的有效性和对组织的绩效提供持续支持。组织应建立绩效评估;定期衡量风险管理进展情况与风险管理计划的偏差程度;定期审查风险管理框架、政策、计划是否仍适用于组织的内部与外部环境;风险报告应包含风险描述、风险管理计划的进度和风险管理政策的遵循程度;审查风险管理框架的有效性。

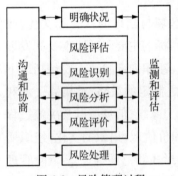

图 6.2　风险管理过程

资料来源:ISO 31000,2009

框架的持续改进是指根据审查结果,决定如何改善风险管理的框架、政策、计划。这些决策有助于风险管理和风险管理文化的改善,使组织得到提升。

在此基础上,该标准进一步阐述了风险管理过程(图 6.2)。

对 ISO 31000 风险管理框架的评述如下:该框架不是描述一个管理系统,只是对将风险管理整合到整个管理系统中进行协助。因此,组织应该根据自己的需求来确定框架的组成部分。同时,这一标准虽然提供了通用的指导准则,不局限于特定行业或部门,但也不建议所有组织实行统一的风险管理标准,风险管理的设计和实施取决于特定组织的不同需要以及组织特定的目标、范围、组织结构、产品、服务项目、业务流程和具体操作。

与 ISO 31000 相类似,EMA 和 UNISDR 的风险管理框架也得到广泛应用。

EMA 风险管理框架在风险管理流程上同样突出全程的沟通与监控两种行为,以确保达到有效的、动态的风险管理。强调风险各利益相关者共同参与管理的全过程,以使人们理解和支持管理通过的各项方案和措施,进而提高人们的风险和风险管理意识,确保充分考虑到各利益相关者的不同观点,并让所有参与者清楚自己的角色和责任。同时,基于风险的动态性特征,突出强调对风险系统的每个关键点建立持续的监控和反馈机制,以保证风险管理的有效性。风险管理周期中对每个环节有必要进行反复监控,特别是当一种新方法、一个新要求、一种新的管理理念和经验以及新的数据应用到管理系统中的时候。

　　UNISDR 风险管理框架同样侧重于通过"识别—分析评价—诊断—行动计划"的流程进行灾害风险管理,以提高应对灾害风险的恢复力,包含了提升风险意识、拓展知识、调整组织结构与制度政策框架、预警监测与预报、风险识别与影响评估、制定战略与实施措施等多方面的内容,行动计划更为详尽(图 6.3)。《2015—2030 年仙台减轻灾害风险框

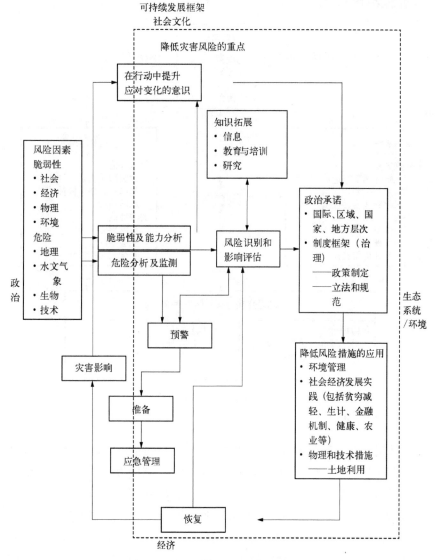

图 6.3　UNISDR 灾害风险管理框架

资料来源: Living with risk (UN 2004)

架》中又进一步提出了四个优先行动领域：第一，监测、评估与理解灾害风险，并分享这些信息，加深对风险形成的认识；第二，加强各相关机构和部门在灾害风险管理中的协调，让利益相关方充分切实参与各级决策过程；第三，加大降低灾害风险投入，提高各个领域和各个利益相关方抗灾能力；第四，加强多灾种预警系统、备灾、应急、恢复、安置和重建工作与能力提升。

二、IRGC 的风险管理框架

IRGC 认为风险评估是对未来灾害发生的可能性、危险性以及危害程度的不确定性进行评估。2005 年发表了《风险治理白皮书——面向一体化的解决方案》，提出了风险管理的综合分析框架（图 6.4）。

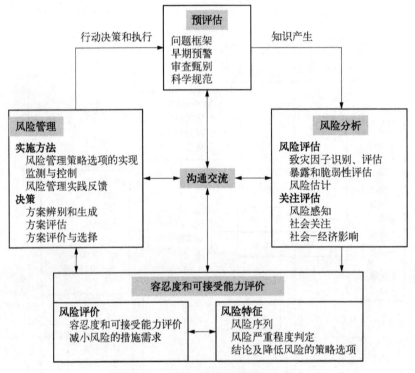

图 6.4　IRGC 的风险管理框架

资料来源：IRGC，2005

IRGC 的框架由五个部分组成。① 预评估：主要目的是对风险类别、风险产生的背景和早期出现的预警信号进行识别，为进一步解决各种实际问题提供相应的背景资料，以确定未来风险评估的策略和风险管理的重心。具体来说，这一阶段包括四个步骤：对风险架构进行分析，达成对风险的一致性共识；对各种风险早期信号进行监控和预警；对各种风险进行预筛选，将各种风险分配到预定的评估和管理通道上；对各种风险进行预先评估。② 风险分析：在对风险评估的基础上，向决策者提出需要面对哪些风险以及这些风险会带来的后果。风险评估包括致灾事件识别、暴露和脆弱性分析以及风险估计；在此基础上展开该风险的社会感知、社会关注分析以及对社会-经济系统可能带来的影响。③ 风险可容忍性和可接受性判断：旨在对风险特征描述的基础上，对各种风险的可容忍性(tolerability)和可接受性(acceptability)进行评价，并根据风险的可忍受性和可接受性判断而制定相应的风险管理决策。其中风险特征描述包括三个核心步骤：给出各种可能出现的风险序列；对可能出现的风险严重程度进行初步分析；得出结论以及选择降低风险方案。④ 风险管理。风险管理是为了实现特定的目标，设计和执行降低风险的各种措施，以决定是采取规避还是降低风险，是转移还是维持风险的管理策略。⑤ 沟通交流：让风险利益相关者了解所面对的风险，参与决策，从而充分理解风险管理的作用，在风险管理的过程中能相互信任。

　　对 IRGC 的风险管理框架评述如下：① IRGC 的风险管理框架在强调综合性风险管理的阶段性的同时，特别指出了风险沟通在风险管理整个过程中的重要作用，认为有效的风险沟通不仅可以使利益相关者和公众及时了解风险评估和风险管理阶段的结果与信息，而且风险沟通可以增强风险管理过程中相互冲突观点之间的可容忍性，使得风险评估和风险管理形成一种广泛的信任机制，为社会各界共同参与风险管理奠定基础。② IRGC 在风险分析与管理阶段之间增加了包括对风险特征进行描述和对人们容忍能力进行判断的扩展步骤，体现了大众、专家、风险管理机构之间沟通的必要性，强调风险认知的重要性。③ IRGC 认为风险管理的目标是用最小成本的投入，实现最大化的减灾效益。由于 IRGC 的风险管理是为了帮助人们在非常复杂和不确定的条件下做出决策的，因此在 IRGC 的风险管理框架中，除了标准的风险评估、管理和沟通，还充分考虑了风险管理实施过程中由现实的社会背景所带来的风险。

第三节　风　险　评　价

一、风险感知与可接受风险水平

(一) 基本概念

　　对于风险，可以从两个角度来理解：第一，现实角度。这是实际测量风险水平的反映，可以用可能的损失来表示(如伤亡人数、建筑、资金价值)；第二，社会文化角度，包括价值观和情感发挥作用时，一个特定的风险如何被认定。社会和公众根据他们各自不同的风险概念和映象对风险做出反应，这些映象在心理学或社会学上称为感知。风险感知是社会中的个人或组织对个人经历或与风险有关的信息进行加工、消化和评估的结果。一般可以分为可接受风险、可容忍风险和不可容忍风险。

　　可容忍风险是指尽管需要采取一些降低风险的措施，但由于所带来的收益而被视为是值得执行的活动。可接受风险是一个社会或一个社区在现有社会、经济、政治和环境条件下认为可以接受的潜在损失。在工程术语里，可接受风险也用作评估与确定工程性和非工程性措施，为的是根据法规或者已知致灾事件的发生概率和其他因素认可的"可接受做法"，将可能对人员、财产、服务体系和系统造成的危害减少到一个选定的可承受水平。不可容忍风险或不可接受风险，是指社会认为不可接受的风险，通常为发生概率较高或损失严重的风险。可接受风险为发生概率较低或损失较小的风险。可容忍风险介于两者之间（图 6.5）。在图 6.5 中，左下角区域Ⅰ为可接受风险，右上角区域Ⅲ是不可容忍风险，中间区域Ⅱ是可容忍风险。

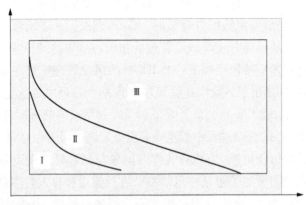

图 6.5　风险的红绿灯模型

资料来源：唐彦东，2011

（二）基本方法和原理

判断风险的可容忍性和可接受性分为两个部分：风险分析和风险评价。风险分析以证据为基础，确定风险的可容忍性和可接受性；而风险评价则以价值为基础，做出判断。

风险分析是利用可获得的信息，评价由致灾事件导致的对于个人或集体、财物或环境的风险。风险分析通常包括以下几个步骤：选择区域、危险（威胁）界定、所评估的致灾事件发生概率估算、风险要素脆弱性估算、后果辨析、风险估算。

人类行为主要受感知的影响。风险感知与个人、社区或者政府怎样感知/判断/评价风险以及对风险进行分级相关，具体主要受到以下因素的影响。

1）个人情况：例如，一个少年对悬挂式滑翔运动的风险感知远远低于一个中年人。

2）文化和宗教背景：文化背景扮演着非常重要的角色，它可以确定当人们遇到灾害事件时是否会认为是"上帝的行为"。

3）社会背景：住在棚户区的人对同一水平物体的风险感知可能远低于那些住在更发达地区的人们。

4）经济水平：一般情况下，经济水平越低，感知风险的水平就越低。

5）政治环境：人们的政治背景起着非常重要的作用。通常认为在应对风险时，中央集权政治体制背景下的国家比其他更注重个人行为和决策的国家更容易处理一些。

6）意识水平：为了感知风险，人们能意识到风险是很必要的。因此意识水平是非常重要的。

7) 媒体曝光：与此相关的就是媒体的曝光。如果一个特定的威胁有足够的媒体曝光度,那么风险的感知也将高一些。

8) 其他风险：人们在感知风险时往往会将风险之间相关联。风险与更常发的事件相关,例如,洪水的风险被视为比低频事件(如地震)有更大的问题。

风险评价是通过对风险重要性以及相应的社会、环境和经济后果的评估,将价值评估和判断融入决策过程的阶段,由此制订一系列风险管理可选方案。本质上评价的是关于风险的可容忍性和可接受性。

这可以针对一个社会整体或者一个确定的团体或者个体。风险评价基本方法有权衡利弊,验证风险对生活质量的潜在影响,讨论经济、社会发展的不同措施,权衡相互矛盾的观点和证据。表 6.1 给出了风险描述和风险评价的定义与指标。

表 6.1　可容忍性或可接受性判断

评估组成部分	定　义	指　标
	收集和总结所有的必要相关证据,对风险的可容忍性和可接受性做出明智的选择,以科学的角度提出处置风险的可能性方案	
	扩散、暴露和风险目标影响建模	暴露路径 目标的规范化特征
风险描述	风险概述	风险估计 置信期间 不确定性测量 致灾事件描述 合法范围的理解 风险感知 社会和经济影响
	判断风险的严重程度	与法律要求的一致性 风险-风险均衡 对公平的影响 公众的可接受程度
	结论和风险降低备选方案	建议： 可忍受风险水平 可接受风险水平 处置风险的备选方案
风险评价	应用社会价值和规范判断可容忍性和可接受性,确定风险降低措施的需求	技术选择 替代潜力 风险收益比较 政治优先权 补偿能力 冲突管理 社会动员能力

资料来源：唐彦东等,2016。

二、减灾措施的成本效益分析

成本效益分析是构架和实施有效的系统适应性应对措施与政策的公众辅助决策制定

工具(Jim and Chen，2009；Demuzere et al.，2014)。根据 UNISDR 概念框架，灾害风险降低措施必须放在可持续发展的大环境下，综合考虑社会经济、政治文化，以及环境因素等，需要从多种不同角度进行分析评价。

(一) 基本概念

根据与减灾措施有无直接关系，成本可以分为直接成本与外部成本(图 6.6)。直接成本是指与减灾措施直接相关的经济单位所承担的成本；外部成本是一种溢出效应，这种溢出效应影响社会中与减灾措施没有直接关系的利益相关者。直接成本包括不变成本和变动成本。其中，不变成本为初始的一次性的投资支出，发生在项目的开始阶段，不随着时间的变化而增加，如材料、设备和建设费用等；变动成本为项目建成后，随着时间变化而变化的成本，变动成本包括设备或基础设施的修理和维护费用以及工资等。

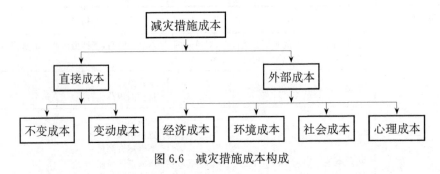

图 6.6   减灾措施成本构成

在灾害风险管理中收益主要是避免或减少的潜在损失。这里的损失包括灾害的市场影响和非市场影响，也可以说包括所有的直接损失和间接损失。因此，根据减灾措施收益来源，减灾措施收益包括：① 由减灾措施的采用所带来的灾害损失的减少，即直接收益；② 由减灾措施的采用带来的衍生收益，即间接收益。根据减灾措施收益的类型，减灾措施收益包括经济收益、社会收益和生态收益等。按照收益的周期性特征，可以分为短期收益和长期收益。按照减灾措施收益评估方法，可以分为市场价值和非市场价值。例如，在一个洪涝灾害控制项目中，收益可以是减少的潜在损失，也可能是一个由土地受到保护获取的更高收入。减少的损失可以是直接或间接的，也可以是货币的(有形的)或非货币的(无形的)形态。图 6.7(a)显示了虚线以下区域(深灰色区域)风险的原始状态。图 6.7(b)是由采取新的降低风险措施(如一个提升至 100 年一遇的洪水防御计划)形成的新的风险曲线，用实线表示。在图 6.7(b)中，新的风险由深灰色＋斜线区域表示。风险减少用浅灰色区域表示。只要浅灰色区域没有超过斜线区域就说明风险降低了。损失曲线转换程度及概率大小很大程度上取决于降低风险措施的类型。

有许多工具可以用于评估降低灾害风险的最佳方案，如成本收益分析(cost benefit analysis，CBA)、成本效用分析(cost effective analysis，CEA)、多标准分析(multi criteria analysis，MCE)等。CBA 是对减灾措施的成本及其引起的社会福利的变化进行分析，判断减灾的收益是否大于成本，从而确定减灾措施的可行性。根据福利经济学理论，在资源

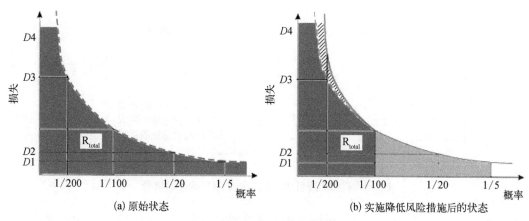

图 6.7　降低风险措施实施前后对比

稀缺的条件下,个人和社会总是追求福利最大化。减灾措施的实施就是社会资源重新配置的过程。其中,社会资源的投入可以看作成本,由减灾措施的实施带来的承灾体脆弱性的降低以及损失的减少即为减灾措施的收益。如果收益超过成本,那么这一方案就容易被人们采纳;相反,如果成本超过收益,这一方案就可能被拒绝。通常情况下,辅助公共决策的 CBA 主要从社会视角展开,常常被认为是经济分析,这种分析常常与减灾措施的财务分析相结合。财务分析与面向特定项目组织或目标群体措施的成本收益的比较见表 6.2。

表 6.2　经济评价与财务评价比较

财 务 评 价	经济(或社会)评价
① 通过市场实际支付价格来表达; ② 基于个人或公司的私人视角; ③ 集中于实际的财务负担	① 反映整个国民经济成本收益价值,包括对无形商品和服务的影响; ② 如果要设计灾害损失的计算模型以支持公共政策决策,那么比较适宜采用经济评估; ③ 生产要素(土地、资本、劳力)虚拟价格经济评估表明它们在国民经济中的稀缺性; ④ 将国民收入最大化; ⑤ 这些虚构的价格作为核算价格、经济价格、社会价格或影子价格; ⑥ 影子价格通常用于非熟练劳动力、消费品征税或补助、外汇以及利息等

对于经济评价和财务评价,无论是否采用降低灾害风险的措施,都会进行成本和收益评估。即使没有实施降低灾害风险措施项目,灾害风险带来的成本和收益也有其自身发展规律。图 6.8 展示了降低灾害风险措施的项目收益与成本的关系,其中,项目收益等于项目中的总收益减去非项目的收益,项目成本等于项目中的总成本减去非项目的成本。

与 CBA 相比,CEA 具有 CBA 的大部分特征,但不一定将收益或成本(通常是收益)进行货币化。CEA 的分析结果没有显示收益是否大于成本,而是显示出在同等收益水平下,哪种减灾措施成本最低。MCE 相对于 CBA,有多个判断标准,且不一定所有要素都货币化,通过 MCE,可以对不同减灾措施的选择进行排序。社会和环境问题日益突出,带来环境影响评估(environmental impact assessment,EIA)和社会影响评估(social impact

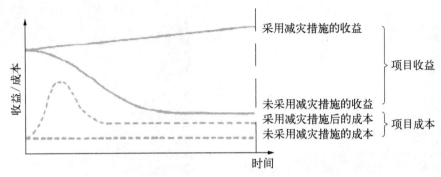

图 6.8　有和无降低灾害风险措施项目的收益情景

assessment，SIA）等工具的出现，运用这些工具得到的结果可以与 CBA 的结果相结合，开展减灾措施方案的评价。近年来，将 CBA 和其他决策支持方法相结合使用，是减灾措施方案评价方法的发展趋势。

（二）CBA 基本原则与步骤

CBA 作为一个公众决策辅助工具，包含一系列定义、成本收益比较等流程，以货币化的辅助方式对一项工程项目措施的成本和收益进行识别、测量和估价。

（1）基本原则

第一，有无对比分析。评价采取措施与没有采取措施两种情况下的效益情况，通过有无对比分析，将效益的差额作为减灾措施的收益，用来评价减灾措施可能避免的损失（收益）。需要注意的是，有无对比分析不同于前后比较，因为采用减灾措施前后的收益比较不能说明在灾害没有发生的情况下，经济变量随着时间变化所发生的变化，所以会对灾害影响的判断造成偏差。

第二，最优原则。在进行减灾措施成本收益分析时，通过多方案对比，选择最优方案进行技术经济评价。一般来讲，不采取任何减灾措施，保持现状不变也是一种方案，可以把现状作为评价其他可选方案的参照点，如果实施其他减灾措施在政治上存在障碍，或者预期收益小于预期成本，那么保持现状不变。

第三，社会角度。在整个社会的角度对成本和收益进行分析，即社会的收益大于成本时，项目才是合理的。这里强调的是整个社会的收益和成本，而不是单一的个人或企业。

第四，资金的时间价值。由于许多减灾措施的成本和收益发生时间周期较长，具有持续性，因此必须考虑时间因素的影响，即资金的时间价值。

（2）基本步骤

一般成本与收益分析包括以下步骤：① 确定项目边界，包括公共与私人边界、时间范围以及物理边界等；② 确定成本与收益的类型；③ 将成本与收益货币化，特别要注意通货膨胀的影响；④ 考虑时间因素，比较成本与收益；⑤ 计算盈利指标与决策标准；⑥ 敏感性分析；⑦ 做出决策意见。

（三）减灾措施成本评估方法

减灾措施直接成本主要包括设计初始投资成本（建造安装和土地成本）、设计额外成本（勘测、调查、设计与措施规划成本）、运营维护成本（人工费、材料费、能源费、景观维护设备费、构筑物维护费、控制措施和相关处理措施沉积物清扫费与垃圾清洁费等）以及生命周期成本等，但由于人工及材料的区域差异，这些成本体现出一定的区域差异性。在市场完全竞争的前提下，市场价格可以真实反映资源的稀缺性，可以选择市场价格成本加总的方法来考察成本。如果市场竞争不完全，则应使用影子价格。

减灾措施的经济、社会和环境的外部成本是一种溢出效应。例如，禁止进出某一危险区域的某一减灾措施，同时也限制了这一区域内经济和自然资源的开发和利用。有时候个别减灾措施的实施可能还存在一定的心理成本，如某一减灾措施需要大规模移民，居民离开熟悉的环境而造成心理上和情感上的创伤。外部成本十分重要，但难于计量和货币化。

减灾措施常见的可能成本包括：减灾措施的直接支出、由减灾措施规章制度的实施而增加的成本、无法利用减灾措施所在区域的经济资源、由减灾措施规章制度增加的商业成本以及转移支付的交易成本。

成本估算方法主要有成本法、专家判断法、演算/参数法等，本书不再逐一展开详述。

（四）减灾措施收益及评估方法

减灾措施收益是指针对某类致灾事件，由该减灾措施的实施而避免或减少的损失或潜在损失，包括经济损失、社会损失和环境损失。理论上，减灾措施收益通过比较有或无减灾措施的损失差别而得到，应该考虑到每个经济体的所有收益，包括措施的实施者如个人或政府的收益，也包括本地区的收益人口。

减灾措施的收益＝避免的灾害损失

＝未实施减灾措施时的损失－实施减灾措施时的损失

收益评估过程较为复杂，需要预测未来许多不确定因素，如致灾事件的严重程度、有无减灾措施时的损失水平等（图 6.9）。

有无减灾措施的灾害损失识别是估算减灾措施收益的出发点，需要综合考虑所有市场影响和非市场影响，包括所有的直接影响和间接影响。这些可能的影响包括人员伤亡、财产损失、基础设施破坏、营业中断、文化或历史遗产破坏、救灾费用以及心灵创伤等。从理论上分析，在成本收益分析过程中，所有的影响或损失都应该分为有或无减灾措施两种情况进行评估，并在可能的情况下进行货币化。在此基础上计算减灾措施的收益，净

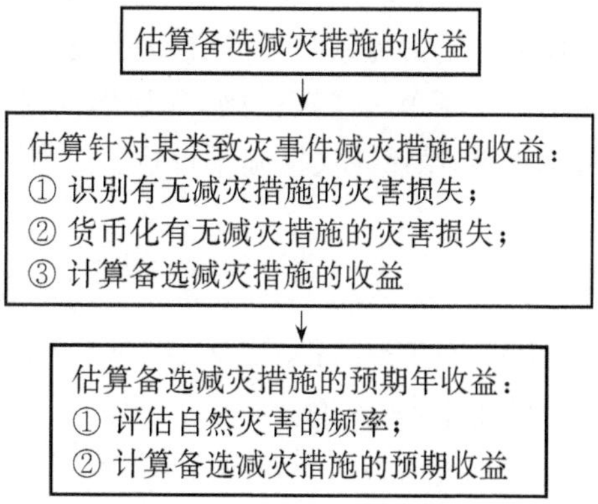

估算备选减灾措施的收益

估算针对某类致灾事件减灾措施的收益：
① 识别有无减灾措施的灾害损失；
② 货币化有无减灾措施的灾害损失；
③ 计算备选减灾措施的收益

估算备选减灾措施的预期年收益：
① 评估自然灾害的频率；
② 计算备选减灾措施的预期收益

图 6.9　减灾措施收益评估过程
资料来源：唐彦东等，2016

收益为未实施减灾措施时的损失减去实施减灾措施后的损失。

其中，物质资产的直接损失易于量化。通常用超越概率-损失曲线法、指标体系法、情景模拟分析法、遥感与 GIS 技术以及土地利用覆被/变化评价法。根据灾害风险评估理论，风险是灾害事件发生概率及其潜在损失的函数，包括致灾事件、暴露、脆弱性三个要素，因此灾害事件辨识、承灾体类型和数量特征及其脆弱性判断，是评估灾害损失的关键问题。在此基础上，基于情景模拟分析，通过建立超越概率-损失曲线，综合多种重现期的灾害损失来表示灾害风险损失更为合理。英国、荷兰、美国、澳大利亚、日本等国家基于高分辨率卫星图像以及洪灾损失数据，构建了商业、居住、工业、农业以及公路等不同土地利用类型的灾害脆弱性曲线，并在城市规划、保险等行业得到广泛应用。不同措施情景下的损失评估比较，可以用来评估减灾措施采用带来的收益。但这种评估方法比较适用于由减灾措施带来的短期直接收益评估以及中小尺度的研究区域。

而非市场影响的货币价值难以量化，如流行疾病、身心健康、社会影响等隐性损失具有长期性特点，难以量化和统计，并且一些减灾措施如雨水花园、下凹绿地等，还可以作为公园、市民休闲场所，部分还可以作为停车场、运动场等，因此还具有一定的景观价值、休闲娱乐价值、社会经济使用价值。因此，需要视不同情况采用不同方法，对于直接使用的社会经济价值评估，通常用收益还原法、市场比较法、重置成本法等市场价值评估方法。对于隐性损失及价值，可以采用恢复成本法（restoration cost method）、疾病成本法（cost of illness approach）、旅行成本法（travel cost approach，TCA）、条件价值法（contingent valuation method，CVM）等相应的非市场影响价值评估方法加以估算。如果一些灾害损失确实难以量化，则应该给出定性分析。

（五）计算盈利指标/决策标准

决策标准的制定常用的指标有净现值（net present value，NPV）、内部收益率（internal rate of return，IRR）、成本收益率（cost benefit ratio，CBR）、净效益投资比例（N/K ratio）等。

NPV 是一项由投资所产生的未来现金流的折现值与项目投资成本之间的差值，该指标不仅考虑了资金的时间价值，而且考察了项目在整个寿命周期内的全部现金流入和现金流出。对于单一减灾措施，如果净现值大于或等于零，则该减灾措施是可行的，如果净现值小于零，则该减灾措施不可行。一般计算公式为

$$\text{NPV} = \sum_{t=1}^{n} \frac{\text{NFC}(t)}{(1+k)^t} - I$$

式中，NPV 为净现值；NFC(t) 表示第 t 年的现金净流量；k 为折现率；I 表示初始投资额，n 是项目预计使用年限。

针对减灾措施的收益净现值评估，可以转化为如下形式：

$$\text{NPV} = \sum_{t=0}^{n} \frac{(I_t - C_t)}{(1+i_0)^t}$$

式中,NPV 为净现值;I_t 为第 t 年减少的灾害损失量,可以理解为由减灾投入所带来的收益;C_t 为第 t 年的成本或投入;i_0 为基准折现率;n 为减灾措施寿命年限。净现值计算示例见表 6.3。

表 6.3　净现值计算示例

年　　份	0	1	2	3
投资	500			
周期性成本		50	50	50
年收益		200	200	200
净收益或现金流	−500	150	150	150
10%折现率下的现值	−500	136	124	113
净现值	−25			

IRR 是指使得项目流入资金的现值总额与流出资金的现值总额相等的利率。换言之,就是使得净现值 NPV 等于零时的折现率。内部收益率本身不受资本市场利息率的影响,完全取决于投资项目的现金流量,只能反映某一减灾措施值不值得投资,却并不能反映具体投资规模。

CBR 是与净现值等价的评价指标,经济意义为每一元成本所带来的收益为多少,公式如下:

$$成本收益比=收益的净现值/成本的净现值$$

通过比较不同减灾措施的成本收益比可以确定最有效率的减灾措施。如果成本收益比大于 1,说明预期的总收益的限制大于总成本的现值,那么该减灾措施是经济的;如果成本收益比小于 1,那么该项目投资是不经济的,因为总成本超过预期的收益,该减灾措施被拒绝。通过比较不同项目的成本收益比的大小可以确定最有效的方案。

相对于 CBR,N/K ratio 给出了更多连贯性的结果,最明显的区别在于投资成本与投资后的成本。N/K ratio 给出了在当前折扣率下,净收益与投资的当前价值的比例。净收益源于净增收益是正值的年份的净增收益,然而投资源于净增收益是负值的年份的增量净收益。表 6.4 展示了 CBA 决策标准。

表 6.4　CBA 决策标准

指　　标	决　　策	
	接　　受	拒　　绝
NPV	NPV>0	NPV<0
IRR	IRR>折扣率	IRR<折扣率
CBR	CBR>1	CBR<1
N/K ratio	N/K>1	N/K<1

(六)敏感性分析

敏感性分析(sensitive analysis)是指从众多不确定性因素中找出对投资项目收益有

重要影响的敏感性因素,并分析、测算其对项目经济效益指标的影响程度和敏感性程度,进而判断项目承受风险能力的一种不确定性分析方法。由于减灾措施的作用与寿命周期以及致灾事件的频率和强度等因素存在不确定性,因此,需要进一步计算出各种不确定因素对减灾措施、减灾效益的影响程度,即需要进行不确定性分析,从而为减灾措施决策提供更加准确的依据,这同时也有利于对未来可能出现的各种情况事先提出改进措施和实施中的控制手段。

敏感性分析主要包括以下几个步骤:

1) 确定用于敏感性分析的财务评价指标。通常采用内部收益率,必要时也可以选用净现值、减灾收益等其他经济指标。在具体选定评价指标时,应考虑分析的目的,显示的直观性、敏感性,以及计算的复杂程度。

2) 确定不确定性因素可能变动的范围。

3) 计算不确定因素变动时,评价指标的相应变动值。

4) 通过评价指标的变动情况,找出较为敏感的不确定性因素,做出进一步的分析。

根据涉及因素的多少,敏感性分析可以分为:单因素敏感性分析和多因素敏感性分析。单因素敏感性分析是敏感性分析最基本方法。进行单因素敏感性分析时,首先假设各因素之间相互独立,然后每次只考察当一项不确定性因素发生变化而其他不确定性因素保持不变时,减灾措施收益评价指标的变化情况。多因素敏感性分析是分析当两个或两个以上的不确定性因素同时发生变化时,对减灾措施收益评价指标的影响。由于评估过程中的参数或因素同时发生变化的情况非常普遍,因此多因素敏感性分析也具有很高的实用价值。多因素敏感性分析一般是在单因素敏感性分析的基础上进行的,且分析的基本原理与单因素敏感性分析大体相同,但需要注意的是,多因素敏感性分析须进一步假定同时变动的几个因素都是相互独立的,且各因素发生变化的概率相同。

专栏 6.1　农业产出对气象条件变化的敏感性影响分析

　　近年来,随着全球气候变化、各类极端天气气候事件频发,气象条件变化对我国国民经济产出的影响日益增大。为定量测出这种影响力究竟有多大,以及不同行业产出对气象条件变化的敏感性,本案例将气象因素作为一种影响经济增长的生产力投入要素引入到传统的 Cobb-Douglas 生产函数(C-D 生产函数)中,具体引入降水量、气温、降水量标准差和气温标准差等气象要素变量,度量其与资本、劳动投入等共同作用于经济行业产出的影响。拓展后的 C-D 函数如式(6.1)所示:

$$Q = AL^{\beta_L} \cdot K^{\beta_K} \cdot \overline{W}^{\beta_{\overline{W}}} \tag{6.1}$$

式中,β_L、β_K、$\beta_{\overline{W}}$ 为常数,分别表示经济产出 Q 相应于劳动 L、资本 K 和气象要素 $\overline{W}$ 对解释变量变化的敏感性系数。将模型两边取自然对数,得

$$\ln Q = \ln A + \beta_L \ln L + \beta_K \ln K + \beta_W \ln W + \varepsilon \qquad (6.2)$$

在此基础上,根据《中国统计年鉴》,收集以下信息:① 全国 31 个省*(自治区、直辖市)1984～2006 年农业、工业、建筑业、交通运输仓储和邮电通信业、批发零售和餐饮业、金融保险业、房地产业、社会服务业 8 个行业的国内生产总值(GDP),再将以 1984 年为基期的消费者价格指数(CPI)换算为真实值,从而别除物价影响因素。② 全国 31 个省(市、区)1984～2006 年上述 8 个行业的劳动力人口数 L。③ 全国 31 个省(市、区)1984～2006 年上述 8 个行业的固定资产投资 K。气象要素数据来自中国气象局国家基准、基本气象站 1971～2006 年共 720 个气象观测站。主要包括降水[1]、年平均降水的波动程度[2]、气温[3]、年平均气温的波动程度[4]。

通过 Stata 计量经济软件进行计算,分析气象条件变化对 31 个省份、8 个行业的经济产出的敏感性影响程度。以农业为例,得到农业产出对气象条件敏感性的边际影响方程:

$$GDP_t = 3.967 + 0.714\,K_t + 0.282\,L_t + 0.261\,RR_t -$$
$$0.291\,RD_t - 0.076\,TT_{30t} - 0.002\,TD_t \qquad (6.3)$$

结果表明,除逐年平均气温与 30 年平均气温差值 TT_{30} 没有通过显著性检验以外,降水变量类 RR 和 RD、年平均气温标准差 TD 均通过小于 10% 的显著性检验。这说明农业产出与降水和气温组合的气象条件变化密切相关。降水变量 RR 载荷系数绝对值较大且通过检验,说明我国农业对降水类气象条件变化的敏感性更强。降水变量通过了小于 1% 的显著性水平检验,表明降水量每增加 1%,我国农业经济产出将会提高约 0.26%。全国年平均降水量标准差 RD 和平均气温标准差 TD 越大,即降水和气温波动越大、分布越分散,农业经济产出越易减产,RD 和 TD 每增加 1%,农业产出将会分别减少 0.291% 和 0.002%。

资料来源:罗慧等,2010.

＊　因资料限制,不包含台湾、香港和澳门。

①　降水[用全国 31 个省(自治区、直辖市)1984～2006 年逐年的降水量 R 除以其行政面积后得到的每平方千米的平均降水量来表示,RR]。

②　年平均降水的波动程度[用全国 31 个省(自治区、直辖市)1984～2006 年逐年降水量的标准差来表示,RD]。

③　气温[用全国 31 个省(自治区、直辖市)1984～2006 年逐年平均气温 T 与该省 30 年(1991～2000 年)平均气温 T_{30} 的差值来描述,TT_{30}]。

④　年平均气温的波动程度[用全国 31 个省(自治区、直辖市)1984～2006 年逐年的年平均气温的标准差来表示,TD]。

(七) 提出政策建议

根据经济和财务视角的成本收益分析,提出明确的政策建议。如果经济和财务的成本收益分析结论一致,进一步对降低灾害风险措施项目收益率进行阐述,并做出一个清晰的结论。如果一个降低灾害风险措施项目在经济上不可行,但财务状况良好,该项目就可能因为经济得不到支持,但可能对于私人部门具有一定的吸引力。如果该项目在经济上可行,但财务上不可行,财务就可能成为该项目持续实施的一个风险,需要针对该问题,综合考虑不能被货币化的影响、假设、不确定性及认知差距等因素,提出相应的建议。

需要说明的是,成本收益分析结果只是减灾措施决策过程的标准之一,并不是唯一标准。

第四节 降低风险的措施

灾害风险不可消除,但可以通过规范人类活动的调控行为,增强适应能力,适度承受一定的风险。通常情况下,降低风险有以下策略:风险规避、风险降低、风险转移和风险保留。风险规避即不进行可能产生风险的活动来避免一定的风险;风险降低即通过降低致灾事件发生的概率或改变暴露要素的脆弱性来降低风险;风险转移是指采取一系列措施,通过改变灾害事件对个人或社区的财务影响而降低灾害风险;风险保留也就是要接受风险存在的现状,并通过预算以及专项账户等手段来积极应对。一般把减灾措施分为结构性措施和非结构性措施。

一、结构性措施

结构性措施是指对物理结构进行工程上的改造,改善建筑物耐震材料设计方法、技术施工方法,修建公共减灾工程,提高其应对能力,从而减轻致灾事件的影响。其中,常见的减灾工程建筑物包括大坝、洪水渠、排水沟、防护林和抗震器等。针对不同的灾害类型,常用的结构性措施也不同。如地震灾害主要是由工程结构物的破坏造成的,因此,加强工程结构物的抗震设防,提高现有工程结构的抗震能力是减轻地震灾害的重要措施之一,具体措施如房屋改造,使其抗震性能提高。

针对洪涝灾害,常用的结构性措施包括如下方面:① 修建水坝和水库,由于水库具有调节洪峰的作用,因此大坝和水库降低了下游区域洪涝灾害发生的可能性;② 修建暂时的或永久的蓄水池,用于控制暴雨径流,防止下游区域发生洪涝灾害和侵蚀;③ 修建防洪堤坝,保护生产生活区域免受洪涝困扰;④ 排水管道疏通及提高排水能力;⑤ 防洪建筑。

针对滑坡灾害,常用的结构性措施包括如下方面:① 在斜坡上修建挡土墙,防止山体移动;② 用铆钉或土钉加固山体;③ 修建地道,以保护交通运输线路;④ 边坡上修建排水系统;⑤ 坡地梯田化。

二、非结构性措施

怀特(White)被誉为当代美国自然灾害研究与管理之父,他是美国最早承认工程设计不是处理洪水灾害问题的唯一方法的学者。1942年,他研究发现,当时美国政府在处理洪水问题时不断地投入结构性减灾设施与经费,但洪水灾害损失并没有因此而大幅减少。1945年,他的另一个研究发现,政治与经济条件直接影响着工程防灾的有效性。1958年,美国政府逐渐接受了非结构性措施减灾的部分理念。1966年,美国众议院第465号文件首次正式提出了"非结构性措施"概念,进行了结构性措施和非结构性措施减灾相结合的尝试。

非结构性措施是指采用社会结构性方法增强防灾能力,以降低自然灾害损失,主要包括土地使用规划、都市更新计划、辖区减灾投资规模与比例调整、重要公共设施投资、重大开发方案脆弱性评估、保险、财政、处罚性税制、法规、灾害防救教育、应急预案、监测、预警系统、疏散计划和灾害风险地图等。简言之,非结构式减灾主要通过非工程和非技术层面的政策法规、规划和教育等途径来进行防灾与减灾,而不是硬体工程和技术,或者是指不涉及物理建筑的减灾措施和方法(表6.5)。

表6.5　常用非结构性减灾措施

非结构性措施	主要特征/行动
政策和规划	降低风险措施优先排序; 将降低风险的政策融入灾后重建; 将降低风险与发展计划和部门政策相融合,以实现可持续发展、消灭贫穷等目标
法律法规	制定法律法规及监管措施,特别是物质空间与城市规划以及土地利用规划中涉及的市政工程和特殊建筑物等相关的建筑准则等
组织结构	实施和协调机构; DRR地方职能部门; 民间团体,非政府组织,私营部门以及社区的参与
资源	资源调度和分配; 职员编制; 公私合作模式
研究	不同视角下风险及降低风险的研究项目; 国家、地区和国际的研究合作、科技研发
环境和自然资源管理	将降低风险目标与海岸带、湿地、流域管理等相结合
预防和应急计划	应急及救援行动计划; 工作计划的准备,以及救援团队培训
预警	监控和预测; 预警和分发
应急响应	灾情管理(有效响应); 涉及组织:群众保护和防御组织,志愿者网络,非政府组织
社会和经济发展实践	社会保障安全网络; DRR金融工具; 可持续生计战略

（续表）

非结构性措施	主要特征/行动
信息和沟通	信息及宣传节目和频道； 公共和私人信息系统； 灾害风险管理网络
教育和培训	所有教育层面的减灾教育政策； 行业培训； 传统知识宣传及使用
公共意识	公共意识政策及规划； 风险和意识交流的媒体介入

资料来源：UN 2004。

（1）土地利用规划

面向灾害风险的土地利用规划是重要的减灾措施。发达国家的经验表明，将自然灾害风险评估结果与土地利用政策和规划相结合，能使非工程的防灾减灾预防措施效益远高于工程性的防灾减灾措施。将灾害风险与土地利用、防灾规划相结合，通过土地利用规划分区，可以明确规定在特定的空间范围内土地利用的限制条件和最低标准，可以用于规范私营企业的活动。因此，面向灾害风险的土地利用规划虽然不能完全消除灾害，但能减小灾害影响范围，并使受灾的政府、社区、个人和企业都能承受灾害的负担。澳大利亚、新西兰和美国的研究表明，政府获取灾害的发生地点和特性等信息后进行地方土地利用综合规划，能够确保决策者、未来投资者以及社区的居民了解灾害危险区土地利用的各种限制；向社区指出最合理的土地利用模式，同时使社区危险地段避开密集开发使用项目，实现经济发展和减灾相结合的综合目的；同时，将土地利用规划公之于众，有助于教育公众，反过来教育促进了减灾行动的实施。

完善全面的可持续土地利用规划应该包含以下内容：① 致灾事件识别。区域的致灾事件规模、地点以及概率。② 灾害影响评价。灾害威胁人口状况、财产状况以及可能造成的破坏状况。③ 灾害损失评估。在特定地区特定时间内，量化可能的破坏、伤害和损失状况。④ 区域灾害承载力评价。为保持社区的未来发展，在不削弱环境的情况下，社会和经济长期施加给区域环境的最大负荷（人口×人均影响）。⑤ 城市化分析。建筑物和基础设施的高水平建筑技术反映了当地社会和环境系统的特征。⑥ 生态环境情景分析。评估支撑当地消费和发展所需的土地与水域。⑦ 可持续性指标的评估。例如，自然环境和社会环境的各类指标（如教育、经济、治安、卫生、政治、文化和人口迁移等），已经被许多地区如博尔德（Boulder）、西雅图（Seattle）、查塔努加（Chattanooga）和塔拉哈西（Tallahassee）列为评价和度量区域可持续的指标。⑧ 环境影响综述。常包括自然灾害对环境的影响分析。

在国家和区域层面的土地利用规划分区属于宏观分区尺度。宏观尺度通常从总体上构建农业用地、城市、工业与娱乐用地等现在和未来土地利用方式，以及指定区域的特定土地利用方式。宏观分区在降低风险方面用途广泛，因为易发生灾害的地区可以永久规划为农业用地或娱乐用地，尽可能减少城市或半城市化地区的人口密度。微观土地利用分区是对具体地块土地利用方式的安排,这是将自然灾害评估与土地利用规划相关联的基础工具。图 6.10 给出了瑞士将自然灾害地图应用于空间规划的案例,图 6.11 是一个用于地方土地利用分区的案例。

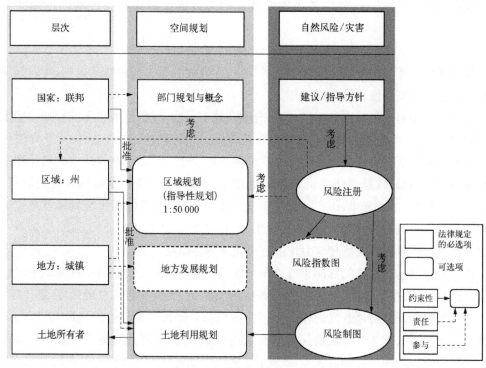

图 6.10　瑞士空间规划体系与自然灾害风险整合

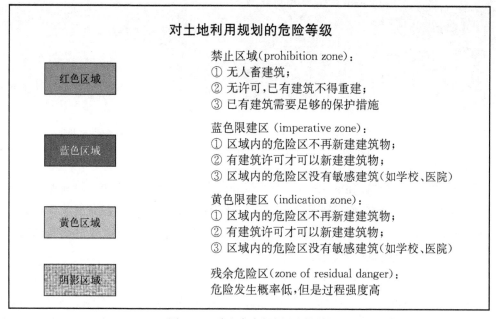

图 6.11　瑞士灾害规划地图图例

长期以来,土地利用规划与城市规划在中国被当作国民经济和社会发展计划的延续与手段,却忽视其环境学的原理与途径。近年来,随着气候变化与快速城市化的进展,在城市土地利用规划中,逐渐从制订建设区域规划方案,转到优先制订环境敏感区域的规划;从确定开发建设项目,转向各类脆弱资源的有效保护利用和关键基础设施的合理布局。

(2) 建筑规范和标准

建筑物的位置和质量决定灾害的人员伤亡,并直接关系灾害的财政损失,所以提高建筑物防灾性能是灾后恢复的关键工作。

建筑规范中有三种基本的标准分类,分别是施工标准、材料标准和测试标准。施工标准规定设计、建造或施工的方法,并说明普遍使用的设计程序、技术说明、计算方法和示范。材料标准规定材料或制成品的质量要求和物理特性。测试标准包括结构单元和系统的测试、耐久性测试以及消防测试。建筑规范和条例集中了与建筑结构有关的法律、规章、条令或其他的法定要求,规定了在建筑安全原则下,建筑结构和建筑材料可接受的最低标准,以及保持建筑环境内人居公共卫生、人身安全、财产安全的最低要求,以避免在由极端自然现象产生的严重物理应力情况下产生结构性崩塌。

修复和复原老建筑物的标准也可以作为提升现存建筑物安全性的一种辅助手段。如改装,通过改进现存建筑物,来保护建筑物(或里面的人)免受灾害事件的毁坏(如地震)。

对建筑物的开发与再开发的相关政策主要包括:公共事业单位的选址与设计、更新和改造、土地征用、永久疏散场地保留以及包括农业用地、公园及其他可以有效减缓灾害影响的开放空间利用与控制。图 6.12 展示了同一个地区在正常和洪涝时期的不同用途。

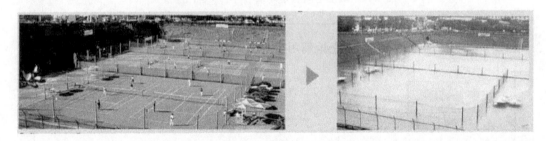

（a）平常时间：网球场　　　　　　　　　（b）洪涝时期：容积为 96 000 m³ 的调节池

图 6.12　同一地区在洪涝和非洪涝期间的不同用途

建筑许可是通过对拟建的工程评估、审核和批准,来确保开发商和建筑商遵守建筑规范,施工完成后还需要按规范要求检查,没有任何问题后,才能向开发商发放产权证。建筑许可制度不仅可以规范土地利用行为以及建筑结构等内容,还可以通过政府部门控制就业机会,进而影响区域发展模式。

(3) 降低社区灾害风险的组织架构

由于灾害发生的地方性,降低风险战略必须以社区为基础建立可持续发展计划,这能够降低脆弱性以及提高人们应对灾害的能力。社区灾害风险管理主要内容见专栏 6.2。

专栏 6.2　社区灾害风险管理

社区灾害风险管理（community-based disaster risk management，CBDRM）是针对有灾害风险的社区，积极展开灾害暴露要素评估、脆弱性以及应对能力分析的过程，这是制订降低灾害风险的行动、方案以及规划的基础。在灾害风险评估、规划和实施过程中，社区均应该参与进来（http：//www.adpc.net/PDR－SEA/publications/12Handbk.pdf）。

这意味着在灾害风险管理决策及执行过程中，人是核心。最脆弱的社会群体的参与在风险管理过程中被认为是最重要的，而最不脆弱群体对脆弱群体的支持对于社区减灾计划成功实施十分必要。

CBDRM 出现在 20 世纪 80 年代和 90 年代。在过去 20 余年，自上而下的途径不能很好地反映脆弱性社区的需求，地方的能力和资源常常被忽视。自上而下的措施反而出现增加社区脆弱性、降低生活质量以及社区安全性和恢复力的等问题。CBDRM 强调风险管理所有阶段的社区参与。

CBDRM 基于以下原则：

① CBDRM 致力于发现脆弱性的根本成因，转变导致不平等和不发达的社区结构；

② CBDRM 是一个发展途径。在发展实践中，社区参与降低灾害风险十分必要；

③ 任何降低灾害风险的努力必须建立在社区关于灾害、脆弱性以及降低灾害风险的知识和经验之上。在当地制订和执行降低风险计划中，识别本土风俗、文化和物质条件也非常重要；

④ CBDRM 需要利益相关者的高层次合作以及协调。例如，在政府职能部门间、非政府组织间、捐赠者间以及弱势群体间等；

⑤ CBDRM 拥护者和工作人员相信他们将人民的责任放在最重要的位置；

⑥ 这里需要为加强包容性、分权和授权保持努力。

CBDRM 的主要目标是将面临风险的社区转变成灾害适应性社区。CBDRM 的主要步骤如下：

① 与社区建立密切关系；

② 社区总体情况分析；

③ 社区风险评估；

④ 初步构建灾害风险降低计划；

⑤ 构建社区灾害响应组织；

⑥ 社区层面实施减灾措施管理；

⑦ 社区参与监测和评估。

CBDRM 致力于降低灾害风险、可持续发展和减少贫困,赋予人们权力和公平。由于 CBDRM 有助于避免灾害事件的负面影响,因此可作为可持续发展目标的一个组成部分。

在 CBDRM 步骤中,为促进其有效性以及可持续性,以下利益相关者是主要角色:

① 脆弱群体和个人;

② 社区中各种社会团体;

③ 外部机构,包括地方政府在内的政府部门、非政府组织、社会团体、媒体、捐赠者和联合国等。

(4) 保险

保险是一项重要的非工程性措施,对减轻国家财政负担、提高人们的防灾意识及灾后重建具有重要意义。在自然灾害袭击下,对于投保人(被保险人),通过保险合同,可以有效地转移风险,当灾害事件发生、造成损失后,可以迅速地恢复到遭受损失前的财务水平。保险公司通常从每年收取的保险费中赔付这些损失,而从再保险中获取保费亏损的补充。以美国为例,1973 年 12 月,为了加强国家洪水保险计划,国会通过了洪水灾害保护法令,规定任何社团只有参加了洪水保险,在既定的洪泛区征地或进行建设时才可能获得联邦或与联邦机构有关的资金援助。如果受灾者不参加保险或者其所在社团没有参加国家洪水保险计划,即使受害情况确定,也不能享受任何形式的联邦救济金或贷款。此法律促进了洪水保险项目的广泛推行,成为防洪减灾行为的核心。1986 年,我国淮河流域颍上县实行了洪水保险试点,主要保险对象是农作物,由于 1987 年、1988 年淮河没有发生特大洪水,南润段也没有行洪,因此试点期没有发生行洪赔偿,试点推行不下去。1991 年,江淮发生大水,尤其是 1998 年长江流域、松花江流域发生特大洪水之后,洪水保险再次成为关注焦点。洪水保险是分担洪水风险的一种方式,但目前在我国仍处于积极探索的阶段,还未全面推行。

保险是应对风险非常有效的方法,但并不是所有的风险都可以通过保险来有效化解。只有那些具有可保性的风险才可以使保险公司有效经营,一般满足以下条件:① 有大量同质的风险单位存在,也就是说某一风险必须是大量标的均有遭受损失的可能性,但实际上发生损失的标的是少数。只有这样,才能计算出合理的保险费率,让投保人付得起保费,同时保险人能建立起相应的赔付基金。② 风险必须是非投机的纯粹风险,即仅有损失机会而无获利可能的风险。一般情况下,那些既有损失的可能又有获利机会的投机性风险是不可保的。③ 风险损失是不确定的,但损失是可以进行概率预测的。④ 保险中大多数风险不能同时遭受损失,即要求单个风险相互独立,以满足大数法则统计假设。⑤ 保险费应是被保险人在经济上能承受的。⑥ 风险的模糊性、道德风险和逆向选择可以控制在一定程度内。满足以上条件,且保险公司可以有效经营的风险称为可保风险。

对于山林野火、冬季暴风雪、火山、龙卷风、闪电和冰雹等一些自然灾害,以购买保险来回避灾害风险是可行的,这些灾害事件有较大的不确定性,并且分布地域广泛,保险业愿意开展这些险种的业务。一般而言,滑坡因为风险较大而不单独列入私人保险的险种。在美国,在地震保险和纳入联邦保险计划的洪水保险项目中,滑坡作为次生灾害而被涵盖在这两类保险项目中。地震保险通常列入易灾地区建筑保险中,可以单独购买。在保险公司看来,洪水风险是不适合商品经营的险种,因为它既是人们不愿意选择的险种,同时保险公司又有较高的经营风险。1968 年,美国国会颁布了国家洪水保险计划,根据洪水保险项目,联邦政府为了确定易遭受洪水灾害的地区,以及洪水灾害的性质和范围,进行了各主要河流的水文研究。州和地方政府负责洪泛平原的区划并提出建设的最低标准,然后按照联邦政府的洪水保险政策和保险费率标准,由保险公司向这些区域出售洪水保险。

一般情况下,为帮助原保险人在其资金和风险之间达到平衡,通常通过再保险业务,使得风险从原保险公司转移到再保险公司。所谓再保险,是原保险人在原保险合同的基础上,通过签订分保合同将其所承保的部分风险和责任向其他保险人进行保险的行为。原保险合同是投保人与保险人之间所签订的协议,以保障被保险人的经济利益,这种合同承保的保险业务称为原保险或直接业务。当保险人承保的直接业务金额较大或风险较为集中时,就与其他保险人通过订立再保险合同确立分保关系,将过分集中的风险责任转移一部分出去,以保障原保险人的经济利益。目前针对巨灾而言,保险市场在其内在需求上存在着严重的供不应求的市场格局,主要是巨灾风险不断扩大导致市场巨灾保险供给不足。

(5) 预测、预报和预警

灾害预测、预报和预警是减少生命损失以及伤害的政府公共行为设计,能够促使相关组织单位及时有效地营救以及进行灾后恢复重建。

预测是对灾害事件的实时科学估计,是对灾害情况的总体警报。技术发展提高了短时灾害预报的可用性、可靠性以及准确性,特别是在热带风暴、森林火灾、强降雨、洪水、火山喷发、海啸和作物伤害(如冰冻、蝗灾以及干旱)等例子中。遥感技术在灾害预测预报中得到广泛应用。

灾害预警还包括其他附加信息,如对行动的建议。灾害预警通过特定的机构提供及时、有效的信息,使暴露在灾害风险中的个体可以采取行动避免或者降低他们面临的风险,并做出有效的反应。灾害预警系统包括以下内容:对灾害事件的理解;绘制灾害地图;监测和预报即将发生的事件;信息加工和传播,使得可以被政府当局和民众理解;为预警反应做出恰当的理解和及时的行动。灾害预警响应包括:① 信息发布。发布自然灾害救助预警信息,提前告知社会公众灾害风险;根据自然灾害的种类和特点,告知社会公众避险常识和技能;提示公众做好应急避险的自救互助物资准备和心理准备。② 转移人员和财产。及时开放可能的应急避难场所;有组织地开展避险转移,提前将暴雨内涝灾害的低洼地带、台风可能登陆的地带中住房结构差、抗灾能力弱、容易遭受自然灾害危害的老人、儿童及家庭等转移到安全地点。③ 通过加强灾害预警预报、密切监测灾情变化情况，加强减灾设施巡查，加强乡村、社区以及学校、医院、民政福利机构等公共场所的防灾抗灾能力。④ 各相关部门做好临时住所、衣被、食物等基本生活救助、伤病救助的准备。在理想状态下，预警需要为保证人身财产安全提供充足的应对灾害时间。但是在目前的知识背景下，保护财产需要努力和时间，对即将发生的灾害的预警最多只能给出及时保护生命以及部分最重要财产的时间。为了保证有效，预警必须有非常低的误报率。然而，对于破坏缓慢的灾害如干旱，动态评估或许才有效，因为食物储存以及交通运输基础设施（至少理论上）是逐步建立的过程。

预测/预报和预警可以分成五个步骤：① 技术预报（通过科学团体进行预报）；② 科学评估；③ 决策制定（警告或者不警告）；④ 沟通（例如，通过广播/视频信号/声音信号沟通）；⑤ 预警响应。

对于快速发生的现象，可能只有很少的时间来给公众发出信息，因此传播系统就必须非常快而且可靠，必须允许信息能直接到达群众中，这才能使人们更加信服，否则由于心理因素等，人们对预警信息的信任程度以及离开家的意愿可能会降低。为了提高预警水平和响应的有效性，需要在脆弱性群体间展开包括预警系统等资料的教育计划，争取使人们主动参与进来。

（6）制定降低灾害风险措施的评估标准

降低风险的策略及措施必须通过一系列标准（经济、技术、金融和环境标准等）来评估，以做出最理想选择。策略的最终选择是政治性的，并且最终取决于相对于经济增长、提高健康水平等其他社会目标，管理者对安全的重视程度（表 6.6）。

表 6.6　降低灾害风险措施选择的评估标准

标　准	与战略相关的问题
公平	那些导致灾害发生的人，为减轻灾害损失付出代价了吗？如果并不是人为原因造成的灾害，那么响应成本公平分配了吗
可持续	降低风险的措施是否有助于可持续发展
减缓贫困	降低风险的措施是否有助于减缓贫困
时效	该策略的有利影响是否可以即刻实现
影响力	该策略的实施是否会带来其他降低风险措施的行动
政府成本	该策略是否最划算？或者有没有其他更低成本的方式取得同样的效果
行政效率	是否易于管理？还是由于其管理困难或者缺乏专门知识而被忽视
效果的连续性	该策略的实施效果是持续的还是短期的
兼容性	该策略可以与其他可能被采取的措施兼容吗
司法权限	该层政府是否有合法权限实施该策略
经济影响	该策略的经济影响如何
环境影响	该策略的环境影响如何

（续表）

标　准	与战略相关的问题
灾害衍生	该策略自身是否会带来新的风险
减灾潜力	该策略可以阻止多大比例的灾害损失？可以实现安全目标吗
公众及压力群体反应	该策略的实施可能会有相反的反应吗
个体自由	该策略否认基本权利吗

思考题

1. 比较分析 ISO 31000 风险管理框架与 IRGC 风险管理框架的特点。

2. 以洪涝灾害为例，列举降低灾害风险常用的结构性措施与非结构性措施。

3. 以某一种低影响开发措施为例，构建其成本效益分析框架。

主要参考文献

罗慧,许小峰,章国材,等.2010.中国经济行业产出对气象条件变化的敏感性影响分析.自
　然资源学报,25(1)：112-120.

唐彦东,于汐.2016.灾害经济学(第二版).北京：清华大学出版社.

温家洪,Yan J P,王丛笑,等.2014.全球城市的灾难风险治理：一个我国迫切需要关注的
　问题//国家减灾委办公室,国家减灾委专家委员会.2014 年国家综合防灾减灾与可持续
　发展论坛文集.北京：中国社会出版社.

张鹏,李宁,吴吉东,等.2010.基于风险认知过程的综合风险分类方法研究.安全与环境学
　报,10(5)：221-226.

Besio M. 2001. Dalla carta del rischio al piano integrato della sostenibi lita del territorio.
　Urbanistica，1(1)：5-7.

Demuzere M，Orru K，Heidrich O，et al. 2014. Mitigating and adapting to climate
　change：Multi-functional and multi-scale assessment of green urban infrastructure.
　Journal of Environmental Management，146：107-115.

International Risk Governance Council. 2006. Risk governance towards an integrative.
　Switzerland.

IRGC. 2005. Risk Governance towards an integrative approach. http：//www.irgc.org/
　［2016-10-12］.

Jim C Y，Chen W Y. 2009. Ecosystem services and valuation of urban forests in China.
　Cities，26(4)：187-194.

Mileti D. 1999. Disasters by design：A reassessment of natural hazards in the United
　States. Washington：Joseph Henry Press.

Nations U. 2009. United Nation international strategy for disaster reduction termindogy on disaster risk reduction. Geneva，Switzerland.

2009. Risk Management – Principle and Guidelines：ISO 31000. Switzerland：International Standard.

UN/ISDR. 2004. Living with risk：A global review of disaster reduction initiatives. London：BioMed Central Ltd.

第七章　GIS 和遥感在灾害与风险管理中的应用

为了减少灾害损失,需要加强灾害与风险管理,开展致灾事件分析、承灾体制图、脆弱性分析和风险评估,这些工作都与空间信息紧密相关。致灾事件和风险评估的空间范围包括从全球到社区的多种尺度,对于基础数据、致灾事件、触发因素和承灾体要素,在不同尺度的风险分析中有不同的目标和空间数据要求。利用对地观测产品和 GIS 已成为灾害与风险管理的重要方法。

空间信息技术常用于数据存储、情景分析、建模和可视化。新的 GIS 算法和分析/建模技术使得致灾事件、脆弱性和风险分析取得了革命性的进步。致灾事件及其可能影响的范围、暴露在致灾事件中的承灾体及其脆弱性等灾害风险要素都具有空间属性,即它们具有一定的位置和范围。因此,可以将属性与地理位置或区域范围关联起来,建立描述致灾事件、暴露和脆弱性属性数据与空间位置的关联。遥感是自然灾害与风险管理领域应用最广泛的数据源,与空间数据集成和分析的主要工具 GIS 一样,已成为自然灾害风险分析与管理的重要技术方法。空间信息技术可同时考虑空间和时间问题,还可开发和充分探索新的方法。本章将重点介绍不同的空间数据类型,如何选择数据、数据获取渠道,以及空间数据如何用于风险分析。在此基础上,简要介绍遥感和 GIS 在灾害风险管理中的应用,并以参与式 GIS 为例,说明该方法在风险分析中的应用。

第一节　空间数据获取及空间数据源

一、空间数据类型

空间信息是与地理位置相关联的各种数据信息,可以方便地通过坐标(位置)进行调用、查询和统计分析。传统的地理数据主要是地图,现代常用的有卫星影像。灾害风险分析通常是基于计算机进行的,大部分工作需使用数字化数据,所需的数据类型也多种多样。当进行灾害损失评估或风险分析时,需要的数据包括:① 表格数据或者统计数据,如给定时间内的某种致灾事件或灾害发生的次数;② 专题数据,如人口、GDP、道路、河网、土地利用类型、数字高程模型(图 7.1);③ 基础地图;④ 模型模拟结果,如洪水淹没范围或者边坡不稳定性;⑤ 遥感影像,如航片和卫片。每类数据中又包含许多不同的数据类型,例如,含有经纬度或与行政区关联的表格数据,或者用图表表达的数据。建立数据之间的关联,并通过整合进行风险分析是一个挑战。有时候,许多地图和航片只有纸质的备份,为了使用这些数据,必须转化为数字格式。可以使用扫描或者数字化,再通过空间配准以供使用。

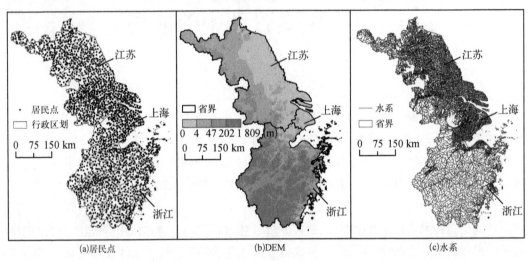

图 7.1　专题数据举例

二、风险分析所需数据及主要来源

为了明确风险分析所需数据,需要对自然灾害和风险理论有一定的认识。本节将重点关注在风险分析中所需的数据及其获取途径。同时,需要理解在分析不同的灾害时,为什么要选择不同的数据类型。图 7.2 是一个概念模型,不同的灾害类型,如地震、龙卷风,具有不同的空间、光谱和时间特征。

从空间尺度而言,致灾事件可以是本地的,其范围有限,如失稳的边坡;也可以是大范围的,如洪涝和旱灾;也可能是致灾事件的发生地点和出现损失的地方相距较远,如导致地震的断层延伸很长,因此,离震中很远的地方也可造成物理破坏和损失,溃坝可能导致遥远的下游大面积的洪灾。因此,选取数据需要考虑造成灾害风险和损失的影响因素的空间尺度,如大坝或者陡坡范围很小,而台风或者海啸的影响范围广大。因此,选取的数据需要反映这些尺度,同时还要把握细节信息,就遥感数据而言,观测范围的大小及细节的详尽程度,基本由遥感平台和传感器类型决定。

遥感对地表地物的光谱特征非常敏感,因此,不同的传感器适用于观测不同的地表物体。例如,近红外波段,常见于被动遥感传感器,适用于植被健康和水资源制图,与其他光谱波段结合,可以跟踪植被的健康状况,用于监测旱灾,或者进行洪水和水体表面的制图。在某些多云、多雾或者夜间的情况下,需要使用主动遥感如雷达,提供清晰的地表图像。

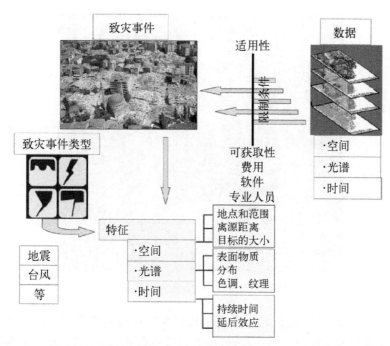

图 7.2　与致灾事件类型相关的空间数据需求概念模型

从时间分辨率来说,致灾事件可以是突然发生的且持续时间很短,如地震或泥石流;或者是突然发生的且持续时间较长,如溃坝导致持续性洪灾;也可能是有前兆的,如火山活动和台风。一些致灾事件,如地震,还存在连续性特点,强烈余震会在初次地震后再次发生。有些影响的产生有一定的时间滞后,如洪灾和地震后可能伴随某些疾病的暴发。

因此,在进行空间数据类型的需求分析时,需要充分了解灾害发生的时空特征。图7.2 解释了空间数据源具有空间、时间和光谱特征,这些都需要与致灾事件以及承灾体的特征相结合。例如,可能发生洪水的流域,需要使用遥感数据进行大范围的分析,同时,还需要有丰富细节的遥感数据,对建筑物和其他可能会被洪水淹没的承灾体进行制图。因此,需要结合不同的遥感数据源来同时满足覆盖范围和受淹细节两方面的需求(图 7.3)。

灾害监测、早期预警和风险评估工作中常用到的遥感数据类型主要包括可见光-近红外光学数据、热红外遥感数据和雷达数据。这些数据构成了减灾救灾中遥感技术信息支持的基础。

除了不同数据类型的适用性,还有些重要的限制条件需要考虑,如可获取性、费用、软件和专业人员。事实上,数据的适用性和可获取性有很大的区别。例如,风险分析常需要使用致灾事件的统计数据或者某个地区的人口普查数据,但实际上当前的数据常常无法获得。有些数据有所有权,意味着这些数据只能在公司或者组织的内部使用,不对外公开。一些国家出于对国防安全的考虑,会禁止销售或者出口本国领土的影像数据,或者故

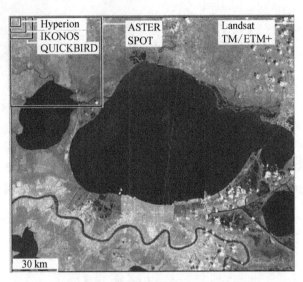

图 7.3   不同卫星传感器的地面覆盖范围

意降低数据质量,如美国对全球 SRTM 数字高程模型数据的处理,以及百度地图对地理坐标和地物位置的偏移处理。有些数据,如人口普查数据只有总数,缺少空间分布,限制了数据的可用性。对于遥感影像,还需要考虑地球同步卫星和极轨卫星的区别。同步卫星总是固定在同一研究区域的上空,对同一地区进行高频率的观测,如气象卫星。2016年投入运营的我国高分四号卫星,具有 36 000 km 静止轨道连续成像能力,空间分辨率为50 m,时间分辨率为分钟级。极轨卫星以 500~900 km 的离地高度飞行。这意味着影像的细节表现可以更好,如 GeoEye‑1 提供的数据可以精确到 50 cm,但是时间分辨率却为1 天甚至 1 个月。因此,如果想快速得到高分辨率数据,如灾害突然发生后的数据,有时还是难以保证的。同样,需要折中考虑数据的范围和细节(图 7.3),欧洲第二代静止轨道气象卫星(MSG)可以每 15 min 观测到非洲大部、欧洲和部分中东地区,GeoEye 却需要花3 天才可以且只能重复观测 15 km 的范围。

卫星数据以昂贵著称,特别是从一些商业卫星影像公司购买的产品(如 GeoEye 或者Digital Globe)。从一些政府部门获取数据(如欧洲太空总署的 ENVISAT、日本航天局的ALOS 或者加拿大太空总署的 RadarSat)都价格不菲。当然,数据需求问题正在好转。首先,地理数据已经被科学界、政府甚至个人广泛使用。全球定位系统(GPS)是一个很好的例子,因设备价格低廉,已经相当普及。同样,谷歌地球以及其他开放空间数据,大大扩展了风险评估的空间数据来源。

有些软件用于处理非常特定的数据类型(如雷达数据或者激光扫描数据),或者包含复杂的模型,所以比较昂贵。然而,对于基础的 GIS 和影像分析工具,有许多免费和价格低廉的软件包可以使用。

处理空间数据还需要一定的专业人员。尽管一些基本的操作和常规步骤较容易掌握,但是,包括数值建模等更高级的数据处理和综合,都需要更专业的人员,这一点并不总是具备的。

上述情况说明,即使充分了解灾害和风险的情形,也未必总能够获取合适的数据、适用的软件和专业的技术人员。因此,基于地理信息技术的风险评估需要更多的灵活性,必须加强数据共享,在遇到困难时找到解决方法。

风险分析需要大量的空间数据,许多数据集可以很方便地在网上搜索到,以下列举几个例子。

(一) 统计数据

位于比利时的灾后流行病研究中心(CRED)维护的紧急灾难数据库(EM‐DAT),核心数据包含了自 1900 年以来全球 22 000 多个大灾害事件的发生和影响数据,平均每年增加 700 条新的灾害记录,并且提供数据的免费下载服务(http://www.em-dat.net)。

如果需要获取以国家或者格网为单元的人口数据,可以登录哥伦比亚大学的全球人口数据库(http://sedac.ciesin.columbia.edu)。2015 年该数据库发布了空间分辨率为 1 km 的全球人口栅格数据。

许多致灾事件也有详细信息的数据库。在给定的时间和区域内,这些数据库可用于分析致灾事件发生的频率和强度。例如,地球物理事件可在美国国家海洋和大气管理局(NOAA)的国家地球物理数据中心(http://www.ngdc.noaa.gov/hazard/)找到,地震活动事件可查看美国地质勘探局(USGS)的地震灾害项目(http://neic.usgs.gov/neis/sopar/)。

(二) 免费或价格低廉的专题数据

有大量覆盖全球和区域的专题数据或影像数据可供下载和使用。

1. 联合国粮食和农业组织的 GeoNetwork

联合国粮食和农业组织(FAO)采集了许多有用的地理数据集。其中,在 GeoNetwork (http://www.fao.org/geonetwork/srv/en/main.home)可以搜索全球或者区域的数据,使用已有的地图或者创建自己的地图。可用的数据包括基础图层(如行政界线、道路、河流),专题图层(如保护区)或者背景图像(如 2000 年的世界森林分布)。也可尝试使用 AgroMetshell 模型的粮食产量预测软件,或者使用 FAO 动态网络地图服务(http://www.fao.org/gtos/atlas.html)。该服务融合了包含地图、电子表格、非结构化(文档)数据和元数据的多源数据,在线订制,生成所需地图。

2. 地理社区

地理社区(Geocommunity, http://data.geocomm.com/)是另一个获取世界数字地图的途径,利用它还可获得一些 DEM、地质和遥感影像数据。

3. 全球 DEM 数据

全球 DEM 主要有两个免费数据源,包括基于 2000 年美国航天飞机雷达地形测量(SRTM)的 DEM 数据和先进星载热辐射和反射辐射仪全球数字高程模型(ASTER

GDEM）。由于数据空间分辨率较高，下载时文件可能很大。

SRTM 数据来源于航天飞机雷达地形测量。一对雷达被安置在航天飞机上，提供了几乎覆盖全球的 30 m 分辨率的数据（http://www.jpl.nasa.gov/srtm/），但该数据在美国以外的地区被降低至 90 m 分辨率。通过上述网址进入无缝数据分发中心，可选择下载所需的特定区域的数据。

ASTER GDEM 是日本经济产业省（METI）与美国国家航空航天局（NASA）联合开发研制而成的，主要应用于全球对地观测系统（GEOSS）。数据可以从日本地球遥感数据分析中心（ERSDAC）和美国 NASA 的陆地过程分布式数据档案中心（LP DAAC）免费下载。该 DEM 的空间分辨率为 30 m。

4."众源"数据

一些机构已开展地理要素的协作制图，也称为"众源"制图。例如，开放街道地图（Open Street Map）是一个可编辑、免费的全世界地图，通过志愿者协作制图实现。它允许地球上任何地方的用户以协作的方式收集、查看、编辑和使用地理数据。"Sahana"和"虚拟灾害浏览器（Virtual Disaster Viewer）"是专门协调灾后救援的应用。Sahana 是印度洋海啸后开发出来的、基于网络的免费灾害管理系统。作为协作工具，旨在解决灾害发生后常见的协调问题。虚拟灾害浏览器是一个协调灾害影响和损失评估的众源工具，2010 年海地地震后的应用结果证明它非常有效。数以百计的地震和遥感专家在指定的受影响区域，通过比较分析地震发生前后的高分辨率卫星影像进行评估，灾后在谷歌地球上可立即实现，并为协作制图提供基础。协作制图应用在未来可能会成为一个非常重要的工具。

（三）免费或低廉的影像数据

有许多数据源提供影像数据。正如前文所说，获取全球尺度的卫星影像，要比细节丰富、空间尺度小的遥感数据（如航片）容易得多。许多卫星影像有数个波段，包含重要信息，如近红外波段可以有效识别植被信息。

1. 谷歌地球

浏览谷歌地球时，看到的图像往往是高空间分辨率、最新的遥感影像产品。但这些影像只能以栅格图片的形式显示，且不能更改其波段，或进行影像增强以及其他操作。但是，可以把许多有用的图层叠置在影像之上，建立自己的或者加载从其他渠道获得的 kml 文件；还可以叠置在 DEM 上面，进行三维可视化。使用谷歌地球专业版，就可以保存这些高精度的图片，之后便可以在 GIS 软件中把图片和其他空间地理数据整合到一起，这在风险制图中分析承灾体的暴露时非常有价值。还可用于对比不同时间的图像，监测其实时动态变化。

2. 先进星载热发射和反射辐射仪

先进星载热发射和反射辐射仪（ASTER）已成为广泛使用的遥感数据源之一。发射于 1999 年的 ASTER，传感器拥有 15 个波段，其中 4 个波段的分辨率为 15 m，6 个波段的分辨为60 m,另外5个波段为90 m,空间分辨率和光谱分辨率都较高,数据还可用于制作DEM。可以通过地球观测系统数据门户网站下载ASTER数据(http://edcimswww.cr.usgs.gov/pub/imswelcome/),也可在NASA或者NOAA的网站下载,免费注册,或者以游客身份搜索。需要注意的是,该平台有很多不同的数据产品可供使用,通过帮助文件可了解数据是如何产生的,以及它们的适用范围(http://asterweb.jpl.nasa.gov/)。更简单的方法是在USGS的全球可视化浏览器(GLOVIS)(http://glovis.usgs.gov/)上查找数据,它提供了更直观的地理空间概览。教育组织如高校可以申请免费数据(http://lpdaac.usgs.gov/aster/afd/index.php)。

3. 中尺度分辨率成像光谱仪

中尺度分辨率成像光谱仪(MODIS)传感器的分辨率中等,但可以记录高达36个波段的光谱信息。各波段分辨率并不相同,一些波段分辨率为250 m,一些波段为500 m,其余波段为1 000 m。MODIS的覆盖范围为2 230 km,因此,每日可提供广大区域的观测数据。数据详细信息见网址 http://modis—land.gsfc.nasa.gov 和 http://edcdaac.usgs.gov/modis/dataproducts.asp。数据免费,但是同ASTER一样,要留心选择不同的数据产品。由于MODIS包含的光谱信息记录了近红外和热红外波段,因此它对于热红外辐射非常敏感,如山火或者火山的电磁活动。夏威夷大学建立了一套自动系统,使用MODIS数据进行火山热点制图。

4. Landsat MSS/TM 数据

Landsat是历史久远、广为人知的卫星数据之一,从1972年起就开始提供地球表面的数据。最初,这些数据的分辨率为60 m,之后提高到30 m(热红外波段较低)。尽管一直扮演先锋角色,但也经历了一些挫折,例如,Landsat 6在1993年未能到达既定的轨道。Landsat 8于2013年2月11日发射升空,经过100天测试运行后开始获取影像。数据可以在GLOVIS工具搜索和下载,也可在网站上搜索正射校正的Landsat数据(http://www.landsat.org/ortho/index.htm)。还有两个网址可下载全球土地覆被产品(http://glcf.umiacs.umd.edu/index.shtml,或者 http://earthexplorer.usgs.gov)。该数据集包含地理坐标信息,可以直接导入GIS或者类似的软件。

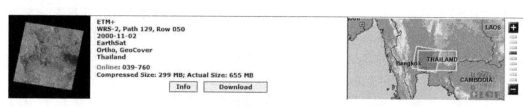

图 7.4　从马里兰大学全球土地覆盖研究机构下载 Landsat 数据

5. SPOT Vegetation

SPOT遥感卫星最初是由法国航天局发射的,现在由商业公司(Spot Imaging)运营。普通的影像很贵,但最新的SPOT卫星提供3个月以前的免费植被数据,可以从比利时的VITO网站(http://free.vgt.vito.be/)下载。空间分辨率与AVHRR的植被数据基本一致,在 1.1 km 左右。

6. 其他商业数据源

商业遥感数据的价格常常几千甚至上万美元,费用昂贵。一些著名的商业数据,如 IKONOS 或者快鸟(Quickbird)通常售价高昂,往往难以承受。但是,商业遥感数据的空间分辨率很高,GeoEye 分辨率率先达到 50 cm。目前,这些数据的分辨率已经可与很多航片媲美,而且数据已数字化,通常包括若干波段。

如果需要高精度的商业遥感数据,可以登录相关网址了解更多信息,GeoEye 的网址为 http://ImageSearch.geoeye.com,Ikonos,OrbView 数据,以及 Quickbird 数据可登录 www.eurimage.com/products/quickbird.html。

全球对地观测系统(EOS)的发展,以及中国高分辨对地观测系统工程的实施等,为自然灾害监测、预警、风险分析与评估提供了重要的空间信息与技术支撑。全球对地观测系统各种平台相互配合使用,能够实现对全球陆地、大气、海洋等的立体观测和动态监测。

专栏 7.1　地球观测系统

为了全面认识人类赖以生存的地球,美国联合欧洲和日本等,于 20 世纪 90 年代初开始实施庞大的"行星地球使命"(MTPE)计划。该计划旨在通过发射多颗卫星,组成严密的全球对地观测网,对地球环境进行长期而全面的观测,理解其变化规律,以便有的放矢地从根本上解决环境问题。这是人类首次把地球作为一个复杂的系统进行全面测量,其核心便是建造地球观测系统(EOS)。该系统以整个地球为对象,对陆地、海洋、大气层、冰以及生物之间的相互作用进行系统性的综合观测。此项计划旨在更好地了解地球,为有效而合理地利用、保护和管理人类的环境和自然资源提供重要依据。同时,在自然灾害监测、预报、预警、应急响应、损失评估,减轻自然灾害的影响和损失方面发挥重要作用。

EOS 系统主要有几个系列,如"土"系列、"水"系列、"气"系列、"测高(ALT)"系列、"水色"系列、"气溶胶"系列和"国家极轨环境卫星系统(NPOESS)"系列等。其中"土"和"水"是多功能综合卫星系列,"气"是大气化学卫星系列,"测高"是高度计卫星系列,"国家极轨环境卫星系统"是极轨气象卫星系列。

此外,还有其他一些卫星也纳入了 EOS 系统卫星发射计划。例如,1999 年和 2013 年分别发射的"陆地卫星"7 和 8,用于探测陆地资源和环境。1999 年 6 月 19 日发射的"快速散射计卫星"能全天候测量海洋上空的风速和风向。2002 年 3 月 1 日发射的"环境卫星"重点监测地球大气层的环境变化,获取有关全球变暖、臭氧层损耗及地球海洋、陆地、冰川、植被等的变化信息。截至 2015 年底,共有 18 颗卫星在轨运行(表 7.1),2020 年前将再发射 17 颗卫星。

表7.1　2015年仍在轨运行的EOS主要卫星一览表

卫星	发射日期	停止工作日期	机构	主要任务
TRMM	1997年11月27日	2015年4月9日	NASA/JAXA	监测和研究热带降水
Landsat 7	1999年4月15日	运行中	NASA	提供全球陆地表面影像
Terra	1999年12月18日	运行中	NASA	提供全球大气、陆地和海洋的状态数据
NMP/EO-1	2000年11月21日	运行中	NASA	展示改进地球观测的新技术和新策略
GRACE	2002年3月17日	运行中	NASA/DLR	观测地球重力场变化
Aqua	2002年5月4日	运行中	NASA	采集地球系统水的信息
SORCE	2003年1月25日	运行中	NASA	增进对太阳的了解
Aura	2004年7月15日	运行中	NASA	臭氧变化趋势、空气质量变化，及其与气候变化的联系
CloudSat	2006年4月28日	运行中	NASA	云图监测与预报
CALIPSO	2006年4月28日	运行中	NASA/CNES	增进理解气溶胶和云在调节地球气候中的作用
SMAP	2015年1月31日	运行中	NASA	观测表层土壤湿度和冻融状态
OCO-2	2014年7月2日	运行中	NASA	大气二氧化碳观测
Aquarius	2011年6月10日	2015年6月17日	NASA/CONAE	监测海洋表面盐度的时空变化
Landsat 8	2013年2月11日	运行中	NASA/USGS	提供全球陆地表面影像

专栏7.2　中国高分辨率对地观测系统

中国高分辨率对地观测系统工程是《国家中长期科学和技术发展规划纲要(2006—2020年)》确定的16个重大专项之一，旨在全面建设具备高空间分辨率、高时间分辨率、高光谱分辨率、高精度观测能力的自主、先进的对地观测系统，并与其他观测手段结合，形成具备时空协调、全天时、全天候、全球观测能力的稳定运行系统。同时，大力建设数据接收系统、数据处理系统、数据库、定标场等支撑数据应用的相关地面基础设施，支撑防灾减灾，国家安全，国土资源、农业资源、水资源、林业资源、海洋资源等监测与开发利用；水环境、大气环境和生态环境监测，宜居环境监测与营造，城市精细化管理与城乡一体化建设；地球系统科学研究、气象监测、地理测绘等重点领域的应用需求。积极支持行业应用成果和科研技术成果向地方转化，加速发展中国的空间信息产业。主要包括天基观测系统、临近空间观测系统、航空观测系统、数据中心系统和应用系统等建设(图7.5)。

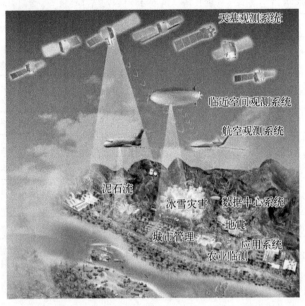

图 7.5   中国高分辨率对地观测系统的主要任务

资料来源:童旭东,2016

2013～2016 年,已研制、发射和投入使用了高分一号、二号、四号和三号等卫星。

高分一号卫星于 2013 年 4 月 26 日成功发射。高分一号卫星突破了中高空间分辨率、多光谱与宽覆盖相结合的光学遥感关键技术,配置了 2 台 2 m 全色/8 m 多光谱相机(组合幅宽优于 70 km)和 4 台 16 m 多光谱相机(组合幅宽优于 800 km),大幅提高了观测效率,为国际同类卫星观测幅宽的最高水平。该星数据已广泛应用于矿产资源调查与监测、土地利用动态监测、地质灾害监测、水环境与大气环境和生态环境监测、农作物长势监测与估产、城乡规划、水资源和林业资源调查、洪涝、滑坡、泥石流、干旱、地震等灾害防灾减灾等领域。

高分二号卫星于 2014 年 8 月 19 日成功发射。高分二号卫星是中国自主研制的首颗亚米级民用光学遥感卫星,配置了 2 台 1 m 分辨率全色/4 m 分辨率多光谱相机(实际分辨率达到 0.8 m/3.2 m,组合幅宽优于 45 km)。该星数据已广泛应用于地质解译、地质灾害调查、矿山开发监测、生态地质环境调查、土地利用监测与变更调查、风景名胜区管理、城乡建设管理、路网规划与灾害应急、航道环境监测、道路基础设施监测,森林资源、湿地、荒漠化、林业生态工程及森林灾害监测等领域。

高分四号卫星于 2015 年 12 月 29 日成功发射。高分四号卫星是中国首颗、目前世界上分辨率最高的地球同步轨道高分辨率对地观测卫星,配置了分辨率优于 50 m 的全色/多光谱相机(单景成像幅宽优于 500 km)和分辨率优于 400 m 的中波红外相机(单景成像幅宽优于 400 km)。该星数据可满足水体、堰塞湖、云系、林地、森林火点、气溶胶厚度等识别与变化信息提取对遥感数据质量的需求,为防灾减灾、气象、地震、林业、环保等领域提供有力支撑。

高分三号卫星于 2016 年 8 月 10 日成功发射。高分三号卫星是我国首颗分辨率达到 1 m 的 C 频段多极化合成孔径雷达(SAR)卫星。高分三号卫星可全天候、全天时监视监测全球海洋和陆地资源,通过左右姿态机动扩大观测范围、提升快速响应能力,将为国家海洋局、民政部、水利部、中国气象局等用户部门提供高质量和高精度的稳定观测数据,有力支撑海洋权益维护、灾害风险预警预报、水资源评价与管理、灾害天气和气候变化预测预报等应用。

第二节　GIS 在灾害与风险管理中的应用

一、GIS 概述

GIS 是在计算机硬件、软件系统支持下,对整个或部分地球表层(包括大气层)空间中的有关地理分布数据进行采集、储存、管理、运算、分析、显示和描述的技术系统。GIS 处理、管理的对象是多种地理空间实体数据及其关系,包括空间定位数据、图形数据、遥感图像数据、属性数据等,用于分析和处理一定地理区域内分布的各种现象和过程,解决复杂的规划、决策和管理问题。

GIS 将现实世界从自然环境转移到计算机环境,其作用不仅是真实环境的再现,更主要的是 GIS 能为各种分析提供决策支持。也就是说,GIS 实现了对空间数据的采集、编辑、存储、管理、分析和表达等加工处理,其目的是从中获得更加有用的地理信息和知识。这里"有用的地理信息和知识"可归纳为位置、条件、趋势、模型和模拟五个基本问题。GIS 的价值和作用就是通过地理对象的重建和空间分析工具,实现对这五个基本问题的求解。

为实现对上述问题的求解,GIS 首先要重建真实地理环境,而地理环境的重建需要获取各类空间数据(数据获取),这些数据必须准确可靠(数据编辑与处理),并按一定的结构进行组织和管理(空间数据库)。在此基础上,GIS 还必须提供各种求解工具(称为空间分析),以及对分析结果的表达(数据输出)。因此,GIS 应该具备以下基本功能:① 数据采集功能。数据采集是 G1S 的第一步,即通过各种数据采集设备如数字化仪、全站仪等获取现实世界的描述数据,并输入 GIS。② 数据编辑与处理。通过数据采集获取的数据称为原始数据,原始数据不可避免地含有误差。为保证数据在内容、逻辑、数值上的一致性和完整性,需要对数据进行编辑、格式转换、拼接等一系列的处理工作。GIS 提供了强大、交互式的编辑功能,包括图形编辑、数据变换、数据重构、拓扑建立、数据压缩、图形数据与属性数据的关联等内容。③ 数据存储、组织与管理功能。由于空间数据本身的特点,目前常用的 GIS 数据结构主要有矢量数据结构和栅格数据结构两种,数据的组织和管理则有文件-关系数据库混合管理模拟模式、全关系型数据管理模式、面向对象数据管理模式等。④ 空间查询与空间分析功能。GIS 除了提供数据库查询语言,如 SQL 语言,还支持空间查询。空间分析是比空间查询更深层次的应用,内容更加广泛,包括地形分析、土地适应性分析、网络分析、叠置分析、缓冲区分析、决策分析等。随着 GIS 应用范围的扩大,GIS 软件的空间分析功能将不断增加。⑤ 数据输出功能。通过图形、表格和统计图表显示空间数据及分析结果是 GIS 项目必需的。作为可视化工具,不论强调空间数据的位置还是分布模式,乃至分析结果的表达,图形是传递空间数据信息最有效的工具。

二、GIS 在风险分析与管理中的应用

(一) GIS 与风险分析

风险管理者首先需要系统地收集和管理有关风险要素、损失与风险管理项目的详细信息,并开展一系列的风险分析与评估,为风险决策提供信息与依据。例如,地震灾害风险管理需要地震风险分析提供决策所需的信息。地震风险分析包括对地震事件的分析,以及暴露和脆弱性分析。地震风险与位置密切相关。不同的地点,地震发生的概率不同;同时,地理位置也是决定地震烈度的关键因素;建筑、基础设施和人口的脆弱性也因区域不同而发生变化。在风险分析过程中,GIS 在致灾事件和脆弱性的空间特征分析与制图中有着重要的应用。

以地震灾害风险分析为例,GIS 与遥感、摄影测量和 GPS 一起,可用于识别地震事件。利用 GIS 工具分析遥感影像、航片和野外调查数据,以识别断层的位置。地震事件相关数据可方便存储在 GIS 数据库。历史事件可用点或面表示,强度、日期、震中等可作为属性数据。断层可用线表示,名称、长度、断层类型、角度等可作为属性数据。次生致灾事件数据集可通过 GIS 的"叠置"功能从已有数据中生成。例如,通过综合地表破坏程度,以及当地的地质、地表覆盖、降雨和坡度等图层分析,可评估地震灾区的山体滑坡事件。

可能造成重要影响和损失的关键设施如医院可用点来表示,床位数、联系方式等可作为属性信息,学校也可用点来表示,教师和学生人数、联系方式等作为属性信息。公共设施和交通系统可用线或网络加上详细的属性信息表示。人口可以和住宅以及行政区关联。

从致灾事件的重现期、地震风险微区划图到损失评估,GIS 制图应用广泛。建立 GIS 数据库后,通过查询可提取用于风险评估的信息。风险分析模型可嵌入 GIS 系统,通过前端的图形界面提供视图、查询和数据编辑。通常以确定性和概率分析方法进行风险分析。确定性分析可用于情景分析和假设分析。GIS 的前端可用地图显示事件和情景结果,如致灾事件、破坏和经济损失的分布和格局。概率分析可基于历史事件、遵循科学的原则,模拟未来致灾事件和损失及其不确定性。GIS 技术为分析结果的显示提供了强有力的工

具,允许用户直观地看见不同事件情景和影响的地理分布,允许用户进行快速的风险要素可视化分析。通过风险分析生成致灾事件、脆弱性、损失和风险图集,如图 7.6、图 7.7 所示。

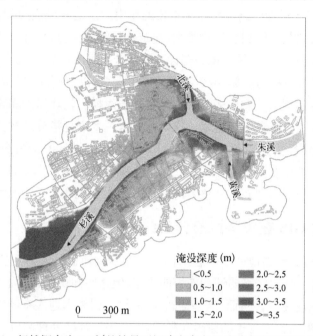

图 7.6　超越概率为 1.6% 的情景下福建省泰宁县城洪水淹没深度分布图

来源:李卫江等,2014

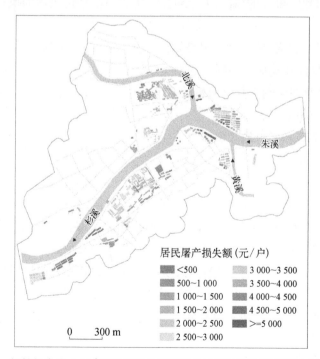

图 7.7　超越概率为 1.6% 情景下福建省泰宁县城居民室内财产损失额分布图

来源:李卫江等,2014

（二）GIS 与降低灾害风险

通过模拟致灾事件和风险情景，识别潜在的物理和社会损失，并努力通过提升韧性来降低风险，GIS 在减灾活动中将起到特别重要的作用。以地震风险为例，可创建描述住宅特征的 GIS 数据层，将建筑材料、结构类型、建筑年代等属性包含在内，并与地震断层线位置进行关联，以确定地震的建筑环境脆弱性。这些分析可为决策提供信息，如哪些建筑需要进一步加固以抵抗地震的破坏，或者要求更高的保费，以平衡地震造成的损失。

利用 GIS 可以实现风险和脆弱性的空间指数与建模。构建风险和脆弱性水平的空间指数是风险和脆弱性分析常用的技术。空间指数这一术语是指分配在已有的空间单元或地理区域的数字或定性数值。例如，使用 1~10，1 代表最低值，10 为最高值，将该范围数值分配到已有的空间单元，如省、市、县或一个地理区域，以代表由不同变量计算得出的脆弱和风险水平，并通过制图技术进行可视化表达，如用不同的色调表示不同的脆弱或风险等级。

三、参与式 GIS 在灾害风险分析的应用

采集当地的信息，与当地社区一起工作并学习本土知识是非常重要的。本地或原住民知识通常是理解一个地区脆弱性和能力的关键，但这些知识在地图上几乎不显示，可以转换为 GIS 格式的就更少。然而，这些信息至关重要，因为本地人有经历灾害最丰富的本地知识；他们了解当地灾害发生的原因和影响，以及当地社区处理和应对灾害的方式。这些信息对于土地利用规划、应急管理和灾害风险管理很重要。毕竟，降低灾害风险的目的在于减少人们面对致灾事件的风险，对于可持续灾害风险管理决策的执行，当地人的支持和合作也很重要。

本地人有大量的灾害、脆弱性和风险知识，这些本土知识包括：

1）历史致灾事件及其造成的损失的相关知识。

2）承灾体，以及如何确定其价值量的知识。

3）脆弱性因子的知识。

4）灾害应对策略和能力的知识。

5）通勤方式的知识。

社区风险评估通常由四个部分组成：① 致灾事件评估；② 脆弱性评估；③ 能力评估；④ 人们的风险感知。目前国际上已开发了许多基于社区的方法，帮助诊断和理解社区灾害风险。常采用的工具方法有研讨会、（半结构化）访谈、线路考察、焦点小组讨论、问题树分析、社区制图、问题和解决方案排序等。通过这些方法对信息综合加工后，可以进行全面评估，如能力和脆弱性评估（CVA），致灾事件、脆弱性和能力评估（HVCA），以及破坏、需求和能力评估（DNCA）。通过这些手段汇集的典型信息包括：

1）社区的灾害管理活动和实践分析。

2）社区风险的感知。

3）确定社区在减灾和减小损失方面的需求与期望。

4）备灾水平评估。

5）增强社区能力和手段，从而有效应对灾害以减少脆弱性的方法。

6）基于社区的灾害管理规划等。

CVA 是一种实用的诊断方法，其目的是帮助理解社区面对的风险属性和水平。风险来自哪里？受影响最严重的是什么？在不同层面有哪些资源可用于减少风险？哪些方面需要进一步加强？一些国际组织，如红十字会与红新月会国际联合会（IFRC）、乐施会（OXFAM）、亚洲备灾中心（ADPC）、国际行动援助组织（ActionAid International）等开发出许多工具包。不同方法的概述可访问网页（http://www.proventionconsortium.org/?pageid＝43）。

参与式 GIS（PGIS）对于采集本土知识、了解当地人对环境和灾害的感知是非常有用的工具，且有助于调研人员向地方当局展示并进行沟通。参与式 GIS 或参与式制图的方法非常适合结合当地知识，进行参与式的需求评估和问题分析理解，反馈和制定适合本地的灾害应对策略。

参与式 GIS 可用于：

1）获取受影响社区当地居民的目击信息，重建历史灾害事件。

2）获取社区承灾体的特征信息，相当数量的当地信息并未公开发布，只能在当地社区的帮助下在本地收集。

3）了解当地社区家庭频繁发生的灾害性事件，如洪水等的应对机制。

4）了解决定社区家庭脆弱性等级以及能力的因素。

5）评估当地社区建议的降低风险的措施。

6）可帮助调研人员与当地社区以及地方当局进行互动。

7）灾后损失制图等。

应该牢记，PGIS 是与当地人共同收集信息，并与他们进行互动，因为他们有不可或缺的降低风险的当地知识。

参与式制图方法使用的工具强调记录和展示空间相关信息。信息的格式可用于地理信息系统，且可更新，并可与其他利益相关者共享。利用高分辨率的航片或卫星影像，以及以此为基础生成的地图，当地人能够在这些含丰富细节的图像上清晰地辨认出自己的日常生活环境。其他技术还包括生成简单的 2-D 模型，甚至 3-D 模型，人们可根据地形等信息更好地识别各种要素特征。

移动 GIS 可直接收集空间信息，还可将下载到掌上电脑的高分辨率影像与实地收集到的属性信息关联。移动 GIS 最常用的工具有 ArcPad 等，ArcPad 是 ESRI 公司随 ArcGIS 组件一起设计推出的产品，它允许用户订制自己的接口，使用具有 GPS 定位功能的手持设备采集数据。这些数据的格式可直接应用在 ArcGIS 中。

参与式制图是一个非常重要的工具，其应用包括：

1）重建历史致灾事件，包括这些事件的范围、强度和频率。这些参数可作为模型输入，如地形参数、洪水标记，也可用于模型验证，即用重建的历史情景与模型的模拟结果做比较。

2）历史致灾事件造成的损失地图。尽管发生时间可能很久远,破坏可能不再看得到,但在当地社区还是能辨认出破坏位置,回忆出破坏的物品及其程度,甚至灾害影响程度。

3）对不同致灾事件的感知。致灾事件的强度与可应对程度并不直接关联,可应对程度反映了当地社区经历灾害后,对事件严重性的主观感知。例如,发生在身边的小事件可能比不常发生的大事件造成更多的问题。

4）应对策略,即当地人处理灾害影响的方式。

使用参与式 GIS 也有许多缺点,应该考虑到:① 当地知识是地方性的。人们对自己生活的地方有很好的认识,当被问及附近他们不常去的地方的情况时,可靠性会降低。② 当地历史事件的知识是有限的。如果遭受一系列致灾事件的影响(如滑坡、洪水),确切地记住它们就会很难,它们容易被混为一谈,使得分析不同规模大小的事件及其影响变得困难,不过,大事件被记住的时间长。③ 当地知识可能是模糊的,对于过去的灾害情景,不同的人可能会给出非常不同的意见。因此,调查者应通过访问多位受访者来证实信息的可靠性,或组织研讨会对信息进行集体讨论。④ 用当地知识来分析之前未发生过,或发生在很久之前的事件是很困难的,因为人们的记忆已经不够确切了。例如,如果一个200 年重现期的地震发生在 60 年前,当地社区就难以评估其影响了。

承灾体的参与式制图,也是灾害风险分析的重要组成部分。虽然承灾体信息可能来自已有的数据源,如地籍和普查数据,但总需要收集更多的信息,以描述脆弱性评估中的承灾体特征。此外,在现有数据不可用的情况下,参与式制图实际上是下述承灾体信息的主要来源:

1）建筑物。即使使用了高精度影像,根据图像解译准确描述建筑及其属性也是非常困难的。例如,做一栋房子完整的内部调查太耗费时间,故而对于建筑类型、建筑材料、土地所有权和城市土地利用信息的收集,通常采用分层抽样。移动 GIS 可帮助建筑物制图和相关信息的调查收集。

2）人口特征。人口特征制图,如社区经济状况、生计、收入水平、抚养比例(家庭有收入成员与其他成员的比例)、家庭规模、通勤方式。

3）基础设施。既包括给水排水、电力及交通设施,也包括卫生设施和社会服务条件等。如医院和健康中心、教育设施(学校)、宗教设施(教堂、清真寺、寺庙)、可供娱乐和疏散人群的开放空间。

4）环境问题制图。废物处置的情况,积水、污染区域等环境问题。

脆弱性与应对能力评估,也是参与式制图和 PGIS 的主要应用。在社区尺度上,脆弱性和应对能力分析所需的信息只能通过与当地社区的对话和讨论获得,包括人口、土地、商品和储蓄等特征,基础设施的完善程度以及应急过程中预警、疏散和救助等资源的可获得性。

四、GIS 在灾害管理中的应用

灾害管理过程包括备灾、响应、恢复和减灾四个环节。本节主要简介 GIS 在备灾、响应和恢复阶段的应用,在减灾阶段的应用可看作风险管理的内容。

GIS在灾害管理过程的每个阶段都能起到积极的作用。在备灾环节、灾害发生之前采取行动,确保更有效地进行应急事件的响应。GIS可用于技术培训,如演示一个响应者如何使用移动GIS技术给居民提供应急避难所和疏散路线地图。备灾也包括建立GIS硬件、软件、数据集,为事件发生做好准备,培养能力。在响应阶段,或事件发生之前、之中和之后立即采取行动,以减轻灾害损失与影响,以及为恢复做准备,GIS技术起着重要作用,它支持灾情判断、地理信息(如卫星影像)的分发,就像2010年海地地震发生时,利用众源数据和危机制图支持应急响应。在恢复阶段,通过制图等,GIS可用于社区重建规划。在减灾环节,改善人居与社会环境,以减少、抵御和预防灾害的影响,GIS可用于识别处于风险中的脆弱人群,如老人、儿童,并进行可视化制图。

(一) GIS在灾害规划和备灾活动中的应用

GIS广泛用于灾害管理和规划中的情景模拟与假设分析。在模拟各种灾害可能发生的情景中,GIS显示出其强大的功能与不可替代的作用。这些情景可用于灾害的模拟演练以及具体的规划中,如疏散路径规划和疏散区规划等。

疏散路径规划。GIS在灾害管理规划中最常见的应用是制定疏散路径。在灾害中如何疏散以及疏散到哪里是灾害应急过程中的基本任务,如在台风、山火、暴风雪,以及其他事件中,人们往往需要快速转移至安全区域。

进行疏散路径规划最基础的空间数据为交通网络数据集,其中最常用的是道路。道路网络数据集的属性应包括道路的类型、道路的方向以及道路规定的车速。其他数据集包括交通监测数据集,也能提供规划参考。另外,用于特定情景规划的相关数据种类较多,例如,建筑与社会环境数据、疏散有困难的人群特征数据等。

基于这些空间数据集,可进行模拟分析,确定具体的疏散路径。模拟分析涉及的问题类型多样,包括解决诸如交通道口的拥挤和瓶颈问题的数学模型,还有特别的路径和疏散场景假设,如雪灾应急、体育赛事中人群大规模聚集事件的应急疏散。在大多数拥有很强分析能力的商业和开源GIS工具中都有网络算法。该算法通常会运行基于最短旅行时间、最短旅行距离和其他成本因素的函数,以确定具体路径,作为编制疏散计划的决策因素,最终完成疏散路径规划的产品。例如,针对某种灾害预先规划的疏散路径地图,可供灾害管理者和普通百姓使用。

疏散区规划。与疏散路径规划密切相关,疏散区规划是为了确定灾害发生时需要疏散的区域,以及疏散到哪些区域。例如,易受台风、海啸和风暴潮影响的海岸带应有不同的疏散区规划。这些规划可基于致灾事件的模拟,如风暴潮潮位和影响范围的预测来确定。紧邻海岸和海拔最低的区域可能需要最先疏散,其他疏散区可根据高程变化和风暴潮潮位,以及离海岸线的距离依次确定。这些区域可树立告示牌,提示生活在潜在风险区的居民和旅客。可根据避难所位置、高程、医疗设施、交通网络,以及其他相关因素,在确定灾害应急时,将人们疏散到指定的安全区域。

(二) GIS 与灾害响应

在灾害响应过程中,GIS 辅助灾情研判,与地图配合,在应急指挥中心运行中起着核心作用。GIS 技术用于获取和处理海量空间数据、制作热点地区,以确定空间数据的集聚特征。GIS 还可进行密度制图,以确定空间数据的密度分布。另外,实时 GIS(real-time GIS)在应急响应中也开始广泛用于辅助决策。对于灾害响应的决策支持和及时开展灾情研判,需要提供灾害响应的 GIS 产品,包括纸质地图、交互式的基于网络的地图、客户端的软件应用等。移动 GIS 可用于现场数据采集,以及基于众源数据的灾害制图,以填补数据和信息的空白。

灾害管理决策者自始至终都需要了解应急响应的各种信息,如救灾人员所处的位置、疏散地区、受灾人口,以及救灾物资的位置。而且,灾害响应具有时间敏感性,要求地图和 GIS 能够与其保持同步,及时生成灾害响应的 GIS 产品。这些产品应易于阅读且价格低廉,以满足人们的需求。

GIS 及其地图产品可展示灾害的空间分布,为公众提供灾害预警。地图常用于显示即将来临的灾害,如正在逼近的台风。在智能手机、平板电脑以及其他信息通信技术飞速发展的时代,人们从各种信息源实时获取的信息不断增多,这些实时信息整合的移动应用程序,如太平洋灾害中心开发的灾害警报(Disaster Alert),或者基于地图的灾害预警服务,如国土地理空间应急管理系统(the Interior Geospatial Emergency Management System, IGEMS, http://igems.doi.gov/),提供了基于地图的、极有价值的灾害预警信息源。

空间统计与灾害管理的各个阶段都密切相关,如灾害规划、响应和恢复。例如,跟踪流行性疾病的暴发过程,探究报警电话的空间分异规律,分析一次灾害中产生的大量社交文本。常用的空间统计工具有热点制图、密度制图等。

由于灾害响应要求迅速、及时,实时 GIS 处理快速采集的大量空间数据时就显得特别重要。一旦数据生成,实时 GIS 可将具有空间坐标的数据和信息融入 GIS 平台,用于决策。例如,用内置于车辆的 GPS 接收器跟踪车辆的位置,利用移动设备的应用程序发回现场监测信息,以及借用飞越灾区的飞机或无人机采集具有空间坐标的实时或准实时的影像数据等。

与灾害响应密切相关的实时 GIS 案例是 ESRI 的 GeoEvent 处理器(Esri's GeoEvent processor)。GeoEvent 处理器技术基于 ArcGIS 服务器运行,通过连接各种传感器,如社交媒体和 GPS 接收器采集实时数据,根据用户的需要处理和过滤数据,如识别应灾的不同单元,如前往医院的救护车和警车,然后利用这些信息进行预警或提醒相关部门。例如,当检测到救护车离医院一千米时,通过短信报告医院办公室,提醒他们救护车即将到达。

灾害响应 GIS 的另一类型是基于地理数据流的在线灾害响应。由于灾害响应行动被公众高度关注,近年来引起了数据与信息技术大公司的极大兴趣,如谷歌、微软、ESRI 等,将其作为它们人道主义和公共宣传活动的重要内容。这些公司提供它们采集的与灾害响应相关的数据,可作为政府部门数据来源的补充。例如,谷歌危机响应部(https://www.

google.org/crisisresponse/）经常采集危机相关数据，并以谷歌数据格式（如 KML）免费分发。基于谷歌地图的应用程序可为其他灾害响应产品的开发提供数据。谷歌也将开发与灾害响应相关的自定义应用程序（https://www.google.org/crisisresponse/resources.html），如谷歌警报（Google Alerts）和谷歌寻人（Google Person Finder），以提升在线协作工具集的应用。由于便于获得，并易于使用，在全球灾害响应时，它们得到了广泛使用。与 Google 类似，ESRI 也通过多种方式提供灾害响应服务，如订制公众易于掌握的软件和数据结构，提供数据集下载。如果得到 ESRI 的同意，在灾害期间，还可免费获得技术支持以及公司的软件。

GIS 参与损失评估。损失评估是灾害响应期间另一项普遍需要用到 GIS 的活动，并形成 GIS 的灾害响应产品。损失评估常常是灾害响应首先开展的工作之一，采集包括破坏程度、伤亡和其他要素的数据，以评判灾害的严重程度，衡量响应与救援、恢复与重建的需求。损失评估也是野外应用具有移动能力的 GIS 的极好案例。例如，在灾害发生地区携带小型电脑、智能手机或其他移动设备，全球定位系统是必备配置，摄像录像设备也会辅助采集野外数据，帮助了解自然灾害的规模和严重程度，了解应急救助的需求，帮助确定应急作业的设立地点、救灾队伍和物资的分配方案等。

（三）GIS 与灾害恢复

在短期恢复阶段，即从大规模的应急救援转向常规建设的恢复期间，GIS 可用于灾后的规划与协调，如统计分析各避难所的人口、确定能够转移安置的具体地方，监测重建，以利于社区的再发展。废墟与建筑垃圾、资源与基础设施等具有空间的属性，有赖于 GIS 进行规划和协调。公共健康和卫生保健也是强调空间位置的活动，依赖于 GIS 进行位置选择，如确定安置临时卫生中心的最佳地点。同时，为了与社区成员进行充分的沟通，以识别风险和脆弱性，更好更安全地进行重建，参与式 GIS 也需要融入灾害恢复过程。

地理协作（geocollaboration）的理念是利用地图、空间展示、地图标注，实现跨平台的协同工作、公众参与和群体决策支持。这些过程都具有空间性的特点。地理协作与灾害管理的所有阶段均相关，但作为协调与参与恢复的多角色空间活动的手段，地理协作的理念在灾害恢复阶段具有重要的意义。其中，可视化在灾害恢复过程中起到特别关键的作用。

关键基础设施，如电力、水、交通系统的恢复，是灾后重建的核心工作。通过区域物理网络和关键能力分布的可视化，GIS 在关键基础设施的规划与恢复活动中起着重要的作用。

灾害恢复强调底层（ground level）、社区的广泛参与，包括受灾社区从个人到本地企业的各利益攸关方。广泛参与需要用到 GIS 产品，而不一定是 GIS 技术本身。例如，在社区经历了重大灾害造成的物质、心理和经济创伤后，地图可以空间展布的方式，形象地展示社区是如何重新思考和构建愿景的，包括观点、争论和意见。使用简单、容易理解的纸质地图，人们可以在上面画图、添加标注，或者使用简单数据采集设备，广泛采集利益攸关方的观点，并融入恢复规划和决策过程，这些在公众参与的恢复过程中是非常有用和有效的。

第三节 遥感在灾害与风险管理中的应用

20世纪60年代发展起来的卫星遥感技术具有覆盖范围广、周期短、时效性强、不受地面监测条件限制等特点,在灾害的预报、监测、风险评估、灾后评估及恢复的动态监测中得到越来越广泛的应用。

一、遥感概述

遥感是一种在远离目标、不与目标对象直接接触的情况下,通过某种平台上装载的传感器获取其特征信息,然后对所获取的信息进行提取、判定、加工处理及应用分析的综合性技术。

地球上各种物质由于其固有的性质都会反射、吸收、透射及辐射电磁波。例如,植物的叶子能看出绿色,是因为叶子中的叶绿素对太阳光中的蓝及红色波长的光强烈吸收,而对绿色波长的光强烈反射。物体的这种对电磁波固有的波长特性叫光谱特性(spectral characteristics)。一切物体,由于其种类及环境条件不同,具有反射或辐射不同波长电磁波的特性。遥感就是根据这个原理,通过探测目标对象反射和发射的电磁波,获取目标信息,完成远距离识别物体的技术。

依据标准的不同,有如下几种遥感分类方法:

1) 按遥感平台,可分为地面遥感、航空遥感和航天遥感。

2) 按传感器的探测波段,可分为紫外遥感(探测波段为$0.05\sim0.38~\mu m$)、可见光遥感(探测波段为$0.38\sim0.76~\mu m$)、红外遥感(探测波段为$0.76\sim1~000~\mu m$)、微波遥感(探测波段为$10^{-3}\sim10~m$)、多波段遥感(探测波段在可见光波段和红外波段范围内,再分成若干窄波段来探测目标)。

3) 按传感器工作方式,可分为主动遥感和被动遥感。主动遥感由探测器主动发射一定电磁波能量并接收目标的反射波;被动遥感的传感器不向目标发射电磁波,仅被动接收目标物的自身发射和对自然辐射源的反射能量,如对太阳辐射的反射和地球热辐射。

4) 按遥感获取的数据形式,可分为成像遥感与非成像遥感。成像传感器接收的目标电磁辐射信号可转换成(数字或模拟)图像;非成像传感器接收的目标电磁辐射信号不能形成图像。

5) 按遥感的应用领域不同,具体可分为资源遥感、环境遥感、农业遥感、林业遥感、渔业遥感、地质遥感、气象遥感、水文遥感、城市遥感、工程遥感、灾害遥感、军事遥感等,还可以划分为更细的研究对象进行各种专题应用。

遥感技术系统是一个从地面到空中乃至空间,从信息收集、存储、处理到判读分析和应用的完整技术体系。例如,2008年汶川大地震发生后,专家利用航空遥感、星载SAR、光学卫星等采集的灾害影像数据,经专业人员快速成图处理,通过人机交互判读,提取震灾各类信息,包括房屋倒塌、构筑物震害、生命线工程、次生灾害等,并进行震害调查评估,为汶川特大地震的灾中救援和灾后重建提供了决策依据。

遥感通常需要一个传感器(如照相机或者扫描仪),同样还需要一个搭载传感器的平台。传感器是指接收从目标中反射或辐射来的电磁波的装置。根据传感器的基本结构原理不同,目前遥感中使用的传感器大体分为摄影、扫描成像、雷达成像和非图像四种类型。此外,搭载这些传感器的载体称为遥感平台。平台可以是飞机或者卫星,也可以是其他,只要能拍摄到目标地物即可,如气球或者飞艇。遥感平台按其飞行高度的不同可分为近地平台、航空平台和航天平台。平台的选择直接影响到人们如何观测。飞机和直升机操作便捷,飞行高度低,可以提供空间分辨率较高的数据,但费用往往较为昂贵。卫星沿着固定的轨道飞行,灵活性较差,但可以提供等时间间距的数据。卫星可分为极轨卫星和地球同步(静止轨道)卫星。极轨卫星以 500~900 km 高度连续围绕地球飞行,途经极点(近极点)上空,通常每次只观测到星下地球较窄的地带。静止轨道卫星位于地球赤道上空距地面约 3.6 万 km 处,由于它绕地球运行的角速度与地球自转的角速度相同,从地面上看,它好像是静止的,在该高度上的传感器可以获取面对传感器一侧的地球整个半球的任意间隔数据。许多天气和通信卫星属于静止轨道卫星,但大部分对地观测卫星是极轨卫星。

与常规信息采集方式相比,遥感技术在易灾地区或灾区信息的获取上具有明显的优势:① 覆盖范围广。遥感技术可以对大范围的受灾地区进行观测和数据采集,从宏观上反映受灾地区的情况。例如,一景 TM 影像可以覆盖 185 km×185 km 的地表范围,相当于覆盖汶川地震中受灾最严重的北川县全境,我国"HJ - 1"卫星获取的影像幅宽为 360 km(2 台组合≥700 km),能够获取更大地表范围的相关信息。大范围的数据获取能力也为孕灾环境的研究提供了有利条件。② 获取速度快、手段多。遥感技术可以对灾区进行周期性的观测,从而获取不同时相的影像。通过受灾前后遥感影像的对比分析,不但能够定位受灾区域、估计影响范围,还能跟踪灾情的动态变化。例如,搭载 MODIS 光谱仪的上午星 Terra 和下午星 Aqua 可以达到一天过境 4 次,SPOT 卫星的 HRV 传感器具有倾斜观察能力,能够在不同轨道上用不同的视角对同一地区进行观测,产生立体像对,以获得三维空间数据。这种高时相分辨率以及多观测角度的特点,为实时获取灾情信息提供了可能。③ 信息量大。遥感通过探测可见光、近红外、热红外和微波等不同波长范围的电磁辐射能,来获取包括植被覆盖、土壤水分、区域地质、水文地质、环境污染、森林火灾和地表形态等信息。不同遥感影像的分辨率在几十厘米至千米,能够满足不同尺度下灾害与风险分析和管理的应用需求。

地球观测数据分发平台(GEONETCast)借助通信卫星,把从地面站点、航空和航天平台获取的观测数据、产品传送给广大的用户。GEONETCast 当前由 CMACast、EUMETCast 和 GEONETCast Americas 3 个区域系统组成,作为地球观测组织(GEO)提出的全球综合地球观测系统(GEOSS)的全球地球观测数据和信息卫星分发系统,旨在满足 9 个社会受益领域的用户需求。亚洲哨兵计划由日本宇航研究开发机构和亚太区域空间机构论坛支持,通过数字亚洲平台分享亚太地区的灾害信息,帮助亚太地区的灾害管理充分利用地球观测卫星的数据。

"空间和重大灾害"国际宪章的一个重要倡议是为灾害响应提供空间信息。一些国际组织和计划开展了重大灾害发生后的快速制图,如联合国卫星项目(UNOSAT)、德国基于卫星的危机信息中心(DLR-ZKI)、法国 SERTIT 公司、联合国与欧盟委员会联合成立的全球灾害预警与协调系统(GDACS)和达特茅斯洪水观测平台。由联合国成立的灾害管理和应急响应天基信息平台,目的是确保所有国家都能获得和发展利用天基信息支持灾害管理的能力。

二、遥感在灾害与风险管理中的应用

按照灾害的发生与发展过程,灾害遥感主要包括灾前监测、风险分析、预警,灾中监测、紧急救灾与灾后的损失评估和重建等方面的应用。在灾前,对潜在致灾事件,包括发生时间、范围、规模等进行监测、预警,对灾害发生的风险进行评估,为有效减灾、备灾做好准备;灾害发生后,动态监测各种灾害的发展和演化情况,及时获取灾害范围、强度、损失等相关信息,快速准确提供灾情信息,为紧急救援提供必要的信息和资料。准确的灾情评估也是灾后重建的重要依据。

(一) 遥感在灾害监测与风险分析中的应用

遥感可用于监测和提取致灾事件、承灾体的信息,以及灾情严重程度与影响范围等信息,是风险分析重要的数据源。例如,在洪涝灾害风险评价中,历史洪涝水体淹没范围与频次在很大程度上决定洪涝灾害发生的强度与概率,土地利用、人口密度和 GDP 等数据可较好地反映洪涝灾害的暴露程度,建筑类型、老人与儿童人口比例、收入水平等指标可较好地反映社会脆弱性,防洪标准、监测预警能力、医疗救治能力等可较好地反映防灾减灾能力等。利用连续时间序列的 NOAA AVHRR、MODIS 等遥感影像提取像元内的洪水淹没范围,通过叠置分析可得到有遥感资料以来的洪水淹没次数。此外,大量的历史文献记录了洪涝灾害资料数据,进行空间化后可扩展研究区洪水淹没频次的时间跨度,从而有利于更加精确地确定洪水发生的频率、淹没深度和范围等参数。在此基础上,借助于社会经济数据,以及由基础地理信息数据构建的 GIS 数据集,将较长时间序列的各种洪涝灾害信息空间化,分析灾害空间分布规律,进行洪涝灾害风险评估与区划,可形成基于县(市)行政单元和格网单元两种尺度的评价结果。

对于一些灾害类型,卫星是致灾事件(如热带气旋、森林火灾和干旱)监测的主要数据源。对于其他致灾事件(如地震、火山喷发和海岸带灾害),卫星数据可支持地面的观测。有些致灾事件类型(如山体滑坡、森林火灾和雪崩)无法依赖观测站网络监测,还有许多地区缺少有效记录,常需要利用遥感数据的自动分类或专家目视解译等技术识别致灾事件。

利用计算机进行遥感信息的自动分类需使用数字图像、由于不同地物在同一波段、同一地物在不同波段都具有不同的波谱特征,通过对某种地物在各波段的波谱曲线进行分析,根据其特点进行相应的增强处理后,可以在遥感影像上识别并提取同类目标物。早期的自动分类和图像分割主要基于光谱特征,后来发展为结合光谱特征、纹理特征、形状特征、空间关系特征等综合因素的计算机信息提取。目视解译是指利用图像的影像特征(色调或色彩,即波谱特征)和空间特征(形状、大小、阴影、纹理、图形、位置和布局),与多种非遥感信息资料(如地形图、各种专题图)组合,运用其相关规律,进行由此及彼、由表及里、去伪存真的综合分析和逻辑推理的思维过程。早期的目视解译多是纯人工在相片上解译,后来发展为人机交互方式,并应用一系列图像处理方法进行影像的增强,提高影像的视觉效果后在计算机屏幕上解译。

例如,地球观测卫星可用于洪水历史事件和淹没过程的不同阶段,包括持续时间、淹没深度和流向的制图。地貌信息可使用光学(Landsat、SPOT、IRS、ASTER)和微波(ERS、RADARSAT、ENVISAT、PALSAR)数据获得。云的存在往往阻碍了光卫星数据的使用,茂密的植被覆盖也常常阻碍致灾事件制图。因此,合成孔径雷达(SAR)可能是致灾事件如洪水制图更好的工具。利用卫星信息进行森林火灾制图通常是通过热传感器实现的,或利用具有高时间分辨率的 MODIS 和 AVHRR,或采用合成孔径雷达进行过火地区制图。

土地利用是承灾体制图的一个重要空间属性。土地利用在很大程度上决定了其建筑类型、经济活动种类,以及一天中不同时段的人口密度状况。土地覆盖和土地利用图可在大尺度进行影像分类或在更小尺度通过目视解译来实现。

人口是最重要的承灾体,具有静态和动态的特点。静态人口分布为每个制图单元的居民数量及其特征,而动态人口分布反映人们的活动模式及其时空分布特征。人口分布可以用每个制图单元的绝对人数或人口密度表示。人口普查数据是人口统计数据的主要来源,用作研究人口变化的基准数据,是人口、家庭、劳动力和就业估计与预测的关键信息。人口普查数据采集成本很高,通常平均每十年进行一次。一般以人口普查小区汇总普查数据,个人家庭层面的数据是保密的,这也是通常在普查小区层面进行风险评估的原因。人口普查小区将土地分区,通常含有 2 500～8 000 位居民,他们具有相对一致的人口特征、经济状况和生活条件。人口普查数据也可能包含其他可用于风险评估的特征,如年龄、性别、收入、教育及迁移等信息。普查数据可以通过行政区汇总,对较大区域进行研究。

然而,对世界上许多地区而言,人口普查数据常常缺乏、过时或不可靠。因此,需要基于土地覆盖、道路、坡度、夜间灯光等因素,利用遥感和 GIS 方法来模拟人口分布。遥感数据与其他数据相结合,基于大行政区域的总人口数据将人口信息以较小单元重新分配,该方法称为"分区密度制图"。全球人口数据可从 LandScan 全球人口数据库获得,该数据库提供 24 h 的平均人口密度,格网分辨率为 1 km。另一个为全球人口格网数据库(Gridded Population of the World,GPW),它是在美国国家航空航天管理局(NASA)国际地球科学信息网络中心(CIESIN)的资助下,主要由美国国家地理信息和分析中心开发完成的(http://sedac.ciesin.columbia.edu/data/set/gpw-v4-population-density)。2016 年,GPW 发布了第 4 个版本的数据集(GPWv4),包括 2000 年、2005 年、2010 年、2015 年的全球人口数据和 2020 年的估计数据集,空间分辨率为 30″(相当于赤道处的 1 km)。

对于城市或社区一级的风险评估，需要高分辨率的人口数据，如分辨率具体到普查小区，甚至每幢建筑物。在普查数据缺失的情况下，静态人口信息可利用高分辨率卫星影像直接获得，或通过建筑足迹地图，利用土地利用类型和面积来估计特定建筑的人数。

建筑物是重要的承灾体，给人们提供生活与工作场所。在致灾事件作用下，建筑物的抗灾能力决定建筑物内的人是否可能受伤或死亡。为了评估建筑物的潜在损失和损坏程度，需要分析建筑物的特征，如结构类型、建筑材料、建筑规范、年龄、维护、屋顶类型、高度、面积、容积、形状、开口，以及与其他建筑的邻接关系，有什么样的危险源，附近的植被类型等。

对于用经济价值表示损失的风险地图，也需要估算建筑物的价值。有几方面的信息源可加以利用，如从房地产机构获得房价数据、计算重置成本、从保险公司获得相关信息、从各种土地使用类别的每种建筑物中抽样调查。在一些国家，建筑行业协会会编制每月指数来更新楼价，也可用重置价值或市场价值进行成本估算。除了建筑成本，对于那些对结构破坏较少的致灾事件（如洪水），室内物品价值的估算也非常重要。

可以通过多种方式获得建筑物信息。理想情况下，每个制图单元均有建筑物数量和类型信息，甚至有建筑足迹地图。建筑物足迹地图可利用高分辨率遥感影像，通过屏幕数字化生成，也可利用从 InSAR 获取的高分辨率影像，尤其是使用激光雷达（LiDAR）进行建筑物自动识别和制图。激光雷达数据还可以提取其他相关特征，以及计算形状、建筑物高度和体积，这些都是风险评估所需的参数。

（二）灾害破坏与损失评估

灾损评估是在救灾减灾过程中最先启动的重要环节之一。它所提供的灾情评估结果，可为决策部门制订有针对性的且最大程度上减少损失的救灾、减灾方案提供客观依据。遥感不仅可以根据影像的形态和结构差异判别地物，还可以根据光谱特性的差异识别地物的具体情况。遥感以其数据获取范围广、速度快、周期短和手段多等优点，在灾害评估中发挥重要的作用，受到世界各国的极大关注。尤其是伴随着国际上 IKONOS、EOS/MODIS、SPOT-5、Quickbird、WorldView-1/-2、GeoEye-1 以及我国 HJ-1A/1B、CBERS-02B、环境与灾害监测 A/B、北京 1 号及海洋 1 号 B 等卫星或传感器的发射，极大地推动了遥感技术在重大自然灾害评估中的应用。

遥感技术应用于地震灾害的调查和评估，最早开始于 20 世纪 60 和 70 年代的航空遥感。我国首次采用假彩色红外航空遥感技术评估地震灾害是在 1976 年的唐山大地震，利用航空摄影获得的彩色红外影像进行了较详细的震害分级分类判读制图，并建立了震害影像判读的认知模型。20 世纪 90 年代以来，随着多平台、多时相、多光谱遥感卫星的陆续升空，特别是一系列高分辨率商业卫星的发射，利用航天遥感影像进行震害评估得到了关注和应用。震害评估方法也从以人工目视解译为主，向目视解译同计算机自动信息提取方法并重的方向发展，陆续出现了一系列遥感震害信息的自动提取方法。

2008 年汶川大地震的抗震救灾过程中，遥感作为重要信息源，发挥了重要作用。遥感技术在震害评估中得到了进一步普及与提高。利用灾前 SPOT-5 多光谱遥感数据,结合灾后的 CBERS-02B、Quickbird 以及航空遥感等多种影像,对汶川、北川、茂县、绵竹等重灾区的房屋倒塌情况进行了评估,对房屋倒塌的空间分布特点及其同地震烈度的关系进行了深入的分析,并改进了倒塌房屋信息的自动提取算法。根据含水量较高和绿度指数较低的特点,利用 ETM+ 的多光谱和全色影像建立了泥石流、滑坡的快速提取模型。对唐家山等堰塞湖采用多种遥感手段,进行了长时间的动态监测评估,为堰塞湖问题的成功解决提供了决策依据。

利用遥感信息快速获取洪涝水体信息是从宏观尺度进行洪涝灾情分析的基础性工作,也是提高洪涝监测精度的技术关键。洪涝灾情评估需对洪涝造成的人员伤亡、经济损失、社会影响和生态环境影响等进行评估分析。由于灾害损失评估需在短时间内快速完成,以服务于防灾减灾的实际工作,因此,实际评价过程中常需结合实时监测的汛情资料、社会经济损失统计数据,配合遥感监测数据来完成损失评估。洪涝灾害直接损失评估需要通过历史灾情调查资料及一些背景资料的辅助,建立某一基准年份的以水深要素为主、以淹没历时等为调整因素的各类资产直接损失率的等级关系模型,拟合出不同财产的水深-损失关系曲线来计算特大洪水的经济损失。

国外洪涝遥感最早始于利用 1972 年发射的 Landsat-1 卫星的多光谱扫描仪数据制作洪水淹没范围图。我国从 20 世纪 80 年代开始用多光谱遥感手段监测和评估洪涝灾害。1991 年,长江、洞庭湖、淮河、太湖等地发生严重洪涝灾害后,国家防汛抗旱总指挥部组织了遥感评估洪涝灾害的试验研究,应用 TM 图像提取信息进行长江中下游两条重要支流——滁河和水阳江流域的洪涝灾情程度研究。此外,还生成了精度较高的洪涝农业灾情分布图。1998 年夏天,长江流域发生了历史上罕见的特大洪涝灾害,在抗洪救灾期间,以 NOAA AVHRR 气象卫星数据、RADARSAT 卫星 SAR 数据、陆地资源卫星 TM 数据、SPOT 数据为遥感信息源,开展了大量的灾情动态监测工作,并对九江段干堤决口的发展及地理背景成因进行了有效的监测评估和分析。此外,还重点开展了农作物损失评估、防洪工程有效性分析、险工险段调查分析、城市洪灾监测、工业区生命线工程脆弱性评估、灾后重建家园功能分区规划等分析评估工作,较客观地反映了实际受灾情况,为国家实施救灾、救助和灾后恢复重建提供了科学依据。

遥感技术能够较为准确地提取地表特征参数和热信息,为我国的干旱监测评估提供了有效的途径。目前所利用的遥感干旱监测评估方法主要包括基于土壤热惯量的方法、基于区域蒸散量计算的方法、基于植被指数的方法和土壤水分光谱特征的方法等。

思考题

1. 风险分析主要使用什么样的空间数据?数据的主要来源有哪些?
2. 简述 GIS 在灾害风险分析的主要应用。
3. 简述利用参与式 GIS 在社区进行灾害调查的优缺点。
4. 简述 GIS 在灾害管理中的主要应用。

5. 试述遥感在灾害风险分析与灾害损失评估中的应用。

主要参考文献

李卫江,温家洪,吴燕娟.2014.基于 PGIS 的社区洪涝灾害概率风险评估——以福建省泰宁县城区为例.地理研究,2014,33(1):31-42.

童旭东.2016.中国高分辨率对地观测系统重大专项建设进展.遥感学报,20(5):775-780.

魏成阶,刘亚岚,王世新,等.2008.四川汶川大地震震害遥感调查与评估.遥感学报,12(5):673-682.

Tomaszewski B. 2014. Geographic Information Systems (GIS) for Disaster Management. Boca Raton：CRC Press.

Westen C J V. 2013. Remote sensing and GIS for natural hazards assessment and disaster risk management. https://www. researchgate. net/profile/CJ _ Westen/publication/285929471_Remote_Sensing_and_GIS_for_Natural_Hazards_Assessment_and_Disaster_Risk_Management/links/585baf0808aebf17d3864673/Remote-Sensing-and-GIS-for-Natural-Hazards-Assessment-and-Disaster-Risk-Management. pdf [2017-07-10].